跟师一日一得3

医海点滴

曾培杰　陈创涛　编著

全国百佳图书出版单位

中国中医药出版社

·北京·

图书在版编目（CIP）数据

医海点滴 / 曾培杰，陈创涛编著. — 北京：中国中医药出版社，2023.12

（跟师一日一得；3）

ISBN 978-7-5132-8501-8

Ⅰ．医... Ⅱ．①曾...②陈... Ⅲ．①中国医药学 — 普及读物 Ⅳ．①R2-49

中国国家版本馆 CIP 数据核字（2023）第 200070 号

中国中医药出版社出版

北京经济技术开发区科创十三街 31 号院二区 8 号楼

邮政编码 100176

传真 010-64405721

山东华立印务有限公司印刷

各地新华书店经销

开本 710×1000 1/16 印张 16.25 字数 308 千字

2023 年 12 月第 1 版 2023 年 12 月第 1 次印刷

书号 ISBN 978-7-5132-8501-8

定价 68.00 元

网址 www.cptcm.com

服 务 热 线 010-64405510

购 书 热 线 010-89535836

维 权 打 假 010-64405753

微信服务号 zgzyycbs

微商城网址 https://kdt.im/LIdUGr

官 方 微 博 http://e.weibo.com/cptcm

天猫旗舰店网址 https://zgzyycbs.tmall.com

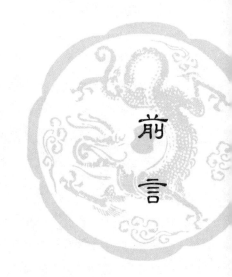

　　三年前，我们在广州番禺大夫山修学，每天早上，六点不到，就背个书包，里面装满空瓶子，小跑进山中。山里有个叫龙泉的地方，那里有很多老奶奶、老阿公每日自觉排着队，等着取龙泉水。

　　那里的水清澈甘甜，一尘不染，是山中的精华。大家反映用这龙泉水泡茶，喝了神清气爽，身心如洗。所以，在修学期间，我们每天都喝着龙泉水，一日不背水，一日就不喝水，刮风下雨，照样小跑到龙泉取水。

　　这样的生活，这样的环境，磨炼了我们的意志，清静了我们的心灵，让我们感受到美好的东西，即使付出再大的代价都觉得值。

　　大家对龙泉充满了感恩，而龙泉每天都快乐地流淌着清澈的水。

　　两年前，我们去湖北任之堂学医，听老师说十堰有个最大的寺庙叫龙泉寺，我们心中就向往着。

　　有一次老师印了不少善书，他叫上众学生，打车把善书送往龙泉寺。大家每人都扛着一大箱，从山脚下走上龙泉寺。送完善书后，老师又带学生们游览了龙泉寺，大家最期待的就是看看这传说中的龙泉。

　　据说，以前龙泉甘甜无比，在半山腰有一口独特的百年古井，很多人前来取水。可当我们上到半山腰，看到的是龙泉已经成为景点了。这里的水由于长期很少有人来取，变成了半枯状态，成为一潭死水，有些浑浊，还堆积些落叶，难以饮用。

　　按道理泉井应该源源不绝，清澈无比，怎么会变成半干枯、半浑浊呢？

老师说，泉井能一直清澈，在于不断有人去打水。井水不会因为很多人来打而干枯，却会因为没有人来取而浑浊，难以入口。

所以学医做人，应该以布施、传播知识为导向。人就像泉井一样，把智慧水越传播出去，自己就越拥有清澈的智慧、丰厚的知识，越有取之不尽、用之不竭的才学，越能够得到众人的爱戴和拥护。

一个人如果越吝啬自己的才学，越不懂得付出，就像泉井没有付出水，没有人来取，最后会变成半干枯、半浑浊状态。

老子在《道德经》里讲，既以为人己愈有，既以与人己愈多。

这里说的不正是泉井之道吗？不正是做人之道吗？不正是为学之道吗？

在学医路上，我们曾经彷徨过，不知路在何方，现在恍然大悟。

人必须融入所在事业的历史大潮中去，就像滴水融入大海，才永不枯竭，而且要过一种像泉井一样不断付出、像太阳一样传播光和热的人生，这样的生存状态才是最有价值、最有意义的。

我们要走好中医之路就要像泉井那样，自己拥有多少就付出多少，学到多少就普及多少。

知识本为天地所有，不为个人私有！

当一个人由小我向大我转化时，他的很多烦恼、纠结、疑惑就会涣然冰释。他的付出真正有价值，他的所作所为才真正有意义。

希望我们普及中医能够像源源不断流动的龙泉一样，虽然点点滴滴，却可以滋润心田，可以盈满大器，可以给大家带来甘甜与清凉。

曾培杰　陈创涛
2023 年春

目 录

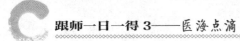

引 子

五年前，在广州中医药大学门口，有个年轻人，眉头紧锁，背负着双手，来来回回地走，看着机场路上的车水马龙。

眼前的交通这么发达，为什么自己的中医之路却如此迷茫，到底该何去何从？我的人生路、中医路又在何方呢？

五年本科即将结束，看着网上公布的研究生录取通知名单，得知原来五年的本科没有白学，自己成功地考取了临床医学院的研究生。按道理谁都应该高兴，都会赶紧给家人打电话，但为何自己却增加了更多的忧愁？

以前古代中医师承教育提到，中医三年期满，乃可行道救人。

为什么我现在学医五年，仍然心中迷茫，不能行医救人呢？

我该何去何从？是继续深造，读研三年，还是自学访师，到民间去呢？

◎ 继续深造还是民间访师

老师说，学历高，将来机会多。

同学说，你不是比尔·盖茨，没那么大能量，还是老老实实地继续学习吧！

家人说，能考上研究生，算为整个家族扬眉吐气，再辛苦也要读完。

人生最难得的不是获得很多好的机会，而是对好的机会说不，并且坚持走自己的路。自古以来，一个名医能够成气候，有两条最为重要的路，而且两条路都要走通。一条是读书释疑，另一条是拜师解惑。

而最有代表的莫过于清代的两大名医，徐灵胎和叶天士。

灵胎目诵书千卷，天士师从十七师。

求学五年，我没少读书，连学校特藏图书馆都让我翻了个遍，单从图书馆复印的古籍就有上千本，就连复印店的老板都惊讶地说，没见过这么疯狂地复印医籍的。

有位善于治肝炎的老师说过，见病不能治，皆因少读书。

我原本相信，书读多了，思路开阔，临证灵活。可后来发现各家有各家伤寒，每人有每人仲景。书读得越多，意见就越多，疑惑也越多。

虽然说小疑小悟，大疑大悟，不疑不悟。可我的疑惑却一天天地像滚雪球那样增大，但就是没有破迷开悟的感觉。这时该向谁求解呢？

比如人为什么会生病？中医中药是怎么把病治好的？

这是所有学中医者从学医开始到生命终点都应该时刻思考的两大问题。

不管是宋代的钱乙，还是明代的李时珍，他们进入太医院，最大的目的不是为皇亲贵族看病，扬名天下，光宗耀祖，而是为了读尽世间最好的医学典籍，为往圣继绝学。古代的太医院藏书，相当于现代大学的图书馆。

我们这个时代，丰富的网络资源，足以让你不出门，便可以将顶级的国家图书馆所藏典籍搜索下载，为你所用。所以不愁无书读，更不用像唐三藏那样历尽九磨十难去西天取经。我们这个时代最缺乏的已经不是外在的资源，而是一颗真正想把中医干好的铁杆中医心。

所以我就产生一个念头，放弃规定好的成功路，走一条民间访师，到更广阔的天地中的历练之路。

因为刚上大一时，国医大师邓铁涛邓老给我们讲医学史时，就提到，中医的根在民间，民间藏龙卧虎，是中医肥沃的土壤，民间有中医的一朵朵奇葩。

跟师杨老

◎ 八纲八法

饱学和拜师是成就良医的两大因素。学然后知不足，拜师以求解惑。

泡在图书馆里，越学越觉得学海无涯，学无止境。

《劝学》里讲到，如果你心中有很多疑惑，不从师的话，终不解矣！所以我首先找到当地一个非常出名的老中医杨老，八十高龄，仍然应诊不断。通过亲人朋友的引荐，我带上礼物，登门去拜访。我不敢白天去，因为白天老先生根本没时间。

到老先生家里后，我发现八十高龄的杨老，居然晚饭后还看中医书。真像孙思邈说的，青年之时，崇尚经典，白首之际，未尝释卷。

杨老知道我想来跟师，又知道我是广州中医药大学的学生后，他就说，你们广中医有个姓陈的研究生，去年在我这里跟诊，他也是揭西人，你知道吗？

我当然知道了，因为姓陈的研究生正是我在河婆中学里同年级的同学，他在化学重点班，我在物理重点班，最后大家都考上了广州中医药大学。他成绩特别优秀，所以读研是保送的。

杨老说，现在真心学中医的人不多，中医有点青黄不接。

我答道，是不是因为中医太难了，或者学习的时间太长了。

杨老说，中医讲的是资质、悟性和勤奋，缺一不可。

我问，老师，我能否在这里跟诊一段时间？

杨老并没有直接回答我，而是说，中医的八法是什么？

我脱口而出，汗、吐、下、和、消、清、温、补！

杨老又说，中医的八纲又是什么？

我又脱口而出，阴、阳、表、里、寒、热、虚、实！

这些答案，我早就烂熟于胸，学校里考试考的就是这个。

杨老见我如此熟悉地回答，便点点头说，你可以留下来，明天就直接来跟诊吧！我高兴极了。

杨老说，学医入门是八纲八法，提高也在八纲八法。

千经万论，提要钩玄者，不过寥寥数语。

后来杨老就用这寥寥数语，带我真正进入中医临床实践之门。

◎ 肝炎治肝还是消炎

第二天一大早我来到杨老的诊堂，杨老还在吃饭，患者已经排起了长队。大家都知道，七点整，杨老会准时开始看病。

杨老的诊堂在村里，没有挂牌，却门庭若市。中国有句老话，叫酒香不怕巷子深，一个老中医就像一坛老酒，香得不用挂牌匾，远近都能闻到，都知道过来。

我看到诊室两旁有高大的松木，还有杉木，以及南方最常见的大叶桉树。杨老在诊堂外面种了大量的龙眼树，诊堂前面几十米处还有个大池塘，周围群山包绕，众水回旋。原来这村落已有几百年历史了，典型的南方小村，背山面水，在这样的环境下工作生活，人会少很多烦恼，多很多快乐。

我拿起大扫把，把这诊堂前面几十平方米的空地扫了个遍。这个空地经过一个晚上的风吹叶落，地面上星星点点，存积了不少落叶。

当我扫完后，杨老已经出来，看了点点头，招我过去，跟他开始抄方。

一上午看了几十个患者，最让我吃惊的是一个十二岁的小男孩。

他在一个月前查出患有乙型肝炎，属于"小三阳"，转氨酶严重超标。今天他父母高兴地过来，拿着报告单给杨老看，说检查结果显示，"小三阳"没了，转氨酶回归正常了，阳性的指标也转为阴性。

我心中一震，这"小三阳"不是会终身携带病毒吗？怎么可能治好呢？这可是世界难题，这是患者自愈，还是机缘巧合？

他父母很高兴，既是带孩子来复诊，又是带礼物来答谢。乡村的人都非常淳朴热情，但是杨老却没收礼物。孩子的父母就很着急，说孩子没吃中药前，老是叫口苦，肝胀，吃不下饭，头晕，疲劳，吃了您老的中药后，这孩子像饥狼饿虎一样，胃口大得很。又按照你说的，每天到操场跑几圈，这肝也不胀了。所以这礼物您一定要收下。

杨老看着这朴实的村民，笑笑说，你家里穷，更需要，谈到礼物，我比你更多。

这孩子的父母拗不过杨老，非常高兴地带孩子回去了。

究竟杨老用的是什么秘方呢？看完病后，我翻阅病历，找出这半个多月孩子吃的处方，发现都是小柴胡汤合四君子汤，重点用到炒麦芽、谷芽及连翘、板蓝根、木香、山楂。

我很奇怪地问，杨老，这方子里哪些是对抗乙肝病毒的呢？

杨老笑笑说，我个人认为，治乙肝，不治病毒，要治肝。

这下我就糊涂了，不治病毒，要治肝，怎么治肝？

不看病象，看五脏是中医的精髓。

杨老看完病后，就会站起来，到院子外面大树底下来回踱走。他常说久坐伤肉，现在的人亚健康，湿气重，容易疲劳，跟久坐是分不开的。

杨老带我到池塘边的一块菜地，指着菜地的那些小菜苗说，你看到什么呢？

这片菜地下种子后，种子破土而出，把整个泥土都撑开疏松了，甚至把泥土顶到叶面上来。

杨老说，种子破土而出，乃木喜条达，不喜抑郁。我治疗了很多乙肝患者，发现十个里头有两三个可以明显康复，有几个能够控制症状。

这些能够成功康复的，我发现他们大都情志比较舒畅。所以我叫这孩子去运动，就是舒畅气机，有助于身体康复。

我马上反应过来，说，杨老，那方子里，小柴胡汤目的就是条达肝气，治口苦、胁胀是不是？

杨老点点头说，这孩子有点瘦，脉象又有点急，是典型的小儿常见病机。

我说道，是不是肝常有余，脾常不足？

杨老又点点头说，没错，我管它叫木郁土硬，没有生机，所以疾病就来了。我用小柴胡汤帮他条达木郁，用四君子汤助他脾主运化。

我又说，那木香、山楂、麦芽、谷芽呢？

杨老笑笑说，你看这道理不都在这种子上吗？种子冒芽，破土而出，带有一股生机，能够疏理人体的郁滞板结之气。所以谷、麦芽能够疏肝理脾，助消化，配合木香、山楂，胃口一下子就打开了。

治病最怕胃口不好，胃口一好，身体就好得快。

杨老讲的话非常平实，但却句句入心。

杨老又指着旁边一盆枯萎腐烂的花说，你去闻闻。

我不知道杨老要我闻什么，我把头往前一凑，马上闻到一股腐臭味。

杨老说，如何让这腐臭的花盆，板结的土壤，臭去新生？

我马上回应说，很简单，重新松土，种上新的花。

杨老笑笑说，我为什么喜欢用谷芽、麦芽，就是给患者的肝脾松土。植物之芽尖，富含无限生机，就相当于把肝脾周围的郁气条达了，所以他吃药后胃口开，肝胀消，病毒灭。

我豁然开朗，原来中医可以用这么天然的思维去思考人体。

随后我不解地问，那用连翘、板蓝根又是什么道理？

杨老说，稍微照顾点疾病的标，如果说疏肝健脾是治其本，那么清热败毒就是治其标，连翘、板蓝根能够把肝中郁热散开，但毕竟是清热解毒之药，偏于寒凉，所以不放那么多。

我听后，恍然大悟，现在不少医生见病毒就用大量杀毒泻火消炎的药，殊不知肝炎所谓的炎症是表面现象，肝脾等五脏功能失调才是根本原因。

杨老是透过现象看本质，给我上的第一课就是中医要治病必求于本。

◎ 读书卡片

我在诊堂里看病历的时候，发现书柜里塞满了卡片，抽出来几张卡片看，发现居然是用工整的字句记录着各位医家的心得。笔力刚劲，一看这笔迹我就知道，是杨老亲手写的，真是老骥伏枥，仍然壮心不已，志在千里。

杨老虽然八十高龄，却仍有着不断进取的中医心。写字开方仍然手不抖，字不偏；诊查疾病，仍然眼不花，耳不聋。

我第一天抄方，杨老就跟我说，字不敬，心先病。凡读书之人，应该用习字来磨心性。字是门楼，一个村寨的门楼，怎么能够随便呢？

所以我回去赶紧练字。跟这些老先生抄方，你心不恭，字不敬，他一下子就看出来了，但杨老总是慈祥和蔼，点到为止，从不刻意要求你怎么做。

我阅读着这些卡片，越看越吃惊，既有《脾胃论》《慎柔五书》里的摘录，也有现代中医杂志、中医药报纸的相关报道。原来杨老有个习惯，就是每天都会读一些中医杂志、报纸，他家里常年订购相关的报纸杂志。

杨老跟我说，你要订一种或两种中医类杂志或报纸，这样思想可以与时俱进，眼界会开阔翻新。中医不仅要继承，还要大胆地创新。而你能够不断创新，必定是源自长期的点滴积累，厚积才能薄发。

《庄子》讲，如果水积不深，就没法承载起大船，风积不厚，鹏鸟就飞不起来。

我看这些卡片起码有几千张，再看写的日期，发现很多都是今年写的，后来我从杨老的弟子口中得知，杨老每年都会积累一柜子的卡片。几十年都是这样，在他的书房里存放了几十箱卡片，足见杨老读书之广，用功之深。

有位患网球肘的患者，肘部关节酸痛难耐，劳累后加重，甚至手提不起东西。杨老居然给他用了黄芪桂枝五物汤，吃了七剂药后，疼痛大减，头晕乏力感消失，干活有劲，恢复正常。

我不知道为何张仲景《伤寒论》中的古方能治当今之病。杨老笑笑，跟我说，你去翻柜子里我上个月的记录，有一张卡片提到关于网球肘的治疗思路。

我找出来一看，非常惊讶于杨老的记忆力，连哪一天做的笔记他都心中了然，上面写着：网球肘当作虚劳血痹来治，若属于体虚痹痛者，用黄芪桂枝五物汤，莫不应手取效，但临证要抓住乏力劳累加重、舌边有齿痕、怕冷这几大症状。

原来这卡片里既有对别人经验的记载，也有自己临床试效的记录。对于将来整理医案，搞中医教学，真是有莫大帮助啊！

杨老说，医学知识及经验靠平时的积累，小知识点积累多了，医学之路就会越来越宽畅。

于是从那时起，我就开始我的医海点滴，下面就是我在杨老及各位老师那里或者书籍之中的点点滴滴的记录，还有我求医之路的点点滴滴的回忆，不求字字发亮光，但求读后有收获。也是从那时起，我有了勤于做笔记的习惯，如果没有这几年的积累，也不会源源不断有这些文章和书籍的产生。

◎ 劳作治病与生脉饮

杨老承包了几十亩山田，他每天都会到山田里劳作半个小时到一个小时。

大家都很奇怪，在当地很多田都荒了，农民都到城市里打工，看不到几个种地的。杨老德高望重，早就衣食无忧，为什么还要去耕作种地？

杨老笑笑说，耕田种地，劳动出汗，并不是经济的需要，而是身体的需要。大家还是悟性不够，听不懂杨老讲的。

杨老跟我说，人身狗骨头。我一听愣了，不知杨老讲这方言是什么意思？

原来在广东揭西有很多客家人，他们流传着很多富有智慧的方言，但这要一些经历丰富的智慧长者才能够解读。

杨老说，你别小看人的身体，看似万物之灵，但是这副骨头却贱得很。你想要偷懒，想要享受，就会像《伤寒论》里所说的，养尊处优的结果，就是变为尊荣人，骨弱，肌肤容易招风。我虽八十岁，只要一天能走，一天能扛起锄头，我一天就不会放弃劳作。生活生活，放弃劳作干活，人就会活不下去。

我当时大吃一惊，那么多人都不干活了，也没活不下去啊？

杨老说，一天不干活，一天饭就吃不下，觉就睡不香。我是中医，我不提倡一生病就吃药。张仲景也讲，稍有小病，要懂得劳动导引，拉筋炼骨。把经脉运动开，就是在消食化积，在疏通血脉，在培补阳气，在安神定志。

我终于明白杨老说身体每天不可缺少劳动的道理了。

有个老农，家中儿女在深圳做生意，赚到钱了，他们就把老农接到深圳去住，孝顺的儿女以为这是让老人享福。可没住多久，老人血脂高，头晕，胃口不好，腰酸背痛，饭吃不下，觉睡不安，感到身体日益变差，在大医院治了半年，越治身体越不行。后来不拄着拐杖，走路都走不动了。

老农感慨地说，死也要死在家乡，落叶归根，这是老人的心愿。于是儿女们便把老农送回家，老农就来杨老这里，想吃点中药，让身体好受些。

杨老并没有马上给他开药，而是从药柜里拿出两瓶生脉饮，叫老爷子喝下去，再喝几口温开水，然后从门背后拿出一把锄头，交给这老爷子，说，你帮我把前面树下的那一圈杂草慢慢铲掉。

老农莫名其妙。杨老说，我现在八十岁了，还天天要干一大堆活，你现在七十出头，难道不能做吗？

这老农耕田种地一辈子，就铲那点草，哪有不能的。就这样铲完那些草后，老农呼吸深沉，㿠白脸色变为淡红。

杨老笑笑说，以后你天天过来，我给你药吃，你帮我干活。

谁知不到半个多月，这老农拐杖丢了，血脂降了，吃饭香了，胃胀好了，没有吃安眠药，也没有吃开胃茶。我不解地道，这生脉饮有这么大的威力吗？

杨老笑笑说，生脉饮只是护住老人家心脉，让老人家干活有后劲，真正让他恢复健康的还是每天的劳作运动。

一个不爱运动的人，良医高手也帮不了他，所以不是我厉害，也不是生脉饮厉害，而是这老农自己通过运动，疏通血脉，自己让身体恢复了。

◎ 摩托车司机的荨麻疹

一个开"摩的"的，迎风冒雨是家常便饭。有一次，天气很热又下大雨，他没有带雨衣，一路上被淋得湿漉漉的，回到家里，老觉得闷热，到了晚上皮肤就瘙痒难耐，抓哪里哪里就留下疹点，有些地方抓破后还流血水。

他到医院就诊，发现是荨麻疹，用抗过敏的西药治疗了半个多月，疗效不理想，就这样反复发作了一年多。这次他来到杨老的诊室，求治于中医。

一般大众都认为，慢性病要找中医，中医治根。

杨老摸完脉后，叫我也摸摸，问我摸到什么？

我脑中一片空白，只摸到这脉跳动明显偏快一点，很容易就摸到。

杨老见我答不上来，便说，这脉轻取易得是什么脉？

我这才反应过来说，是浮脉。杨老说，浮脉主什么？

我说，浮脉主表。杨老又说，那是表寒，还是表热？

我一看患者舌苔偏白，患者又说他怕吃凉东西，吃了凉东西就拉肚子，我就推测这属于表寒。而且这司机如果太累，再去吹风，整个晚上更加瘙痒，没法睡觉。

杨老说，这脉象浮中带紧，紧主寒，寒主收引，所以其脉偏紧，既然属于表寒，那该怎么办？我说道，其在皮者，汗而发之。

杨老点点头说，这个就可以用八法中的汗法，用微汗解表，令毛孔开通，风寒驱散，瘙痒可止。那用什么方呢？我说，用麻黄汤。

杨老说，麻黄汤是大汗法，是大发散，用桂麻各半汤，微发其汗，效果更佳。

原来桂麻各半汤就是桂枝汤加麻黄汤，剂量减半，取其强大心肺，排除肌表寒气束缚。结果患者吃第一剂药后，晚上睡得非常好，不痒了，吃了三剂药就好了。

半年多的荨麻疹反复发作，不知吃了多少抗过敏的药，都好好停停，反反复复，想不到一张解表的汤方就搞定了，表解周身轻松。

杨老说，肌表过敏只是表里不通，气血不对流，经脉不舒展。张仲景的这个桂麻各半汤，可以促进肌表微循环，沟通表里气机，毛孔开合正常，过敏自然就消了。

就像我们前面讲治肝炎，眼光不要放在炎症上，要放在肝功能的条达舒畅上面。治过敏也不应该把眼光放在过敏上面，要看肌表毛孔是否开合正常。

杨老说，不要过于关注疾病，要把眼光聚焦在脏腑升降上下、肌表开合出入上面。《黄帝内经》讲：出入废则神机化灭，升降息则气立孤危。

人体如果不是因为有气机出入沟通，就不能够正常生长壮老已。

如果不是因为有气机升降上下循环，也不能够正常生长化收藏。

原来在杨老的眼中，过敏不过是气机的出入出了问题，表里的沟通出现障碍而已，这里就用到八纲的表里寒热辨证，用到八法里的汗法。

◎ 理中汤治虫痒

通常，医生没有节假日，特别是水平高的医生，更是繁忙，你想休息，但是患者不会让你休息。本来杨老想八十岁以后退休，归隐山林的。但是家乡的人们天天都来找他，不管他躲在哪里。所以杨老索性再次出山，每天上午看病。

他把自己的书房称为不息书斋，他称自己为不息翁。也就是说，生命不止，运动不息，看病不息，做学问不息。

虽然定了上午看病的规矩，但时常有些患者不管早晚，经常前来打搅，有时杨老看完病在吃饭，也有患者过来。杨老看他们打工不容易，只有下班后才有点时间，所以经常破例帮他们看病，这样破例多了，大家都不愿意一大早排队等候，都纷纷想走后门。杨老也没有去制止，杨老说，我必须养成在看病工作中休息，在动中求静。以前我不明白杨老这句话，后来读了一些禅的智慧后，才渐渐明白。

杨老虽终日被俗务缠身，心灵却逍遥自由于山林间。一个真正的中医，他符合道去生活看病，便能够尽终天年，度百岁而动作不衰，还能够一直发光发亮。

这天中午已经下班了，诊堂也都清扫完了。一个妇人过来，她说，老先生给我看看病吧。杨老的一个弟子说，你明天再来吧，都已经下班了。

可这妇人却焦急地说，我没时间啊，我忙的连买菜时间都没了。

这弟子就说，你没时间，我们老师更没时间，你们都不按时间来，搞得我们吃顿饭都不安宁，怎么可能看好病呢？

这妇人说，求求你了，我实在是病得没法工作了。

这时杨老从不息书斋里走出来，他听到外面有患者的声音，示意她到诊堂去。

我本来要走的，一看杨老准备看病，赶紧把椅子摆好，拿出笔记本，准备来个回马枪。杨老摸脉后让我摸，这个脉明显很沉，不够有力，偏迟缓。

杨老说，沉主里，有力无力辨虚实，这是里虚之脉，迟数定寒热，此脉象沉迟偏弱，明显是里虚寒。所以从这脉象来看，这患者应该肚腹容易凉冷，不能吃生冷之物，而且大便容易不成形，还有可能白带量多清稀。

这妇人惊讶地说，看来我找对医生了，大夫，你说的全是我想说的。我找了那么多医生看病，他们没有一个看出来的。我这白带问题有半年多了，在医院检查说这是阴道炎，宫颈糜烂。说完她拿出一大堆检查报告，原来是真菌和滴虫感染。

我一看上面有很多杀虫的药，百部、苦参，还有解毒消炎的连翘、白花蛇舌草，怎么还是没有把真菌清除，炎症消灭，滴虫杀掉呢？

杨老看我疑惑的样子，便说，中医为什么叫调整，调的是整体，为什么叫调和，和的是五脏。治病不搞对抗，搞的是调和，像打太极拳一样。

说完杨老就开出一个理中汤，我一看，愣了，一味消炎杀菌的药也没有，如何治疗阴道炎、宫颈糜烂、阴痒呢？

杨老说，虚寒用什么？我说，八法之中用温补啊，虚者补之，寒者温之。

杨老说，脏腑辨证里，脾主什么？我说，脾主湿，主运化。

杨老说，那这白带异常，大便稀溏，肚腹容易冷痛，属于什么？

我心中一震，这几点不都属于中焦脾胃虚寒吗？

原来杨老抓主症、抓病机，并不看阴痒、宫颈糜烂、阴道炎这些病名表象。

一个善于下棋的人必定看到几步以外，一个善于用药治病的人必然也是看到病根深处。古人讲，善弈者谋势，不善弈者谋子。善于治病的人治的是脏腑根本，不善于治病的人看的是炎症瘙痒表象。

杨老说，虫痒炎症，都是水湿为患，无湿不生虫，湿非寒不留，寒非阳不化，就像那水边低洼处长满青苔病菌，因为阳气到不了那里，一派寒湿，适合虫子繁殖。

我们只需要制阳光，令寒湿散，自然杜其生虫之源，方为治本之策。

这一番认识，开阔了我的眼界，为我以后学中医打开了一扇门，原来中医看病还要看身体的环境。

结果这妇人吃三剂药，大便成形，白带消失，肚中冷痛没了，从此再没有服任何消炎药、杀菌药、清热解毒药，阴痒自然好了。

这是我想不到的。你如果拿这理中汤的人参、干姜、白术、甘草这四味药去化验，看看哪味药能杀虫灭菌，是找不出所以然来的，但它却能让脾脏运化功能加强，寒湿排散。虫无湿不生，你没有寒湿了，何来虫痒？

现在的人只知道表面驱虫、杀菌、消炎，难免边治虫边生，永无宁日，但杨老却透过现象看本质，直接判断其脾脏虚寒，阳气不温，水湿下注，这样菌虫有合适的生长环境，才会肆无忌惮地狂生猛长，断其环境，这些菌虫自然举家搬迁了。

所以这里头的是八纲里的虚实寒热，用八法里的温补之法，以治疗脾脏虚寒，水湿下注。

潜心研修

◎ 访师还是创业

在我决定把三年读研的时间用于修学参访名师时，我的中医之路就开始改变了。参访名师是中医成才的传统之路，古代叫作参师，又叫参访，意思是指学医之人，在把基础打牢后，并不急于去开诊所、办药房，而是要到各地去跟一些名师学习一段时间。

就像以前上海中医学校毕业的学生，比如京城四大名医秦伯未，还有朱良春的老师章次公，名医程门雪、陈存仁，都是毕业以后，又到民间参访名师丁甘仁老先生，最后才开诊所、办药房，成为医门龙象，荷担岐黄大法，为中医的传承立下汗马功劳的。所以古人讲：

修学容易遇师难，不遇明师总是闲。

自作聪明空费力，盲修瞎练也徒然。

我这三年该如何安排，时间可不等人，不能像蜻蜓点水那样浮光掠影，草草地到全国走一遍。就像挖井挖十处，你都挖得很浅，挖不到水，那不如不挖。

但是由于时间问题，又不可能在一位老师那里待上好几年，毕竟接下来还要生活创业，面临即将到来的三十而立，这心中的规划必须合理而严密啊！

一方面要保证学习不间断，另一方面又要创业，担起社会责任。两方面让很多学医之人都难以兼顾，他们最后为了生活，而选择去做医药代表，或者去做生意，甚至放弃中医，去搞西医，有些干脆改行。

我听到一个个毕业的同学放弃中医时，心中就在挣扎，是放手，还是抓紧。

人生的选择很重要，坚持走下去，更是不容易。

我觉得对于中医，我有一股源自骨子里的热爱，古籍拿起来，一读就不忍放手，药物一写出来就倍感亲切。但是学中医最大的问题就是，不能够那么快地赚到钱，更不可能那么快地成才。

邓老说，真正的中医，六十岁才成才。这句话吓坏了不少学中医的人，熬到那个时候，有多少年轻人熬得住，而且现在很多人去看中医，都找老大夫，为什么？

老中医嘛，姜是老的辣，中医是老的经验丰富，所以不少年轻的中医出门诊，都在拍蚊子，坐冷板凳。

面对中医的现实，以及我自身的情况，让我不得不三思而行，想好每一步再走。寻师访友，壮游天下，到处参学，是所有好学之人都乐此不疲的。像司马迁、李时珍、苏东坡、李白这些历史人物，在饱读诗书后，都会做出壮游天下的举动。但是这壮游天下，说起来容易，做起来不容易。

杨老看我经常沉思，眉头不展，便问，小伙子，你医学上的忧虑，我可以帮你一下，但是你人生的忧虑，却要你自己去面对。原来杨老早就看出我有些心不在焉，知道我一边努力想学习，一边又努力想创业，两方面难以统一。

杨老便叫我去找一个人，杨老的好朋友达叔。

杨老跟我讲，达叔有个怪脾气，碰到不投合的人半句话都不说，碰到投合的人，讲个三天三夜都没完没了。而且达叔是老江湖，识人阅人无数，你如果诚心想解惑，他可以给你指条明路。

后来我知道达叔取这名字，是不同凡响的。穷则独善其身，达则兼济天下。

我叩开了达叔的门，达叔抽着烟，正捧着罗盘，看着破旧的地理古籍，开门的是他的小孙子。达叔放下手中的放大镜，瞧了瞧我说，你就是老杨介绍过来的。

我点点头，自我介绍了一下。当我讲出我的疑惑时，达叔笑笑。他早就知道，年轻人不就是要讲个事业前途。达叔说，修行者，讲究法财侣地，四样具备。

师出名门就是有法；能够赚到钱就有财；能够找到志同道合的朋友一起干，叫作侣；选择一个好的地方去做，那是地。四样里头，你具备哪几样呢？

我心中一数，讲到法，我是初出茅庐，才学医五年，刚刚入了门，算是半桶水，也没有正式行三拜九叩，找到师父来拜，更加谈不上有什么正统的传承。讲到财，只是刚刚解决温饱问题，并无余钱创业，现在正想要自力更生，自己创业。

达叔笑笑说，小伙子，打天下，刘邦都要一个团队；创事业，刘关张，还要加一个诸葛亮。你一个人单打独斗，除非到单位上班，找个庇护。你又不想到单位上班，去医院工作，想自己创出一片天地，除非你能找到真正合拍的铁杆道友。

你要知道一个巴掌拍不响，双拳难敌四手，在这个时代，你不抱成团来干，创业太难。我看过很多人，事业做到一半就垮下来，不是因为领导能力不行，就是因为跟合作伙伴一拍两散。人真正要干出点事情来，还是要找对人。

我以前从来没有思考过这个问题，虽然在大学里同班的一百来号人，我仔细地回忆一遍，却发现居然很难找到可以共同合作创业的。

达叔又提醒说，你可以想想儿时的朋友、玩伴或中学同学，未必一定是大学的。

我心中一亮，发现好像有一些。达叔看我会意，便说，年轻人，等你真正创业后，碰到什么问题再来找我吧，你现在才刚刚开始！

回到家里，我决定去东莞一趟，去说服一个人。这个人就是后来跟我一起到湖北乃至到全国访师的陈创涛。

回想起高中岁月，我、陈创涛，还有文学社的社长，同在一间宿舍，他们都很有才气，经常在一起高谈阔论，我们都有一个共同的习惯，就是买书、看书。

陈创涛老是说，架上书多方是富。又说，书卷多情似故人，晨昏忧乐每相亲。

创涛虽然不是学中医的，但他的文学功底非常好，看的书可以用车子来拉。有这些丰富的文学造诣，再来学中医，注入中医里，会有事半功倍之效。毕竟自古以来天下名医儒占多。也就是俗话说的，读书人学医，就像笼中抓鸡那样轻而易举。

在面对很多困难之时，我都会想起电视剧《士兵突击》中许三多的精神，有时你愚蠢点，呆点，一根筋地干一件事，不要有那么多顾虑杂念，反而更容易有成就。

所以最终能不能够真正干好，关键有两点：第一点就是你做的事情是否真正有意义，有兴趣去做；第二点就是你是不是能够不抛弃，不放弃，从一而终地去坚持。

◎ 玄麦甘桔汤治咽痛

我坐车到东莞，创涛来车站接我。我俩一见面，都特别开怀，大家彼此都知道对方的脾气，我们喜欢山林，喜欢自然，而创涛租的房子，就在东莞的旗峰山脚下。

山脚下有条街，叫草岭街，从草岭街去旗峰山十分钟就到了。旗峰山也算是东莞的名山，山里还有名寺，叫旗峰古寺，群山包绕，石板铺路，有数百年历史了。

当创涛知道我的计划后，先是大吃一惊，随后很快恢复了平静。因为他已经尝试过好几样工作了，谁都不想老是换职业，隔行如隔山，你要重新适应，真的很困难，但想到人生如果不找到一种可以终身做的职业，坚持做下去，这辈子就会过得很郁闷。所以在安于现状、继续郁闷下去跟力图突破改变、开创自己事业这两个选择之间，我跟创涛深谈了好几个晚上，最后还是选择了后者。

可创涛对中医完全没有基础，怎么办？我跟他说，不怕起步迟，只要真努力了，必定可以迎头赶上。所以我把我大学的所有教材，还有购买的大量书籍，从广州拉到东莞，暂时决定在草岭街修学充电。

我们给自己定下三年之期。张锡纯说，学医三年，乃可行道救人，也就是说，你如果真的刻苦地把《医学衷中参西录》读三年，你绝对具备看病的能力。

何况现在满屋子都堆了大量的中医古籍，还有中医教材，以及图书馆复印的秘本。有这些东西加持，不怕学术跟不上去。

暂时创涛还继续上班，打算半年后辞职，因为这半年还可以攒点钱，起码省着点用，够用个两年。

接下来清苦的读书修学生活就要开始了，我要继续长进，必须具备参访名师的资质，创涛要步入中医之门，需把大学五年的课程通过这半年时间学完。

所以我们的计划就在紧锣密鼓中展开。我没有再向家里要钱，这三年我得半工半读，我已经计划好了，一边要出去做家教，一边要深入中医世界、传统国学。这样才能保证自己能一边修学，一边养活自己。

初入社会，才知道时间的珍贵，知道读书的日子是多么地幸福。如果能够让我重来一次，我在大学读书时，必定会用双倍的功夫，创涛非常感慨地说道。

我笑笑说，如果在高中有这觉悟，这样用功，估计现在都跑清华、北大去了。

创涛说，正如鲁迅所讲，你再怎么用功都不够，你只要肯，还是可以用功更深一点。我笑笑说，修学就是这样，鲁迅的海绵挤劲和雷锋的钉子精神都非常值得我们学习。所以创涛即使坐车到工地去工作，他背包里也带着中医书。

我笑他说，你这是身在曹营心在汉啊！

在大树下，在天桥边，在山顶的信号基站里，都有他啃馒头读书的身影。

我把上海科学技术出版社出版的《中医基础理论》丢给他，跟他说，在大学校园里，一个学期学完这本《中医基础理论》，现在你必须在一个星期内啃完。

在别人眼中可能会觉得这样太不可思议了，但是我相信创涛的基础是比较牢固的，我指的不是中医基础，而是文学基础。他可以一个晚上读完一本书，他看的那些名著，叠起来，可以高到几层楼。在高中时，他就练成了一目十行的能力。

所以我有信心，他也有信心可以后发制胜，后来居上。结果，一个星期他确实把任务完成了，整本《中医基础理论》都读了下来，而且读了五六遍。

创涛苦笑着说，想不到这中药是苦的，这中医典籍读起来更苦。

不过我就喜欢里面的哲学思维，治病求本的精神，中医是要富有智慧的人才能理解、学习的，因为里面需要切磋、琢磨、钻研的东西太多了。

这一个星期读完《中医基础理论》的回报是什么？是咽喉肿痛上火了。

你想想，一边熬夜加班，一边挑灯夜战读书，工作学习两边要顾，整个人的脑汁津液都被榨干了。

创涛正想随便到药店买点消炎药，或者到凉茶店买些泻火的清热凉茶喝，可我却说，学中医就要用中医，用中医来解决我们自己的问题。

创涛说，那我得自己去看中医了？我笑笑说，你自己不正是中医了吗？

创涛说，我才接触中医没几天，怎么能给自己下药呢？

我说，大胆验证，小心思维。张锡纯乃至古代的很多大医家都是以身试药，在疾苦之中自己思辨用药，调理好后，得到很多宝贵的经验，同时也验证了古人所说的那些东西真实不虚，所以医技才不断地增长。

创涛说，那我该给我开点什么药呢？咽炎是不是要下火？火曰炎上，热者寒之。

我在杨老那里学到了八纲辨证，便跟创涛说，以后你学《中医诊断学》时就懂得了。火分虚实，实火可以用下法，叫实则泻之，如果是虚火，就要用补法。长期熬夜用功太过，导致津亏液耗，就像汽车水箱缺水便发热一样，这种上火叫虚火，不是单纯用泻火药能解决的，必须要养阴生津。

创涛马上反应过来说，我读到《中医基础理论》里讲壮水之主，以制阳光，是不是这个道理？

我心中大喜，触类旁通，闻一知十，能够这么迅速地领会到这阴阳之道，那接下来学医应该很快。虽然他还没有开始研习中药，但大的医理开始有些明了。

于是我便摸了他的脉，果然偏细带数，舌尖红，少苔，明显阴虚火旺，咽喉疼痛，遂给他开了玄参、麦冬、甘草、桔梗各 10 克，先抓三剂煎水代茶喝。

玄参、麦冬清金保肺，滋肾降火，令金水相生，又有甘草、桔梗能利咽。

结果两剂药喝完，烦躁顿消，睡眠大好，咽中肿痛遂愈。

创涛高兴地说，以前我消炎药搞不定就到医院输液，一个咽炎都要折腾个十天八天，用掉几百块钱，现在几块钱就搞定了。这学中医有意思，省了钱，也省了时间，更省了很多没必要的折腾和痛苦。

我为什么知道用玄麦甘桔汤呢？原来这种虚火咽痛，透支过度导致的阴伤火旺，我在看郝万山老师讲《伤寒论》时，就听他提到过，对这个方子感触很深。

想不到小小方子能迅速让创涛建立学医的自信。因为这是自己亲身经历过的，所以印象特别深刻。

◎ 同病异治话头痛

天气渐渐转凉。草岭街对面有一个书店，叫思想者书店，这书店的老板特爱书，所以他把书店经营得有声有色，从传统国学到现代经济管理的书籍应有尽有。

我们买了一套《南怀瑾全集》，看到如此通俗地串讲《论语》《道德经》《孟子》等，眼睛都为之一亮。

正好创涛开始学习针灸，我看到有两套书不错，中里巴人的《求医不如求己》和吴清忠的《人体使用手册》。这两本书可以成为学习针灸按摩外治法的辅助读物，因为是针对大众的，能够快速点燃学中医的热情，学会中医，受用于中医。

创涛对外治法特感兴趣，所以这两本书一买回来，不到一个星期就让他看完了，而且还意犹未尽，跃跃欲试。

我笑笑说，你想试什么呢？创涛说，就想试试治病。

我笑笑说，人家要学医三年，你现在才学三个月，而且还是半工半学，就想一试身手。就像入门练拳就想打架，越有功夫的越不愿意轻易动手。

机会还真来了。我们住在草岭街的宿舍里，有好几个创涛的同事。有两个同事都是头痛，吃了止痛片，痛都没止住。他们知道我是学中医的，就问我有什么办法？

创涛说，头痛为什么吃止痛片治不好，人体表现出来的任何一个问题，在中医看来往往都不是局部的问题，而是整体在局部的反应。

就像车子不动了，有可能没油，有可能发动机坏了，有可能线路故障，也有可能轮胎漏气。找出真正的原因，比你知道得什么病更重要。就像你现在头痛了，找出头痛的真正原因，这样才能避免头痛医头、脚痛医脚的无效局面。

于是创涛就问他的同事中古，你还有什么其他不舒服？

中古说，早上起来老打喷嚏，这头一旦吹了风就更痛。

我一摸脉浮紧，便说，这个你应该懂得。

创涛说，病因是风寒，病位是肺，所以这个头痛是不是你常说的风寒犯肺，所以患者流清鼻涕，打喷嚏，受风寒，头痛加重？

我点点头说，是啊。我叫创涛点起一根艾条，帮中古烤背部的大椎穴，然后我再拔出针，在列缺穴那里一扎，中古连打了四五个喷嚏，露出了微笑，说，啊，真舒服，整个头胀痛不见了，像拨云见日一样轻松了。

我说，这叫头项寻列缺。头项受风冷导致的僵紧疼痛，在列缺穴那里点按、扎针都能够迅速缓解。随后我又跟创涛讲怎么取列缺穴。

另外一个同事叫小玲，她看到这么神奇，说，赶紧给我看看吧，治好了我尽快上班，不然领导意见大着呢，老是请假。

创涛就问，你什么时候头痛得厉害？

小玲说，工作压力太大，一紧张，这头就痛。

我摸了下小玲的脉，虽然她是女的，脉象却带点弦硬，明显有一股气横堵在胸中，上下不得。所以问她，你这生气了头也痛是吧，还有你这胸胁有没有觉得胀满？

小玲吃惊地看了下我说，你怎么知道？

创涛在旁边说，有意思，这原因都写在脉象上了，看来我要抓紧学脉诊。

我说，创涛，你不是刚看了《求医不如求己》，还有《人体使用手册》吗？你知道哪个穴位善于疏肝理气，引气下行，使郁者达之、结者散之呢？

创涛说，我知道了，就是消气穴嘛，在大脚趾和二脚趾中间那条缝上。

我笑笑说，那叫太冲穴。

小玲说，我看见针就怕，以前我在医院一打针，心就慌，能不能不用针啊？

我说，当然可以，重按太冲穴，取实则泻之的道理。

于是创涛使劲地在她两边太冲穴，用拇指的一指禅之力，使劲按下去，小玲大叫一声，大家还以为用力过度了。

我知道创涛具有学推拿按摩的天赋，为什么？一个是以前在家里干农活多了，力量非常足，他可以左手、右手各用两个指头做俯卧撑十来个以上，差点就练成了单用两只大拇指做俯卧撑的一指禅功夫。

我说，如果你到海灯法师门下，估计一指禅功夫很快让你练成了。

而在学校学推拿按摩、针灸的学生，老师都教他们要经常练指力，从入学开始，就要天天做俯卧撑。

只见她两边太冲穴红紫红紫的，创涛说，会不会太大力了？

我说，别管脚下，你看这头还痛不痛？

小玲把头摇了摇，甩了甩，像是要找那个疼痛，但不知道疼痛跑哪了。

她说，咦，怎么像变魔术一样，把病变哪里去了呢？我今天可以上班了，可是会不会再复发呢？

我说，不着急，不紧张，不激动，不生气，它就不容易复发。

小玲说，这样不都变圣人了，谁做得到啊。

我笑笑说，做不到是因为境界不够，经历不多。性躁皆因经历少，心平只为折磨多。你下次真的又激动急躁生气头痛时，你就记得自己往那两个点上按，那可是为你的肝脏踩踩刹车板。

小玲说，可是我没有那么大力气啊？

我笑笑说，有个不一法师，他拿根棍子，在身上的穴位戳戳按按，就可以保健养生，减少疾病。你如果指力不够，就找根棍子或筷子，绑上布，用力戳，既不会戳烂皮肤，又能够达到重力点按穴位的效果。

中古和小玲听后都很高兴，说，走，今晚到天香阁去，我请你俩吃饭。

创涛眉头一皱说，小事一桩，吃饭的事情以后再说，我现在减肥，要饮食有节，不跟你们下馆子了。我得赶快把中医补起来，将来有个疑难怪病，不至于慌了手脚。

这下现学现用很成功。

这次针灸按摩，治疗两例头痛，用了不同的方法。

创涛说，难道这就是中医所谓的同病异治？

随后他在他的笔记本中写道：受寒肺列缺，受气肝太冲。

这是说，受了风寒导致的头痛、颈僵、打喷嚏等病症，在肺经的列缺穴下针，患者马上肺气密布，一汗而解。当患者生气激动紧张，导致经脉扭曲，肝气郁结，不管是头痛、胁胀，还是腹痛，重按太冲穴，或下针，实则泻之，很快就好了。

创涛说，古人起名字，都很谨慎，人体三百多个穴位，绝不会随便乱取，一定有它的道理，你看这其中的道理是什么？

我说，这列缺穴嘛，就好像人体卫表的金钟罩，裂了个缺，用它就能补回去，这就告诉你，鼻塞、打喷嚏、头痛，肺气裂了个缺，风寒吹进来，就找这个穴位。

创涛说，这太不可思议了。那太冲呢？

我说，你可以这么想嘛，太冲，太冲，你太冲动了，不管是激动紧张，生气较劲，总之人体的气机太急了，你摸她的脉象弦硬，就像急流水那样，就找太冲，把太冲动之气泻掉。

创涛总是求知若渴，不轻易放过任何知识点，他接着问道，穴名这么有意思，有没有一本书专门解释这些穴位名称的，这样看了就能记住，不用死记硬背。

我说当然有了，于是我翻箱倒柜，找出了我在图书馆复印的一本书，叫《针灸穴名解》。现在上网随时都能买到，但以前我读书时，网络还没那么发达，我还不懂得上网买书，所以我的书来源只有两个地方，一个是实体书店，另一个就是从图书馆里复印。创涛拿到这本复印本，如获至宝，当天晚上就把它看完了。

◎ 运动加素食

有个管理学家说，很多事情，你刚听一听激动，想一想感动，但一直都难以有真正的行动。在大学时创涛看了不少经济管理大师的讲座视频，比如曾仕强、余世维、张锦贵，所以他非常懂得做事情要拿出实干的精神。

计划再好，结果没有迈出一步去做，都等于零。这次我俩订了一个修身计划，《大学》里讲，自天子乃至于庶民，一是皆以修身为本。

我们的修身第一个目标很简单，就是减肥。我跟创涛都快一百五十斤了，按照一米七的身材计算，体重一百三十斤左右对心脏是最好的。

只有心脏健康地搏动，没有过多的负担和阻力，你再去创业、学习就更容易成功，我们把这个叫攘外必先安内。我们修身减肥的方式，就五个字，运动加素食。

天刚蒙蒙亮，东方的第一缕阳光还没完全透过云端射出来，我们就穿上一件长袖衬衫，小跑到旗峰山，当作准备运动，热热身，把鞋脱掉，从山脚下慢慢地爬上山顶。到山顶时正好看到日出，然后迎着朝阳，挥几下拳，压几下腿，拉几下筋，大吼几声。

年轻人，吼几声，更有朝气，这一招是我在大学军训里学来的，为什么教官们都有钢铁般的意志，钢铁般的身体，雄赳赳气昂昂。原来他们不仅锻炼身体，还锻炼魄力。

怎么锻炼身体？就是跑步，踢军步，站军姿。

怎么锻炼魄力？中医认为肺主魄，所以通过吼出来，人气魄更大。这正如刘欢唱的那首令人激动昂扬的《水浒传》主题曲一样，路见不平一声吼啊！

人一吼，在面对困难时，勇气就被调出来了，能够训练敢于吃苦、能吃苦的精神，心中的很多纠结郁闷也可以一下子被吼散。

这就是为何军训教官都很阳刚，在他们脸上根本读不到郁闷之气，他们说话中气十足，底气雄厚。他们教我们跑步锻炼时，要吼出来。凡是军训过的人都有这个体会，一个月的训练，就能让你的身体素质上一个台阶。

然后我们又从山的另外一边跑回草岭街买菜，再回到我们的宿舍。

这样一个来回，一个小时就足够，五点半出发，六点半前就可以回到宿舍，煮个面，或者炒个菜，吃完后，创涛去上班，我就继续在书房里自学中医各家学说，巩固中医基础。由于我们的宿舍堆满了书，宿舍所在的街，又叫草岭街，所以我们干脆把这宿舍叫作草岭书斋。

还好，我们是两个人一起同修，可以相互勉励，相互监督，要素食不容易，因为宿舍其他人都还吃肉，这样我们就定一个自己的规矩，跟大家一起吃时，我们吃肉边菜，而且吃七分饱，不吃零食，不吃夜宵。自己独自做饭时就纯素，少油少盐。

为什么要少油少盐？因为中医认为，若要身体安，淡食胜灵丹。

清淡的饮食是健康的保护伞，吃得清淡，身体的浊阴就容易排出去，就像洗碗要用清水，而不是用浊水一样。

那什么叫清淡？清就是少油，油多了就变浊了。淡就是口味不要太重，不要太咸，咸了不利于身体排浊。所以我们一改以前喝饮料、啤酒的习惯，连牛奶也不喝，就喝温开水。

只有在嘴巴这个源头上严格把关，身体才能真正轻松洁净起来。

所以当创涛看到我拿起牛奶瓶想喝时，他就说，千万别功亏一篑。我笑笑又把牛奶放回去，留给室友。这叫把关须用精严吏，不验分明不放行。

当我看到创涛拿出一瓶啤酒想喝时，我就说，你的肚子还想打回原形吗？他笑笑把啤酒放回去。我们两人在修学、修身中互为精严吏。

饮食很重要，有时我们太饿了，炒菜就想多放油，但如果你素食又放很多油，那就素得不够彻底。真正搞修学一定要搞彻底的，就像打井，打到底才能见水。做表面功夫，永远不能成功，只有彻底才能够见道。

这一个月，我们忍住了肌肉酸痛，打跑了懒睡虫，降伏了胃中的食欲，足足减了六斤。创涛脸上那种暗红肥满之感减退了，变得清秀了一些，小肚子原本鼓鼓的，现在下去一些。我本来走路觉得腿比较沉的，我知道这是湿气。南方多湿，肥人多湿，通过这六斤赘肉消失，水湿被气化，像拧毛巾一样，通过出汗的形式排出体外。我现在从一楼跑到三楼，越跑腿越轻松，而且可以三步并作两步跑，感觉不到气喘、接不上气。

第一个月结束，在一个药房门口的秤上，我们一称，创涛刚好一百四十斤，我一百四十五斤。我说我的目标是一百三十斤，创涛说我的目标是一百二十斤。

于是大家相互拍了下手，朝这个目标继续奋斗。

虽然有了阶段性成果，但还要再接再厉。

◎ 反复发作的口腔溃疡

创涛说，破铜烂铁到哪里都会生锈。我说，我们是金子。

创涛说，所以你的光引来了不少人啊。我说，怎么回事？

创涛说，中古的另外一个朋友，等下就过来了，他的口腔溃疡，治了大半年都没治好，上次中古头痛治好后，他就跟他朋友聊起。他朋友听说你是广州中医药大学毕业的，特别兴奋，马上就要坐车过来。

我说，我们现在是修学，不是看病。

创涛说，修学和看病，就像理论和临床，不是一体的吗？

我说，在没拿到驾照之前，怎么能够开车上路呢？

创涛说，开汽车不行，骑自行车总可以吧？开虎狼的药，需要有执业医师资格，开些调理的药，普通老百姓自己都懂，你看广东的清补凉，还有凉茶，用得着到医生那里去开吗？

我一听也觉得是，而且很多中药都是药食两用，比如山药、芡实、薏苡仁、生姜、大枣、莲藕、陈皮、肉桂、砂仁。

创涛说，你们学校的名老中医，不是教导学生要早临床、多临床吗？不能等到功夫练成，才开始实战啊。边学边实战，这样才进步得快。

所以我就没有排斥这些患者。很快中古的好朋友绍军过来了，绍军三十多岁，上二楼都有点喘粗气，身体肥胖，腿看起来很困重。

我们所处的这个时代，不仅物质丰富，而且还丰富过度了，搞得很多人身体赘肉多，湿气重，连走路都很沉重，用小车来代步，借助电梯上楼。

上次我到一个公司去，朋友问我，有电梯干嘛不坐？

我跟他说，这脚长来干什么？他感觉有些无语。

同宿舍的其他人更奇怪地问我们，为什么放着洗衣机不用呢？

我跟他们说，这手用来做什么？

达尔文的《进化论》中讲到用进废退的道理，当你很多功能长期不用时，就像刀会生锈，车子会没汽油开不动一样，人也会懒惰，身体容易疲乏。

所以我们要警惕科技发达带来便利的同时，也会因为人类过于贪求便利，用各种机器来取代自己的功能，最后变得依赖机器，导致身体越来越差。

老子在几千年前就领悟了福兮祸之所伏的道理，在享福的同时，你一定要看到里面埋藏的祸机。所以，苏东坡在年迈的时候，仍然坚持劳作步行，他在自己门上贴了一行字：出车入马，这是瘫痪的先兆啊！

车马虽然方便，可是过度依赖汽车出入、电梯升降，人的肺活量就会越来越小，身体就会越来越差，就会越来越难消化食物。

而绍军来后的第一句话就说：我这口腔溃疡，医生都说是反复性的，没法根治。我吃了滋阴药，吃了下火药，喝了凉茶，煲了清补凉，还是没完没了地隐隐作痛，溃烂处老是长不好。这边刚刚长好，那边又烂了，我真担心这会不会变为口腔癌啊！

我一听这些描述，脑海中马上用中医的思维理出了一条条的线索，比如久病多虚，隐痛属于虚。如果属于实火，应该剧痛，而且属于实火，用泻火药凉茶，一喝就会好。既然通过八纲辨证属于虚的话，那还要找出属于何脏虚。

中医学认为，脾开窍于口，脾又主大腹。其人腹部肥胖，口腔溃烂，腿脚沉重提不起来，再一看舌苔白腻，一问大便稀溏不成形，这不明摆着脾虚不运，水湿不化吗？所以会身体困重，胃口不开，没食欲。

再一切脉，发现脉象濡缓，就像按在水中，软软弱弱的，明显脾主肌肉功能不够，所以这些肌肉用手去抓捏都松松垮垮的。

于是我就给他开了参苓白术散，全是健脾除湿的，基本上都是药食同源的中药，比如党参、白术、茯苓、山药、薏苡仁、扁豆、莲子、陈皮、砂仁、大枣等。

这药的口感很好，我给他开了七剂。

绍军说，不要说是七剂，就算是二十剂能够治好，我都谢天谢地。

半个月后，我都快忘了这件事，创涛突然给我带来一大箱笔记本。

我说，哪来的钱，一下子买了这么多？虽然我们做笔记需要很多纸，但买些

A4纸就行了，为什么要买这么高档的笔记本？

创涛笑笑说，这是绍军送给我们的，他上次看到你做笔记都写两面，而且开的处方单，后面还有草稿，你可别看绍军大大咧咧，他可是个心细的人。

我就问，绍军的口腔溃疡怎么样了？

创涛高兴地说，吃了三剂药后，口中的溃疡不痛了，明显收口，吃完七剂药彻底好了。而且绍军说他以前腿沉重、肚子容易胀、消化不好、大便稀溏的症状通通消失了。你是怎么做到这点的？为什么一个参苓白术散就把口腔溃疡治好了，我可没看到《方剂学》里说参苓白术散能治口腔溃疡啊？

我说，可《中医基础理论》里有啊！创涛说，你别骗我，《中医基础理论》里根本没有参苓白术散，只有《方剂学》教材里有。

我笑笑说，那有没有脾主肌肉啊，有没有培土生金？创涛点点头说，当然有了。

我说，这参苓白术散是不是补脾，是不是培土生金啊？

创涛说，没错，所以它能治疗脾虚咳嗽，脾虚便溏，但没有说能治口腔溃疡。

我笑笑说，就差那一层窗户纸没捅破。脾主一身之肌肉，任何部位的肌肉溃烂需要修复，都要靠脾，土厚疮口才愈合得快。再加上这口腔溃疡，表皮溃烂，通过培土生金，这表皮肌肉一长起来，不就愈合得快吗？不能说培土生金只能治脾虚咳嗽，脾虚肌肉长不好，皮肤溃烂，也可以用培土生金之法啊！

创涛豁然开朗了，说：有意思，有意思。

然后，我翻出《难经》，指着一条条文，创涛一读，损其脾者，饮食不为肌肤。也就是说一个人暴饮暴食，吃生冷瓜果、零食，导致脾脏受损，那么他即使得了各类溃疡，要想愈合也很难，因为水谷精微不能被脾脏送到肌肉口腔去修复长好。

而我们通过参苓白术散，补脾培土，反复难以根除的溃疡面就马上愈合了。

◎ 薏苡仁除湿

创涛在草岭书斋的门墙上贴了七个字：闲谈不过五分钟。所用的字是他那恭敬的毛笔字，字字深刻，饱满，坚韧，力透纸背。

为什么这样做呢？以前巴不得把人际关系搞好点，所以像撒网一样，到处攀关系，结交朋友，常常高谈阔论到深夜，这样经历确实丰富了，人脉也广了，一定程度上有利于商业发展。但是学中医跟经商是两码事，学中医讲的是技术，要精益求精，所以要沉潜内敛，一门深入，长期熏修。而经商却是要广结良友，交游应酬，了解最新的商业消息。

我们发现，如果把经商的那一套用到学中医、搞学术上来，你的心耐不住寂寞就学不好，特别是学书法、钢琴、画画、气功、太极、中医、京剧等，这些东西你刚入门，头五年特重要，古人叫童子功，又叫功在初始。

这地基如果打不好，后面就都是豆腐渣，楼就没法盖上去。所以为了保证学习的顺承性、不间断，我们要寡应酬，不谈是非，不论时政，潜心医道。

宿舍其他人刚开始对我们的做法很不解，但看到我们认真攻读医书时，都非常敬佩，晚上他们也安静下来，自觉把电脑的声音调小。他们还说：希望你们学成后，能够为我们解决看病贵、看病难的问题。

大家笑笑，而这闲谈不过五分钟，不仅适用于对外面的朋友，也包括跟家人打电话，也没有像以前那样煲电话粥，一煲就无休无止。同时，我俩之间也不允许闲谈，以前大家喜欢看电影，然后品评谈论，现在把这种习惯也戒掉了。

后来想起，如果没有俩人相互督促，经历这一番严于律己的过程，中医的修养必定不可能提高得那么快。所以，要想真正地学成一门技术，必须要有石上坐三年的勇气。

我们在旗峰古寺里看到一本经书，上面写着一个佛门高僧讲的一句话，这句话不仅适合佛家修行，还适合普通人学技术、创事业。这句话是：一个人如果能够不间断、不夹杂、不怀疑地修学，一门深入、长期熏修，没有不成就的。我们把这句话写在笔记本的首页，以资励志。

创涛和我在宿舍里一坐就几个小时，完全沉寂于书中，听不到外面杂音，经常不知不觉又到了吃饭时间。

由于很少走动，加上广东地区湿气比较重，我们的腿脚容易出湿疹，有时瘙痒，彻夜难眠。这该怎么办呢？不但我们有这个问题，而且宿舍其他人也不同程度地有这个问题。

创涛刚学习了《中药学》，配合《药性赋》，他说《药性赋》里讲，薏苡理脚气而除风湿，湿气重，我们煲些薏苡仁汤来喝喝怎么样？

我点点头说，舌苔偏白，有点齿痕，这是长期思虑过度，湿浊内停之象，现在很多白领、读书人都有这种情况，可以试试用薏苡仁来健脾除湿。

说干就干，创涛马上买来几斤薏苡仁，一次用半斤来煲汤，当作水喝。这样我们两人，每人一天就喝了一百来克的薏苡仁。结果喝了不到一周，湿气退得干干净净，小便畅快，瘙痒消失，睡觉安稳，白苔消失，腿脚更加轻健。

我们亲自试效了薏苡仁除湿利腰脚的功效，验证了古籍所说的千真万确，所以把这经验推广，告诉宿舍其他人，他们如法炮制，也获得了理想的效果，所以更加支持我们学习中医。

正因为学中医能够受用，而且其医理也非常吸引人，能够解决家人、朋友，还有自身的实际问题，才越发激起我们的兴趣，越发想要把祖国的这份瑰宝分享给更多的人。

创涛说，中医太不可思议了，单用这些"粮食"就可以治病，看来我要先把《中医食疗学》学好，这样以后生病了先用"粮食"来治，搞不定再用药物，如果"粮食"能够搞得定，又何必去吃那些苦药呢？

◎ 得一病得一理

"熟读王叔和，不如临证多"，说明临证很重要，不经一事，不长一智，临证过后，自然觉得医理能为我所用。临证实践，不仅在患者身上体现，更在自己身上体验。

有些人学医，看似很少临床，但是一临床却得心应手，左右逢源，原来他表面上没有接治患者，但心中却常常琢磨，用自己去体验医理，所以临床碰到问题后，心中就特别有底。

我们读书除了经常做笔记，还坚持用嘴巴来读，因为我们体会到，出自自己的嘴巴，用到自己的耳朵，心中是最深刻的。现在很多人学习都只用眼睛，不动嘴巴和手，所以动手能力差，讲解功夫不行。

想要学好医学，不仅自己要能了悟，而且还要能够实用，所以口诵、手抄和用心记，是我们学医的三个途径。

创涛白天上班，有时忙得根本没时间读书，只能像古人那样焚膏继晷。晚上下班回来，赶紧洗澡、做饭，吃完饭后，双腿一盘，坐在床上把小书桌打开，就开始坚持读诵，经常读到深夜子时。

医生是最懂养生的，但往往也是违背养生最厉害的人。因为医学典籍多如山高海深，纵你百年光阴，天天读诵手抄，这辈子也休想读完，真正称得上是学无止境。

这天创涛大腿上长了一个疮，正如书上所说的，红肿热痛。他问我该怎么办？

我说，你自己是患者，自己也是医生，现在已经步入医门，自己想想办法。

创涛说，我最近看到《黄帝内经》里讲诸痛痒疮皆属于心，我还没有学汤头，不知道怎么用药？

我说，你看到疮，不要被疮这病名给迷惑了，你知道吗？西方医学之父希波克拉底有一句名言，他说知道什么人患病，比知道他患什么病更重要。

创涛说，这句话说得好，这不是在讲以人为本，正跟中医辨证论治、治病求本的思想不谋而合吗？

我说，正是这样，所以真正的西医高手也讲究辨证论治，也重视以人为本，为什么你以前没长疮，最近长疮呢？肯定最近的状态跟以前不同。

创涛说，是啊，以前每逢考试之前，心急着要背诵，赶夜车，脸上就会长满痤疮，现在痤疮没长在脸上，变成腿上长了一个大疮。

我说，不管长在哪里，只要红肿热痛，脉急数，舌红尿黄，都是一派心火。我们客家俗话说：心急到生疮。你看这俗话里头蕴藏着精深的医理啊！

创涛听后，拍拍脑袋说，我最近就处于加急状态，确实长疮的人大都是容易着急的，这点应该好好研究。

我说，《黄帝内经》讲，诸痛痒疮皆属于心，那是真实不虚啊！

创涛说，那该怎么办？

我说，有黄连解毒片，黄连清心火第一，可以试试，趁着红肿热痛，还没彻底发作为高热，我们及时热者寒之，给它釜底抽薪。

于是创涛找来黄连解毒片，按正常用量的双倍量吃，大便一通，疮就下去了，也不痛也不红也不热了，不久局部硬硬的感觉也消失了。

创涛笑笑说，得一次病就获得一个医理，这病得的值！

◎ 苏连饮治呕吐

古人学问无余力，少壮功夫老始成。

纸上得来终觉浅，绝知此事要躬行。

看到创涛不遗余力地投身中医，我也不甘示弱。创涛要在半年内完成大学五年的中医课程，这听起来几乎不可能，但是我却要在这半年内读完很多医家花一辈子要读遍的书，这更显得压力山大。

而中医又是一门理论和实践密切相关的学问，如果没有强大的悟性，这读的书理和实践的水平就难以贯通。如此，读书越多，反而越容易混乱，压力越大，这时就要把这些各家学说、医学资源整合，可不是一件容易的事儿。

古人讲，要博学、审问、慎思、明辨、笃行，所以我跟创涛经常就一个医学话题反复讨论，没有想明白，都不肯轻易放手。

就比如治疗胃热呕吐的苏连饮，用黄连、紫苏叶，剂量不到一克，这么轻的药量，这么少的药味，就可以把这频繁的呕吐治好？

如果不在临床之中试效，我们心中都难以信服，结果还真有这么一次机会。有个工程公司的司机，经常吃完饭就开车，很容易反酸呕吐，有大半年了，用了不少止呕的药，而且还大剂量地用，但还是稍微不注意就吐。

这次创涛坐他的车，他又吐得满地都是。创涛说，要不要到医院检查检查？这司机叫宝刚，他说，早就检查过了，是胆汁反流性胃炎，老毛病，没得根治。所以只要出车，我就只吃个半饱，但最近吃半饱还是容易吐，中药、西药都没少吃。

创涛说，这样吧，你试试拿两味药来泡水，黄连1克，紫苏叶1克。

宝刚听后愣了，说，你们中医开方都是一二十味药，每味药一二十克，你现在怎么用一两味药，每一味药一两克，是不是你刚开始学医，不敢用大剂量的药啊，就像我刚开始开车不敢开快一样。

创涛笑而不语，也不是很有底。宝刚说，放心吧，我这身体很耐药的，平常的药吃了一点反应都没有。你这么小剂量的药一块钱都不用，吃了都不够塞牙缝的，怎么会有效，像你这样胆小地学医，怎么可能学得好。

创涛说，书上用的剂量比我的还要小，我看你身体粗壮才给你加大了点。

宝刚笑着说，你会不会读错书啊，或者你看的是儿科的书吧，这么一把药，给小孩子喝都嫌少，给我这大块头吃，怎么会有效呢？

创涛说，反正你是我的小白鼠，吃了没用，就是口苦而已，有用了，就赚了，又不用花大钱。宝刚觉得也是，于是在药店抓了十包，还不到十块钱，丢到车里，每次出车，他就泡一小包吃。

奇怪，这段时间吃半饱都没有再吐过，他还以为是巧合，然后试着吃饱饭开车，也不吐了。这下令宝刚佩服得五体投地，特地开车到草岭书斋，感慨地说，你这是哪本书中的秘方，我半年多的呕吐，治了这么久没治好，你这两味药，泡泡茶，比羽毛还轻，就治好我的病？

创涛说，治上焦如羽，非轻不举。宝刚他不懂中医，听得一头雾水。

这次临证试效，让创涛信心大增，古方之神用是真实不虚的。如果古人不是反复验证过，绝不会轻易付诸笔墨，因为古人写书绝不图稿费。

同时，中医取效之秘诀，不全在于量大，而在于辨证精准。宝刚舌尖红、苔黄

27

薄，是心胃有火，气逆不降，通过黄连降逆气，紫苏叶宣开肺盖，一升一降，令胸开胃下，呕吐自止。如果大剂量地用，反而走下焦，效果不理想。

所以，有时要重剂起沉疴，有时要轻舟飞渡。中医不传之秘全在于量，传方传药不传剂量等于没传。

前面宝刚没少吃过黄连，但为何效果不理想？就像力量用过了，反而不如力量用刚刚好的，这叫过犹不及。

◎ 汗法治感冒

儒门释户道相通，三教从来一祖风。

我们又一次下山归来，正好赶在礼拜天，经过旗峰古寺时，想再进经书流通处瞧瞧。因为上次请了《素食的利益》和《健康之道》两本书，看后感触很深，而且付诸行动，运动加素食，身体很快就轻快起来，减掉了足足六斤的水湿和赘肉。

食髓知味，我们还想再进去看看，有没有其他宝贝。于是拾级而上，这古旧的寺院，让人感到无比安详，听着周围缭绕的经声佛号，心中特别宁静。

大家都来这里祈福拜佛，我们却冲着经书过来。这次仔细地翻读，发现寺庙里居然有儒家《弟子规》的讲解，还有道家《道德经》的流通。

创涛说，儒释道自古以来就是相通的，读书人兼好老庄的很多，大学问家年老时研读佛学经典、皈依佛门的也非常多，比如白居易、王维、苏东坡等。

我们向来以读书人自称，既然是读书人，就要有努力读尽天下书的志趣。所以古人讲，一事不知，儒者之耻。于是我请了《弟子规》的讲解，这是蔡礼旭老师讲的，创涛请了六组慧能的《坛经》，还有《心经》《金刚经》等。这次真是满载而归，对于崇尚"架上书多方是富"的我们来说，得到一本好书，比得到一沓钞票还要高兴。

所以，我们宁可买书而不读，也不愿意见书而错过，因为书放在那里，会有一种压力感，也有一种渴望，只要闲时翻翻，就会受益。而且很多好书都是可遇不可求的，就像这次请了这么多经书典籍，在一般图书馆里是看不到的。我在广中医就没有读到，这次能够一下子读到这么多善书，让我们的心摆得更平，气变得更静。

我们体会到了《弟子规》里讲的非圣书、屏勿视、蔽聪明、坏心智的道理，真正的圣贤书能够让人变化气质，洗涤心灵，清除烦恼。如果你读这些书，发现心乱如麻，就要换个频道。如果你读这些书，发现心静如水，就要好好地珍惜坚持下去。

特别是我手中拿的这本《了凡四训》讲解，是一个叫净空法师的人讲述的。《了凡四训》本是历代书香门第的传家之宝，再经过佛门法师的讲解，变得更容易学习，就像黄豆高营养，你吞下去消化不了，还会排出体外，但是经过石磨一磨，或者豆浆机一打，再煮热来喝，就很容易吸收了。

而这些大师串讲经典，比如南怀瑾老先生讲《论语别裁》《老子他说》《孟子旁通》等，净空法师讲《了凡四训》，蔡礼旭老师讲《弟子规》，就像是传统文化的磨石、豆浆机，经他们一煮、一炼化、一串讲，这些经典就显得平易近人，通俗易懂了。看见，这些前辈们都是在为往圣继绝学。

我们就在想，我们读中医，逐字逐句地研究，确实很费力，既然佛门、儒家、道家里都有人发心，把经典深入浅出地讲出来，我们中医界为什么少有人去普及中医，传播中医，去讲解这些入门的中医读物，让学医者可以避开各种障碍，迅速学到里面的精髓呢？

创涛说，这个想法不错，但是可能时机未到，还需要加把劲修学。你想想，拿本《医学心悟》，拿部《脾胃论》，你能否讲得像这些大师们讲《论语》《孟子》这么通俗易懂？

我点点头，学然后知不足，教然后知困，我们越读书，越发觉自己缺乏的东西太多了。有个学者说，学到知羞，为什么？

大家看，那些越饱满的稻穗，是不是头垂得越低？教然后知困，真正我想要把自己这几年学习的心得教给创涛，发现居然不知从何下手。

创涛说，不怕，知不足然后能精进，知困然后能自强。知道问题所在，你就会不断去克服它，解决它。

于是我们冒着小雨回到草岭书斋，发现淋雨后，老打喷嚏，大家都有点头重，怕冷。创涛说，这该怎么办？今天不搞好，等明天感冒发作起来，又要浪费好几天学习的时间。创涛不是怕生病，而是怕因为生病而落下修学进度。

我说，简单。一摸脉都是浮的，轻轻搭在寸关尺表面就能摸到，确实是气聚于肌表，想要赶邪外出，却赶不出来，这时身体需要给他加把劲，把毛孔打开，出点汗就会舒服。

我从柜子里拿出一小包大枣，抓了两把一个一个地掰开，再叫创涛去厨房弄一大块姜，拍碎剁细，放在一起，用热水壶煮沸了，倒出来，加点红糖，再切点葱花洒在上面，借其辛温开表之力，趁热俩人各喝上两大碗。马上额头出汗，背部衣服都湿透了，然后换身衣服睡觉，睡醒后觉得更精神了，感冒的各种症状不请自走。

创涛笑笑说，这叫什么？我说，这叫食疗啊，叫姜枣葱糖茶，治疗风寒湿束表，趁热喝了它，立马就见效。

创涛说，有意思有意思，以后不用买感康、白加黑了，不用出门，就可以在厨房里找到治病的药，以前我还不知道呢！

我说，这也是其在皮者，汗而发之的道理，是中医汗法的体现。

创涛说，如果通过喝药发汗能够解除感冒轻症，那么其他方式是不是也可以？

我说，当然了，治一个病没有固定的死法，就像你去公司，可以打的，可以坐公交车，可以走路，可以自己开车。方法很多，但达到的目标是一致的。所以一个小小感冒，你只要懂得用汗法，你可以用刮痧，用针灸，用拔罐，用熏蒸。只要你能够把身体肌表的汗发出来，不要发得太过，这感冒很快就会好了。

创涛说，看来中医不局限于用药、用食疗，还有这么多招法等着我去学呢！

◎ 补气祛风治鼻塞头痛

富贵利达，朝荣夕萎，而著述行世，可以不朽。看到这句话，创涛说，我们不应该只看到眼前的名利，应该看得更长远点。

我说，就连古人都讲到：求名当求万世名，计利应计天下利。人生百年，要做就做彻底点。创涛说，等到年底我就要辞职，到时全身心搞中医，经济方面可能很快捉襟见肘，要不要再多干一年？

我想了一下说，辞职都恨晚，学中医都嫌时间不够，物不能两全，心难以二用，想要一边把中医搞透，另一边又要把生活搞富裕，对于现在的我们来说不太现实，必须迅速做出决定，不能一拖再拖，到时医术学不透，事业又干不成，就悔之晚矣。

创涛说，可平时买书、生活都需要钱，从哪里来呢？我说，我们吃素，减少生活开支，我再到外面找份兼职，或者家教，过清贫的日子应该不成问题。

创涛说，只要有口饭吃，就绝不愁医学这桶钻不透。

所以在富贵和学术之间，我们选择了后者。而且我们看《了凡四训》也深有感触，知道真正的富贵一定是学术精深、品性纯正带来的副产品。真的潜心学问，不愁将来不能富贵显达。一切福田，不离方寸，从心而觅，感无不通。

想到年底就要辞职，创涛就更加用功精进，《中药学》打算花两个月过一遍，现在才一个月就快学习完了。

刚好他有一个亲戚，叫小莉，也在东莞上班，老是头痛，鼻塞，躺在床上鼻子就不透气，点些滴鼻液，能稍微缓解，可一旦吹凉风，鼻子又闭塞了，彻夜难受，头胀痛，头顶上痛得更厉害。医生说，这很容易发展为鼻炎。

小莉便把苦闷跟创涛说了。创涛说，怕风冷，加上舌体淡胖偏白，是因为正气不够，风气外扰，所以用黄芪、防风，补气祛风。而颠顶头痛，属足厥阴肝经，用藁本能上颠顶，头痛又不离川芎，还有鼻塞不通气，用辛夷花最妙，辛夷花气锐，有开鼻孔、通鼻窍的特效。就这五味药，开了三剂给小莉吃。

小莉要上班，不方便煎药，就用热水泡，发现吃了整天都精神，睡觉呼吸没有任何堵塞感，平时吹一阵风都容易感冒的，居然没那么容易感冒了。

她很高兴，鼓励创涛继续学中医，说有什么困难就跟她说，她能帮的就尽量帮。

本来小莉这要发展为鼻炎的，靠几味汤药就截断扭转了。中医之神奇，当真不可思议。像这样边学中药，边学组方，帮助周围的人解决些小烦恼、小病苦，创涛越学越有趣，乐在其中。

虽然每天像颜回那样，箪食瓢饮，但能读到有用的知识，又可以迅速帮周围的人解除些烦恼病苦，我们心中越来越充实，越来越觉得要坚定地把中医这条路走好。

◎ 打呼噜与陈夏六君子丸

我找的第一份工作，是关于保健养生的。

首先是笔试，发现题目很简单，是相当普通的中医基础理论知识，所以我第一个就交卷了。很快，这家公司就通知我去面试。他们问了我几个中医相关的问题，我都对答如流，然后他们说出了工资及公司的理念和方向。

后来，我才知道这家公司是以中医基础理论作为包装，来销售养生保健产品的。虽然我顺利通过了面试，但是把中医经济化、市场化并不是我想要走的路子，所以我就没去那里上班。

而第二份兼职很简单，就是周六、周日帮孩子补习功课，每小时三十元钱，有两个孩子，一天可以做三四个小时，这样一方面不用占用我太多时间，另一方面又可以拿到基本的生活费，所以我就决定做家教，这份兼职跟我们的方向不会有太大的冲突。

大城市的孩子确实不容易教，如果说治病难，教育孩子就更难了。好在家长没有特别高的要求，只是想周六、周日请个家教，陪陪他们的孩子，让他们的孩子不至于跑到外面贪玩娱乐，荒废了学业。

这样，接下来的几个月，我就不愁买书和生活的开支了。

这些大城市的孩子，普遍饮食过度，所以身体多肥胖。有个孩子，晚上睡觉打呼噜，当他母亲知道我是医学院校毕业时，问我有什么好办法。

我说，打呼噜，中医认为是痰阻息道。为什么会痰阻息道呢？中医认为脾虚生寒湿，脾为生痰之源。为什么孩子会脾虚呢？《黄帝内经》讲，饮食自倍，肠胃乃伤。现在很多孩子，因为物质生活条件太好，暴饮暴食，零食饮料随便吃，零花钱可以随便用，最后花钱买来的反而不是舒适，而是疾病。所以说有钱未必是好事，不懂得正确花钱才是最可悲的，因为你会把钱用错地方而遭致疾病。

这孩子的母亲说，我带孩子看了好多医生都没办法。我说，你可以试试让孩子别吃得太饱，少吃肉，同时带孩子多运动，再配合吃点陈夏六君子丸试试。

她说，什么是陈夏六君子丸？

我跟她解释说，这是中医的健脾胃良药。当脾胃虚，痰湿内生时，但见舌苔白，舌边有齿痕，用了痰湿会被清干净，打呼噜也会减轻。

这孩子的母亲也是个文化人，听我讲的这些话句句在理，马上就按照我的方案去实行，一个月后孩子就不打呼噜了。结果我的家教报酬一下子翻倍了，因为我还有另一个任务，就是负责带孩子锻炼身体。

幸好我在大学时，在武术协会里学了几套拳法，太极、咏春、长拳、八段锦，还有军训时，跟教官学了军体拳，想不到这些通通可以派上用场。

以前我爷爷跟我说，男儿艺多不压身，你多学几样技艺，把它学好，不仅不会成为你的压力，反而会成为你做很多事情的助力。

这次做家教的过程中，我配合点中医和武术健身，很受家长们的欢迎。这个经历让我体会到，做任何事情，既要专业化，也要多元化，自己的专业技能要过硬，要能教好孩子，同时其他方面的功夫也要充足，就像红花有绿叶一衬就更漂亮一样。

◎ 运河与大海

我从做家教体会到了综合发展能力的重要性，所以创涛提出，学中医不能只在医内学，还要到医外去。我说，那医外有哪些地方呢？

创涛说，我刚看完《思考中医》，还有《品读名医》，发现很多名医学习有好几个方向。第一个是向大自然学习，取类比象，格物致知，提高悟性。第二个是向传统文化学习，以儒理来悟医道，这叫儒医，以佛理、道家哲学来领悟医术，就叫佛医、道医。

史书里记载，孙思邈学医，是通过传统文化打地基，才把医学顶起，古籍里讲他幼时善读百家之书，尤好释典。什么叫释典？就是佛家的典籍。

为什么要阅读这些佛家的典籍呢？你如果专门精研医术，可能会成为一个中医专业人才，但如果通儒达道悟佛，利用这些传统文化的沃土来栽培中医这朵奇葩，那么你就有可能成为医门龙象，一代大家。

所以，孙思邈在《大医习业》里讲道：一个医者如果不读五经，不知有仁义之道；不读三史，不知有古今之事；不读诸子百家，见识不能广；不读老庄，应变就不灵活；不读佛经释典，就不知慈悲喜舍之心。

当看到这篇跟《大医精诚》一样重要的《大医习业》时，我们才知道自己缺少的不仅是医学知识，而且是山高海深的传统文化功底。纵观近代名医，蒲辅周、施今墨、秦伯未、裘沛然，哪个不是传统文化精深、医术精湛的学者。难怪徐灵胎在《医学源流论》中说，医道乃通天彻地之学，必全体明而后可以治一病。

在这么高的要求下学医，我们的计划更紧密，读起书来更迫切，就像海绵吸水一样，疯狂地吸收这些知识。我们到古寺去请来佛经，到道观去请来道家典籍，甚至还特意坐车去广州大佛寺的藏经阁借阅书籍，丰富自己。

我跟创涛两人都办了大佛寺藏经阁的借书证，在里面如鱼得水，畅快地遨游在书籍的海洋里，感到人生最快乐的事情莫过于此。即便啃着馒头，喝着稀粥，也觉得津津有味。

佛家说，当你真正研讨学问，进入状态时，可以法喜充满，禅悦为食，因为你的心是平静的，你接受知识，开发悟性也是快速的。所以，我们完全可以体会读书进入忘我状态时的那种感觉。孔子说：发奋读书，乐以忘忧，不知老之将至。

当我们跟传统文化接通时，会发现就好像这花盆中的树木打破花盆，把根扎在广阔的土壤中一样，一下子把对中医的自信提起来了，对中医的前途感觉更明朗了。

这正如佛经里讲的，旷野之中，有大树王，若根得水，悉皆茂盛。

中医就像是一棵大树王，能为老百姓遮一片荫，而传统文化就是下面最丰富的土壤、水分和肥料，想要树长得高，土壤就要丰厚，水分就要充足，肥料决不可少。

铁杆中医邓老说过，中医是扎根在中国传统文化这片沃土上的一朵奇葩。现在的医学生，只看到地面上的奇葩，没看到地下沃土的重要，所以中医很难学好。

直到我真正接触传统国学的时候，才能够深刻地体会到邓老的这句话。有时真正的名人名言、良言警句，不是靠听靠思维就能有用的，必须亲自实践，切身体会，才能够证实这些老先生所言不虚，千真万确。

难怪秦伯未老先生说过，你专一地学医，最后可能成为一个专才，就像开通一条运河，但是如果你传统文化功底深厚，再去学医，就有可能成为一代大家，带动更多人学习受益，可能酝酿成大海。

创涛说，既然学了，就要学最究竟、最彻底的东西，在运河和大海两者之间，我们要选择大海。

我笑笑说，可是大海的形成却不是那么容易的，运河就更好开凿一些。

创涛说，趁年轻，男子汉，不干大事，非好汉。

像这样，我们俩人就凭着这股志气，天天锻炼身体，埋头古籍，利用业余时间去做做兼职，又平静而充实地度过了几个月。

◎ 巧记三仁汤

《方剂学》是最难啃的骨头。创涛苦笑着说，如果是背唐诗宋词，那简单得多，可以会意，也有押韵节奏感，可背这些汤头歌诀，方剂组成，完全没有规律感，必须靠死记硬背的功夫。

我笑笑说，当然了，学中医就要过这关，过了这关，就等于充够电，带足武器，准备上战场了。我考研时，把三百多首方剂背得滚瓜烂熟，随便叫我写哪个汤方，能随手写出，毫不迟疑。所以才能够考高分，能够过关。

创涛刚好背到三仁汤，这可是岭南很常用的方子，治疗湿邪中阻、气机郁滞的各类疾病，比如肝炎、胆囊炎、慢性肾炎。

我见创涛正背得头大，便说，"三人爬竹竿，扑通滑下来"，记住没有。

创涛说，这句话是记住了，但跟方子有什么关系呢？

我说，"三人"，不正是杏仁、白蔻仁、薏苡仁吗？三个，宣上，畅中，渗下。竹是竹叶，扑是厚朴，通是通草，滑是滑石，下是半夏。

创涛拍掌说，这个太好记了，巧记比死记强多了。

我说，巧记只是增添乐趣，不是所有的方子都适合巧记。该打的基本功还要打牢固，没有投机取巧这回事。然后我给创涛讲了一个三仁汤的案例。

以前我跟杨老抄方时，有个胆囊炎的患者，老是胁胀口苦，舌苔又白腻，睡醒后咽干。杨老说，这是什么证？

我说，口苦，咽干，胁胀，小柴胡汤证啊。

杨老说，你再看他的舌头，舌苔白腻得很，浑身困重，胸闷不饥，明显还有一派湿阻中焦之象。小柴胡汤只是调其气机，必须要配合三仁汤分消上、中、下湿浊，这样气行湿化，小柴胡汤出入表里，三仁汤升降上下，两个合方，就治好了他的胆囊炎。

杨老说，炎症不一定要消炎，特别是湿浊气滞引起的炎症，消炎效果不太好；行气化湿，炎症很快就会失去滋生的大环境。

我们现在所处的这个时代，应酬喝酒的事情太频繁了，很多人都舌苔白腻，口苦咽干，胁胀烦躁，不想吃饭，这明显是气滞湿阻，所以在南方用小柴胡汤配合三仁汤合方治疑难杂病很管用，网上有不少这方面的报道。

◎ 劳其筋骨

每天我们照样早上爬山跑步，坚持素食。素食一方面让我们清瘦下来，另一方面开支减少一半以上。一个月的钱可以当两个月、三个月来用。

今天我们又爬到旗峰山的山巅，开始压腿锻炼。

创涛说，这《方剂学》，我足足用了将近两个月，还没有彻底熟悉。

我说，慢慢来，好事不在急中求。

创涛说，宽为限，紧用功，不急是假的。

我说，你看我们第一个月减了六斤，第二个月减了三斤，第三、四个月各减了两斤，从这减肥的效果来看，刚开始时减得很快，但越到后面就越慢，就像我们现在爬山一样，山下的那一段步伐很快，而接近山顶这一段就开始慢了下来，越是接近目标，所付出的努力就越大。这就是为何很多人做事功亏一篑，不能善始善终的道理。

我们不想做有头无尾、半途而废的逃兵。

旗峰山的山顶上也有很多早早来爬山的老人，他们看到我们两个，一个在地上把大字马劈开，一个把脚拉到树杈上，再压一字马，都投来惊奇的目光。在他们眼中，我可以读到羡慕和佩服，因为一般中老年人才来爬山，重视身体锻炼。年轻人早晨睡得像猪一样，怎么肯轻易离开温暖的被窝，跑到这山顶上来拉筋炼骨呢？

我们始终认为，人在年老时想要得到好的身体，必须要靠年轻时下苦功夫锻炼，老来疾病都是壮时招的，老来身体好也是年轻时修炼累积的资本。

我们为什么会重视拉筋呢？因为看了一本书，叫《筋长一寸，寿延十年》，人老就是一个筋缩、变短、变僵硬的过程，如果你能够天天劳其筋骨，让骨正筋柔，气血流通，就可以抗衰老。

有个叫大禹的人，他治水奔走千里，劳其筋骨，把手脚的皮都磨破了，却能高寿。有个叫颜回的人，天天关在屋子里读书，不重视锻炼身体，他求学的精神是可贵的，但是忽视身体的锻炼，三十多岁就早早离开了人世。

可见读书人只读书不运动是很可怕的，所以一个人既能躲进书屋，也可以跑出山外。毛泽东称之为文明其精神，加上野蛮其体魄，就能够不断把事业做大。

但是越到关键时刻，需要克服的困难就越大。

创涛说，就像我现在拉一字马，刚开始下去很快，当要把一字马变为大字马时，付出的努力和汗水是以前的十倍以上。

看着创涛能轻松地劈下大字马，而我也能够轻松地压下一字马，我们把磨炼身体、拉筋炼骨称之为劳其筋骨。创涛说，每天素食，胃口大开，应该叫饿其体肤吧。

我又说，现在每天大量地读诵古籍，研习中医，沉浸在传统文化的氛围里，这个应该叫苦其心志吧。

是啊，上天将要降临一个使命到一个人身上，首先要苦其心志，劳其筋骨，饿其体肤，这是孟子说的。所有成功者，他最后回忆自己所走的路，都会有这种感受。

所以我们经常自娱自乐地说：现在就是在打磨，百炼钢成绕指柔，无论如何，要坚持住，不退缩。

◎ 最好的活血是运动

有个放羊的老人，他的儿子事业有成，接老人到城市去住，谁知没住几天，老人头晕失眠，浑身不爽，非常不舒服。孝顺的儿子带老人四处寻医问药，也没能够消除这种病苦。老人说，既然这样，我想回家里去调养调养。

谁知一回到家里，老人重新养羊，也不管头晕失眠了，一干起活来，身体舒畅，之前的那些不适感居然纷纷消失了。

当我们听到这件事儿时，马上想到，人活着就一定要干活，不干活，就会生病，甚至会出现各种难以用药物治疗的不适感。这是为什么呢？干活有助于气血活动，最好的活血化瘀药就是天天运动。所以俗话讲，运动使人身血脉活。

我深圳有一个亲戚，打电话来说，自从到城市住，经常头痛，烦躁失眠，痛处固定不移，如针扎。我马上想到，这又是一个缺少运动导致的不适。

这亲戚问，我是不是缺维生素、缺钙、贫血啊，晚上我老是抽筋。

我笑笑跟他说，缺什么维生素、钙，你缺的是运动，气脉不流通，这些维生素、钙，是如何输送到周身上下各个需要的地方去呢？

于是，我就给他开了三剂血府逐瘀汤，喝了以后当天晚上就睡得好了，居然也不抽筋了，头顶刺痛之感消失了。

他说，吃了这药效果真好。我说，药物是治标的，运动才治本。你的气血如果不能靠运动搞通畅，就得靠吃药，反正两样由你选。

他听后，就开始天天到公园去跑步，果然从此头痛失眠很少再出现。

以前他吃了不少安定，还有止痛片，为什么效果不理想？因为气血不通引起的病痛是整体的，不是局部的，也不是局部失眠，必须通畅全身经脉，而后方可病愈得安。这血府逐瘀汤即是理顺胸腹，乃至周身血脉的方子。正如王清任所说，周身之气通而不滞，血活而不留瘀，气通血活，何患疾病不除？

古人没有规定行气活血一定要靠药物，你如果能靠导引运动，达到同样的效果，那才是真正的高手。

◎ 开创一条属于我们的中医之路

体会到运动的好处后，我们爬山更起劲了，在离开东莞之前，我们决定去爬一次山。这次爬山时间充足，我们沿着旗峰山脉，翻过一座座山，不知疲倦地向前走。

如果问最好的疏肝理气方式是什么？

我们会毫不犹豫地回答说，那就是畅快地爬山。

南方的山，基本上四季常青，虽然到秋冬，仍然有不少绿意，先是拾级而上，后来有些山根本没有路，到处都是荆棘，野草长得都快到腰部了。

我说，该怎么办呢？创涛说，继续爬下去。

我说，可前面杂草丛生，没路啊！创涛说，路是人走出来的。

于是我们就逢山开路，互相鼓励，谁若有退缩之意，另一个人就冲上前去开路。就这样，我们从这些很少有人走过的地方，硬是走出了一条路来，爬上了最高的山峰。

因为道路闭塞难通，这些山峰很少有人上来。经过一番摸索前行，我们的手被刺破，衣服被刮烂，裤子上沾满了各种野草种子，连头发上都沾了很多枯枝落叶。

我们相视而笑，直到爬上山顶，才长长地舒了一口气。

站在高巅之上，往远处眺望，心胸开阔。创涛说，世界上最奇妙的景色，总是在人们难以到达的地方，不经历一番挫折，就很难到达。

如果不是我们俩一心想爬上去，又互相鼓励打气，早就半途而废了。

我感慨地说，就像学中医，我们是在攀登一座座高山，这期间可能会走很多前人没走过的路，或者这些路已经堵塞，如果我们不是志在高峰，很可能就会因为手被刮伤，脚被刺破，在半路就停止了攀登的步伐。

创涛说，中医这条路，我们一定要走到底。经历过多次的职业转型后，创涛知道了一心一意把一件事做好的重要性。

我点点头，就算前面没路，披荆斩棘，我们也要开创一条属于我们的中医之路。

◎ 一味心药

有一次，我们在旗峰古寺里请到一本善书，这本善书叫《根除烦恼的秘诀》，看了以后大受启发。

不单患者有烦恼，医生也有烦恼。

尤其是在我们所处的这个时代，心源性疾病的患者越来越多。有些疾病表面上看是乳腺增生、子宫肌瘤，如果层层探索，步步深入，抽丝剥茧，最后你会发现，这些疾病和情志因素分不开。所以，运用药物治病是一个层面，情志上通过修养，改变气质来治病，又是一个层面。如果两个层面能相互结合，就更容易达到标本兼治的效果。

就拿乳腺增生来说，这是最常见的妇科疾病，我们都懂得用逍遥散加减治疗，可是对于有些顽固的，再怎么用药物令她气机"逍遥"，她也"逍遥"不起来。

吃药时顺气舒服些，一不吃药，诸症又加重。在家乡就有这样一个妇人，我们给她开药吃就舒服，一不吃药就难受，胁胀。她感慨地说，我这是吃药的命啊！

我们看了《根除烦恼的秘诀》后，对一些疾病的真相又有了进一步深层次的认识，知道很多肝胆疾患都是爱生气、怒气重导致的。

这妇人平时话多，爱跟别人计较，争道理，说不上两三句就来气，老想管别人，结果越管情绪越大，还经常跟她老公较劲。

我们跟她说，生气是在制造疾病，用药是在治疗疾病。你都不配合医生，老是制造疾病，医生怎么能帮你呢？

她说，我也忍不住啊！我们跟她说，那是因为你还没觉悟，没认识到生气的危害，反复地生气可以把脂肪肝变为肝癌，可以把乳腺增生变为乳腺癌。

你是想往黄泉路上加把劲，还是及时悬崖勒马呢？

然后我们教她去领悟"我不应该生气"这句话，生气会浑身不舒服，会得大病。

她听了后，从此居然少生了很多气，少得了很多病。

看来医生认识疾病，要认识到患者的习气情绪上面去，如果不在这里点化，不在这根源上下手，老在身体里疏肝理气，永远也理不顺。因为制造污染，远远比打扫清理要快。

可是，并不是所有人都有这个觉悟，看来我们辨证辨出气滞血瘀，同时要知道为什么气滞，情志不畅，气机怎么会流通，经脉怎么会顺畅？

大概这就是古人所说的心病还需心药医的道理，可是心药在哪里呢？

我们再看《根除烦恼的秘诀》这本书时，感慨地说道，这就是一味心药。

◎ 降血脂四药

随后，我们又去爬了几座东莞的名山，比如水濂山森林公园、莲花山、观音山。每一次爬山，都身心如洗，思绪飞扬，灵感如泉涌。

难怪很多书院要建在山中，我们在东莞水濂山森林公园里就看到以前东山书院的遗址，还有水濂古寺、白云庙。

游览完东山书院，我们特别兴奋，心中无限遐想，假如我们拥有这样一座书院，在里面读书看病，传播中医，那该是一件多么美好的事啊！

前文中达叔跟我们提到，法财侣地，四样俱备，就可以开创事业，最后要落到实地，选什么地方做事业很关键，但是我们知道现在还是处于外出求学、参访名师求法的阶段，还没有到选择一个地方，终身在那里安营扎寨、干事业的时候。

我们比较喜欢这些书院的古建筑，虽然没有高楼大厦的豪华，却充满了与山水相融合的自然美。我们很早就有这种感觉，假如让我们选择住在山林的瓦房古屋里，我们会觉得这比住高楼大厦更幸福。

这种对大自然清静的向往，应该是人与生俱来的，因为贴近大自然，总能够让我们身心愉悦，思路大开。所以我们去广州，不是选择住在闹市，而是选择了一处靠山靠水的古村落，那就是番禺横江村。

之所以去广州，是因为人才汇聚在那里，大型图书馆也在那里，我们需要的很多学习资源，这里都有。之所以选择广州的郊区山林，一方面是因为那里的房租便宜，另一方面是因为安静，更有利于修学。

天下没有不散的宴席，在我们即将离开东莞时，舍友们都恋恋不舍。

有个公司的小领导经常应酬喝酒，三十岁出头就得了脂肪肝，他过来找我们。但他没时间煲药，问我们该怎么办？

我们说，只要少喝酒，少应酬，再搞点泡茶方，泡在保温瓶里，随时喝，也能降脂排肝毒。他说，这么方便啊。

我们叫他用枸杞子、决明子、荷叶、山楂四味药泡茶，因为他平时大便不是很通畅，经常熬夜，决明子可以通肠，枸杞子能够养肝肾，把熬夜消耗的肾精肝血补一补，不然肝累了，怎么排毒排脂。方中只有荷叶和山楂两味药是帮助消除多余脂肪的。

我们把这四味药称之为降血脂四药。这个方子是我在杨老那里学来的，杨老用这方子帮助很多脂肪肝的患者减轻病痛，也能减低血脂，在这基础上随症加减，效果更佳。

他吃完药后说，你这药真行，我以前脸上流油，头发容易脱落，吃了这药后大便通畅了，血脂降下来了，脸上也没那么多油垢了。之所以会得到如此好的效果，主要有三方面原因：一方面可能因为他还年轻，另一方面是因为他减少了喝酒应酬、熬夜；第三方面是他的脂肪肝及时被发现。

中医是很有智慧的。你嫌熬药麻烦，也有泡茶方，中医药要融入人们的生活之中，也应该与时俱进，用最方便的方法去解决人们的病苦烦恼。

◎ 房东的腰痛

有句话说，以名师为师是一时的，以书本为师是终身的。所以，我们在番禺横江村这两年还是以修学读书为主题。

在任何时间，任何地方，永远不变的就是读书学习，从热闹的草岭书斋，一下跳到清静的大夫山脚下，如鱼归江湖，鸟入深林，在这里屏蔽了各种外缘，连车辆的声音都很难听到，非常有利于读书入静。

有个禅师说过，外息诸缘，内心不喘，心如墙壁，可以入道。

我们在这老房子的四壁全摆上书，基本看不到墙壁。房东以为我们在这里打工，当听说我们是来这里读书时，特别惊讶，因为身处这时代，人们都是金钱至上，哪有人到外面租房子读书清修的呢？

能把房子租给读书人，房东觉得很高兴，当听到我们又是学医的，更是乐得哈哈大笑。原来家家都有生病的人，人人都会生病，如果有个学医的，平时碰到些烦恼的疾病，就可以问一问，这该多好啊！

所以第一个患者，就是房东。他说，他以前是开船的，经常劳累过度，吹风，现在老了，老是腰酸背痛，检查是腰椎间盘突出，稍微劳累多走一会，腰就酸痛，问我们有没有好办法？

在我们家乡，很多人都知道对于一般的肾虚腰痛，用杜仲熬水煮猪腰，就有效果。我们看房东舌苔白腻，说明不全是肾虚，还有湿邪，于是叫他先吃一个星期的薏苡仁汤，把湿邪除掉，再用杜仲煮猪腰，以壮腰肾，同时送服六味地黄丸。

一个月后，房东说，我要减你的房租。我们问为什么？

他说，看你们修学不容易，又没有经济来源，又不是富裕人家，再加上你们给我出的主意，让我的腰痛好了很多，我还得感谢你们，减一点房租算什么呢？

我们听了也很高兴，因为凭自己的本事，用简单的食疗方法，减轻了房东的疾苦，这真让人欣慰。看来学中医首先要学以致用，先帮助自己和周围人减轻疾苦，这样你尝到甜头后，越学就越有劲了。

◎ 中医看的是生病的人，而不是人得的病

《中医内科学》是连接理论和临床的桥梁，创涛在学完《中医基础理论》《中医诊断学》《中药学》《方剂学》四大基础后，开始进攻《中医内科学》。

刚开始，他学内科时，觉得很疑惑，怎么每种病都有很多相同的证型，有各种不同的治法，这很容易让人迷惑。

我跟他说，中医看的是生病的人，而不是人得的病，所以中医是以人为本。

一个胖子得了胁痛，可能要健脾除湿，加疏肝。

一个瘦子得了胁痛，可能要补肾养肝，加疏肝。

抓住生病之人的体质特点，对于学好中医、用好中医很关键，中医不是千人一方，而是千人千方，所以即使减肥也要辨证论治。

佛山有一对夫妻，他们是做生意的，是我们老乡。俩人都偏胖，就想减减肥。

男人大便不通，经常应酬，所以我们叫这男的多吃萝卜，因为他脉象弦硬有力，萝卜可以下气消脂，可以通肠消积。而给他妻子的建议是，吃归脾丸。

创涛不解地问，归脾丸不是治疗脾虚气血不足的补药吗？她已经够肥了，再补下去不更厉害。

我说，你摸一下她的脉看看，脉濡弱，说明力量不够，是脾脏亏虚，运化不了，这些水湿排不出去，就像电车没电拉不动人一样。

结果，两个人都瘦了一圈，更精神了。

创涛说，这中医治病的方法说来平常，也不简单，你如果按部就班，认为萝卜减肥，给气虚虚胖的人吃，他就垮下去了，肥减不了，还拉肚子。

41

而如果你认为归脾丸能减肥，给脂肪肝、肠道滞塞、积滞板结的人吃，他吃了更加面红耳赤，堵得严严实实的。

所以，中医治病要灵活，不看什么药，也不看你得的是什么病，看你为什么得这病，找出真正的病因病根，就像找到开这锁的钥匙一样，一开就见效。

◎ 从打井水中悟到的

大夫山下，横江村的老屋旁边有一个古井，但井水很少，很浑浊，后来才从邻居口中得知已经有很多年没怎么在这井里打水了。

现在的自来水便宜，一立方才两块钱，所以谁都不会费事去井边挑水喝。

正好这古井就在我们门外几米的地方，古井旁边有一棵龙眼树。我们就开始打井水，刚开始几天，打的水又浑浊又少，可以用来冲厕所，可打了十几天后，水变得清晰，量也稍微多些，可以用来洗衣服。又打了十几天，水变得非常多了，非常清澈，而且冬天时水还是温暖的，解决了我们的洗澡问题。

房东来收水电费时，他还以为水表坏了，怎么没有转动。我们跟他说，因为根本就没有用自来水，都是用的井水，是自己亲手打水。

房东非常佩服，说，年轻人，你们这样干下去，肯定会有出息的，这年头还有像你们这样节约水电，勤勤恳恳的人太少了。从此，房东再也没有看过水表，只收电费。

我们从打井水里得到一个重要的体悟，一口井，你不打水它会枯萎，水会浑浊，你越打，水越清澈越多，就像人越为大众付出，他的生命就会越精彩。

故《道德经》里讲，既以为人己愈有，既以与人己愈多。大家看看这个道理，是不是很像打井？

从打井里，我们又有了另一番体会，看井底的水是否充足，然后靠一个向上提的力，水才能够打上来用。

有个头晕，脑供血不足，经常颈椎僵硬的患者，我们就按照这个思路，看他脉势虚陷，给他用补中益气汤加葛根汤，结果一剂药就让他头晕解除，三剂药就使得颈僵消失，五剂药吃完，短气乏力感没有了，讲话有劲，精神好，记忆力也好了。

为什么会有这么好的效果？你如果按常规的方解来解释，可能也解释得通，中气足，脑部精气神够，自然头不晕，记忆力恢复。如果你从这打井之道来看，补中益气汤，就像用一派补气血的药，把中焦补足，通过柴胡、升麻往上提。而葛根汤，通过强壮心脏脾胃，也利用葛根把气血往颈部、脑部提，两股力量共同往一处使，把空虚的脉填补起来，把下陷的气机提拉上去，使脑部供血充足，头晕得解。

所以，以后碰到这类疾病，只要脉虚陷，动力不足，短气乏力，疲惫，没精神，不管是头晕颈僵，记忆力减退，还是眼花鼻塞，心慌气短，我们一概用这思路，把肠胃里气血补足，打上大脑来，则诸症得消。

这大概就是从日常生活中领悟的阴阳之道，人体只要阴血充足，加上有一股阳力，往上提，就有干劲，就不容易生病。

◎ 病在观念

从东莞搬到广州后，我们发现一个问题，就是裤子变松了，原来是人瘦下来了。

有些人努力减肥，泡在健身房里，吃最好的减肥药，发现还是减不下来。

在大夫山里就有一个天天跑步减肥的人，他身体看起来很强壮，但也很胖。

他说，我不吃米饭，只吃牛肉、豆浆。米饭是碳水化合物，没什么营养。

我们每次看到他，他似乎都会胖一些，但他每次进山跑步，都跑十公里以上。

我们摇摇头说，你这样跑断腿也减不了肥。为什么？你吃得不素，不清淡，身体怎能苗条下来？你再怎么加大运动量，管不住嘴巴都没用。看到他天天这样辛苦地跑，我们都觉得很无奈。

人都是被自己错误的观念耽误了，没有真知灼见的人，怎么能够心想事成呢？你管不住嘴，拼命地搞消耗，就像不堵住污染源，拼命地搞环境治理，能治理得好吗？

这是小孩子都知道的道理，为何很多大人却迷糊了呢？还以为牛肉营养丰富，不知道粗茶淡饭最养人。如果不纠正错误的观念，再好的运动跑步也减不了肥。

中医学认为上医治神，中医调气，下医治病。人的神志觉悟很重要，因为它掌管着周身上下的一切。只有思想的健康，才能带来身体的健康，我们从这人的身上看到了，很多人的病不是病在身体，而是病在观念，观念错了，能有好的身体吗？

所以，从某种程度上说，健康教育要重于药物治疗啊！

◎ 医嘱也是药

在横江村的老屋修学生活很简朴，由于没有直接的经济来源，我们吃得更省，经常一条菜干倒点油，放在米饭里一蒸，有时会洒几粒花生米，这样就是一顿。

嚼菜干的生活，看似很清苦，却让我们修学读书没什么杂念。

古人讲，如果清斋淡饭能坚持吃下去，人就会显得冰清玉洁。按现在的说法，就是没有高血脂、高血压、高血糖，没有血黏度偏高，没有高胆固醇，没有肥胖。

我们笑着说，这种生活，一方面是被逼的，另一方面也是主动进取，体验一下老一辈人说的穷日子究竟是什么味道。所以很快，我们的腰又瘦了一圈。

我们还打趣地说，衣带渐宽终不悔，为伊消得人憔悴。

很多有成就的人，都要经历劳其筋骨、饿其体肤、憔悴身心的过程，最后才会千磨百炼，终成事业。

减肥应该不是一种药物，而是一种生活。

古人讲，咬得住菜根，则万事可成。这菜根生活，不仅是基层奋斗的人必须经历的，更是到了高层，身体想要好，还必须甘之如饴的。

我们潮汕有几个富翁，他们拥有很大的家业，可是他们吃东西仍然吃得很简朴。七八十岁了却很少生病，他们吃什么呢？原来就是一些番薯稀粥，还有菜干。

难道他们没钱买大鱼大肉吗？绝对不是，他们有这个觉悟，健康的饮食比富贵的饮食对身体更好。

健康的饮食，像粗茶淡饭，它能清洗心灵的烦恼，洁净血脉的污垢。富贵的饮食，像应酬下馆子，大鱼大肉，它会助长欲望，污染身体，制造不良情绪，让人脾气大，身体差。

有位智者说过，洪福不如清福贵。我们经历过这番菜根生活，对此体悟尤深。

我有个亲戚在阳江做生意，他的孩子七八岁了，脾气大，身体差，有时还会对父母发火，父母拗不过他，都得顺着他。从零食、烧烤，到麦当劳、肯德基，要吃什么就得给他吃什么，结果孩子十天半个月就会得咽炎、扁桃体发炎，甚至发热感冒，有时三五天拉不出大便，肛门撑裂出血。

刚开始，吃吃消炎药就好了，可是到后来，吃药越来越没效果，完全耐药了。一次高热达 40℃以上，大便五六天不通，什么东西也吃不进，只能靠打吊瓶。后来一个中医给他用了大承气汤，大便一通，高热立马退了，胃口开了，才渐渐恢复过来。

他的家长经历过这次事儿后，也有些害怕，孩子怎么病得一次比一次重，一次比一次难治，这样下去也不是办法，于是他就咨询我们，看看中医有什么招。

我们跟他说，想要孩子身体好，饮食一定不能过饱，最好要吃素，吃清淡，肉不用顿顿有，青菜要经常吃。煎炸烧烤吃多了，只会助长脾气。你们不妨开始调整一下饮食，吃清淡些。

于是，家长就跟孩子说，这是医生讲的，煎炸烧烤不能吃了，番薯、青菜、粗粮要多吃。你如果不这样做，下次再病了，医生就救不了你了。

这孩子天不怕地不怕，就怕生病，谁的话都不听，就听医生的话。才吃了一个多月清淡的粗茶淡饭，孩子的咽炎就没有再发作，也没有便秘，更没有发热感冒。

孩子的父母打电话来说，太感谢你们了，你们才是最好的医生。

我们笑笑说，都没给开药，算什么医生。

他们说，没开药，怎么孩子脾气小了，身体好了，烦躁少了，开心多了。

我们明白这是清淡饮食让他们家庭平和。所以说良好的医嘱，有时比十剂良药更管用。清淡的饮食，会养成平和的性格，平和的性格就容易有健康的身体。

医生有时众里寻他千百度，不断地去找最先进的药，同时要跳出来，改变患者饮食习惯，少吃些容易上火的食品，从根源上杜绝火毒的来源，杜绝火毒，这样身体不就自然好了吗？

所以饮食跟身体健康息息相关，难怪孙思邈在《备急千金要方》里讲，万病横生，年命横夭，皆由饮食之患。

现在很多人的生活条件非常好，身体却搞得非常糟，看来不是说营养高、食物好吃对身体就有好处，有时你甘得住素食，清茶淡饭，粗粮菜干，你的身体干干净净，病气就会被洗得无影无踪。

◎ 源清流自洁

我们从因现实无奈而清淡素食，到后来乐于清淡素食，切身体会到素食的好处。

中学时就读过《曹刿论战》的文章，里面讲到肉食者鄙、素食者智的道理，而历史上很多清高之士之所以高洁，从他们的日常生活中也可以看出来，他们都甘于淡泊。诸葛亮说，淡泊可以明志，宁静可以致远。

我们发现，甘得住一分清淡素食，心头就有一分宁静。原来平静的心不仅要靠修养，更要靠简单清淡的饮食。

甚至历史上也有这样的俗语："糟糠养贤士，珠玉买歌笑。"很多人当然认为，珠宝玉石重要，八珍五鼎，大鱼大肉才是福气，他们不知道身体真正需要什么。

为什么现在社会普遍流行吃粗粮？很多血压高、血脂高、血糖高的患者，他们都不敢乱吃了，一乱吃疾病就发作得厉害。这都告诉我们，我们身体需要的很简单，像糟糠那样的粗粮，你会很受用。你吃得简单了，病也跟着简单。

后来我们在跟师的过程中也发现，越是应酬多，下馆子多，吃得乱七八糟的人，得的病就越复杂，越难以理顺，用药的效果越不好，一旦回归简单朴素的饮食，疾病居然变得好治了。

有个痛风的商人，每次出去应酬，吃些海鲜，脚痛就加重。他自己也知道这个道理，就是迟迟下不了决心，甘不住素食，只能靠西药片来止痛消炎。

是药三分毒。这样药毒，加上食物之毒，最后病象被掩盖，吃亏的还是脏腑。

直到他脚肿得不能走路，才彻底戒掉烟酒、海鲜、鸡蛋，这样慢慢才恢复过来。

所以说，患者身上的病，一方面要交给医生处理，另一方面是自己的问题就要自己去解决。你天天污染你的血液，大鱼大肉，再好的降脂片、排尿酸药都没用。如果一条河的上游污染了，下游再怎么过滤治理又有什么意义？

上医治本治源，源清则流自洁，素食就能让你血液的源头变得清洁。

◎ 背山泉水

山中无岁月，世上已千年。

在书房里读书，不知不觉，几个月很快就过去了。我从各家学说读到四大经典，从小偏方、小验方学到医案医话，关在书房里，能静得下心来读书，收获很大。

我们经常早上五点多，就跟着老阿公、老阿婆，跑到大夫山，他们很多人都背着背包，背包里装着瓶子，去龙泉或马饮泉取泉水。山泉水比自来水好喝，喝到嘴里是甘甜的。经常去取水，跟他们慢慢就熟悉了。有一个老阿公，看到我们这么年轻，居然跟着老人一起进山背水，不像年轻人做的。

他赞许地说，年轻人，我老头子到这年纪，才有这觉悟，你们这么年轻，就能这么早从被窝里爬起来，背水锻炼，真是难得。你们能背这么多水，而且走这么长的路，这样坚持下去，将来必定能挑大梁，背起社会真正的责任。

我年纪这么大，把我这辈子觉得最有道理的一句话，跟你们分享一下。

我们听后，马上肃然起敬，振奋精神。

老阿公说，人生在世，要沉得住气才能成大器。我看你们少年老成，能沉住气，希望你们能一直保持这种状态。

我们听后大为激动，老人家无心之语，却给了我们巨大的动力，为我们的中医之路指明了方向。老阿公知道我们是学中医的后，便笑笑说，泉水是他健康的保证。

我们不解地问，为什么？

老阿公说，以前他退休没事干，在公园里都玩腻了，人也没精神，膝盖也退行性病变，弯都弯不了，背也痛，腰也酸，经常口干口苦。后来，听人家说大夫山里有泉水可以背，我就特意从市桥坐车到山门口，亲自走路进山背水，每天一次，喝着山泉水，简直是天赐的甘露，什么自来水，甚至瓶装水、矿泉水，都喝不惯了。

自从背水喝山泉水后，这老阿公腰酸好了，背痛没了，膝盖原本弯不下去的，现在能轻松弯下去。

我们分析说，这跟喝优质山泉水有关，还跟你每天走几公里路进山，而且回来还背几十斤水有关，硬是通过发热发汗把经脉打通了。这样比吃祛风湿、强筋骨的药物还管用。

老阿公点点头说，你们说得真对，我以前吃了不少治风湿的药，我家里还泡了一大堆跌打药酒，鹿茸、海马我都有，吃了那么多发现还是进山背水来得实在。

现在水污染确实挺严重的，能够喝到健康的山泉水，那是一件多么美好的事儿。你想想，洗碗都知道要用清洁的水，不用污浊的水，而你要洗掉肠道、血脉里的垢积，靠的当然也应是清洁的泉水。

横江村里的人说，用这大夫山的泉水洗油碗，不用洗洁精，油都去得快，而且用山泉水泡茶，你会发现茶杯几天不洗也不会留有茶垢。

原来，山泉水本身就具有清洁涤垢之功。你想想，身体里一天新陈代谢的该有多少废物垢积，如果能喝到上品的山泉水，那大脑想事情就会更清晰灵敏。

我们自己亲自体验，喝了山泉水后，读书更有耐力，记性更好，思维也更清晰敏捷。

◎ 拍掌也能治病

大夫山森林公园里卧虎藏龙，原来每天在这里晨练的中老年人非常多，他们各有各的方法，有的几十个人在一起打太极，有的在骑自行车，沿着湖泊，迎着阳光、清风，非常惬意。还有赤脚走路的，倒着走路的，真是花样百出。你如果不深入了解，都不知道他们为什么要这样干，也不知道这样对身体有什么好处。

更有些练拍掌功的，左拍右拍上拍下拍，拍得手掌发红，脸上发热，看上去就知道他用功得力，因为神清气爽的状态是骗不了人的。

还有一些边走边唱山歌的，借助唱歌来疏肝解郁，疏通气机。甚至有成群结队的人从大夫山北门跑到南门，原来他们在练习晨跑。

在这森林公园里，你可以看到各种各样热爱锻炼身体的人，他们用不同的方式塑造健康。我们特意在湖边停下来，有个老人教几个中年人拍掌，有个中年人拍得劳宫穴周围都是青紫的淤血，我们惊讶地问，拍成这样了，难道不痛吗？

这中年人说，我原本胸闷失眠，跟这位老人家学拍掌，拍了两三天后，这手痛得麻木，都是淤血点，但胸中不闷了，晚上睡觉特舒服，所以我就来学整套的拍掌功。原来，他们都是深刻领会了健身招法的好处，才坚持来练习的。

我看那老年人的背包上面放着一本书，叫《拍手治百病》，上面写着快速增强免疫力、治愈疾病的简单方法。

我们问，老人家，您练拍手功多久了？

这老人家边拍边笑笑说，半年来多亏了这本书，如果不是它，我这脂肪肝、高血压，还有痛风，都不知道要折磨我多长时间。

我们一听，马上引起注意，因为对健康和疾病，我们是最敏感的，我们在研究疾病是怎么产生的，如何用最好、最快捷的办法去消除疾病。

只见这老人家说，在没练拍掌功之前，我的手既麻又冷，练了一个星期，发现比以前灵活多了，本来拿筷子都有点抖，现在不抖了。最近我去查血糖、血脂，都正常了。这书里说，通过刺激手上的经络和穴位，能让五脏六腑的经脉畅通，病痛消除，所以我坚持天天练，还把这好处介绍给其他人。

看着老人家一掌一掌地拍，我们看到了专注，看到了一颗向往健康之心。

老人家说，虽然我把这拍掌功告诉了很多人，都能给他们带来不同程度的好处，但不是每个人都能够有我这么大的好处，你们知道是为什么吗？

我们摇摇头，想听老人家说说他的心得。

老人家说，别人拍一千下，我拍一万下，别人拍时东张西望，好像怕丢脸，又疑惑这样做下去，会不会有效果。我通通不管，管你周围人怎么看我，我就一心一意专注在掌上。别人拍三五天没什么大转变，就不坚持了，我先拍他三五十天，再拍他三五个月，甭管有没有好处，反而越拍越受用，身体越来越轻快，觉得浑身上下越来越通畅。所以我心情郁闷时拍，发脾气时拍，手怕冷时拍，胃口不开时拍，大便不通时也拍……发现不适感好像被拍碎了，通通烟消云散了。

我们听后立马鼓掌称好，这老人家是真正通过练功练出好处来的。常言道执于一，万事毕。人能够一心一意地做一件事情，就能够从中获得最大的利益。

所以功法不分高下，但是心法却有一条，能分高下。制心一处，无事不办，看你是不是能真的用心到一点上，这一点像滴水，像钉子，能够穿破岩石，钉下木板，可以把顽固的疾病撬动。

真是道在平常，真该向这些晨练的老人们致敬，他们就是最虔诚的身心修炼者，是疾病让他们找到修炼身体的招式，通过修炼获得身心的健康。

◎ 太极养生桩

在大夫山里，我们见识了不少民间自愈疗法，确确实实有效，这些来晨练的人们都可以现身说法。

有些血压高的，通过赤脚跑步，血压降下来了。有些血管硬化、血脂高的，通过打太极，软化了血管，降低了血脂。

还有些郁闷烦躁失眠的，通过唱歌疏解了郁闷，提高了睡眠质量。更有些胸闷、心脏病、风湿的患者，通过拍掌，把寒湿拍走，把血脉拍通。

还有那些骑自行车爱好者，通过发汗发热，燃烧血糖、血脂，可以减少吃药，把高血糖、高血脂降下来。

有一个太极师父，他教一个老外打太极，这老外原来一百八十斤，练了一个多月，居然减到一百六十多斤。我们问，是不是练太极也可以减肥？

这太极师父说，那要看你是否吃得了苦。

我们问，怎么吃苦法？这太极师父说，一个动作，一站下来，你能否保持半小时不动，然后太极师父便给我们示范了太极养生桩。

这桩法因人而异，体力差的人站高一点，慢慢练，功力渐深，就要站低一点，当低到一定程度，尽管你体力再好，也会有扛不住的时候。

实际上，最难的不是一下子做到这个动作，而是坚持。我们发现这个桩一站，整个人立马会发汗，居然站着不动也会发汗，燃烧脂肪，这真是中华武术养生的不传之秘啊！

你可以试试保持半蹲状态不动，像抱球一样，你能坚持十分钟，算你厉害。

十分钟下来，神清气爽，呼吸顺畅，脸色发红，额上生光。

原来这位太极师父教这个老外的减肥之法，就没有其他多余动作，仅一个太极桩而已，像木桩那样，钉在地上不动摇，这正是桩法的秘诀。

一个太极桩就让老外减了十多斤，这套太极打完，那还得了。难怪以前说，形意十年打坏人，太极十年不入门。

这马步功夫可不是一般人能坚持得住的，你坚持下来，通身上下，发热发汗，燃烧糖脂，这减肥减得快，而且减得彻底啊！

这个太极师父非常严格，一个细微动作，他都要你保持不动，几个动作下来，你会累得浑身内外衣服彻底湿透。没有通过剧烈地跑步运动，却能达到浑身出汗的效果，这真是太极门中不传之秘。

◎ 爬行功

我们听说大夫山的大乌岽有座番禺人黎姓的祖坟。他们祖上来番禺时，非常重视教育，所以出了不少文人秀才。每年从各地回来祭拜的人非常多，山路都会因此而堵塞不通。

我们沿着石阶，一步一步爬山去看。路上发现有个大伯，他居然手脚并用地上山，那叫真正的爬山。登上山上的一个小亭子时，他才站起来歇口气，我们在那里等候，想问个究竟。大伯说，我这是在练爬行功。爬行功？我们闻所未闻。

这大伯看我们疑惑的样子，便笑笑说，我的腰椎间盘突出就是这样爬好的。

我们说，还有这回事？大伯说，我在番禺的医院不知做了多少针灸、牵引都没好，后来听人家说，爬行动物根本就没有腰椎间盘突出这回事。

脊柱平行于地面，压力最小，对脊柱修复最好，所以我一边睡硬板床，一边爬这石头路，爬了三个多月就好了，这腰上的骨刺也磨得干干净净。

我们哈哈一笑说，原来这招也有人在用。如果古代发明五禽戏的华佗看到了当今这个时代，普遍吃肉多，运动少，坐得多，走得少，腰椎容易压迫出问题，那么估计华佗也会创个爬行功，模仿壁虎、蛤蚧之类的爬虫。

这大伯说，以前我在公园门口那条大道上爬，很多人都投来异样的眼光，甚至笑话我，后来我就干脆到这很少人走路的山道上来爬，免得被他们关注。

我们笑笑说，上士闻道，勤而行之，下士闻道，大笑之，不笑不足以为道也。所以道一定要秘传，要偷偷地练。大伯听后点点头说，讲得好，讲得好。

然后我们便跟着大伯一起爬，爬起来居然如此吃力，太耗体力了，爬了两百多米不到，累得大腿酸，手麻，平时运动不到的地方，发现气血都过去了，都通了。

我们马上想到，以前大学军训时，教官教我们要趴在地上打枪，而且要在沙地里用肘部和大腿爬行，这可是军队训练最重要的动作之一。

这样爬过后，五脏六腑没有一处会堵塞的。我们再看老家里的很多小孩子，都是先在黄土地上爬，然后慢慢学走路的，爬得越起劲，这孩子体质就越好。

我们现在很多人之所以多病，是因为离大自然太远了，我们要回归健康，就要回归大自然的动作。

我们实践后，发现跑步一两公里消耗的体能，居然比不上爬几百米那么多。

这招法太好了，后来我们从一个养生爱好者口中得知一个故事。

北京有位习练养生功的老者，八十多岁，黑发童颜，身体轻健。前来拜他为师、求教者非常多。有个上海人，因为顽固的强直性脊柱炎，严重影响工作生活，药物只能控制，不能根治，他心灰意冷，觉得下半辈子都得像机器人一样，想要鞠个躬、转个身都困难。在百药乏效的时候，他就准备从练养生功入手，找到了这位师父。

这位师父收徒很严格，他说，你如果真想拜我为师，要看看你的诚意。

这人不解地问，什么诚意？这师父说，你回去，每天爬行三个小时，如果一年坚持得了，我就传你真正的养生功法。

这人听了觉得也是，如果能得到治疗疾病的养生功法，不要说爬一年，爬三年也值，毕竟后半辈子还有几十年呢。结果一年爬完，腰部灵活如常，俯仰轻松，再去检查，强直性脊柱炎的各项指标都改善了。

他跑去找这师父问，老师，你说一年后传我功法，现在我爬了一年，每天都还不止爬三小时，你看我手上肘部都摩擦了很多老茧，你快传我养生功法吧。

这师父说，我不是传给你了吗？这人听后，一头雾水，啥时传了养生功法呢？

识得青城有大道，明也传来暗也传。这人恍然大悟，原来自己天天练的爬行功，就是专门治脊柱疾病，乃至脏腑经脉闭塞不通导致的各种疾病的养生功法。

古人讲，道也者，不可须臾离也，可离非道。其实很多人生病了，他周围就有药，就有大道，大自然时刻都向你昭示，只是你未必看得见。

比如你看到墙上的壁虎爬来爬去，你能否领悟到爬行功？

你看到鸟雀在枝头欢快地啼叫，你能否想到用唱歌来疏肝解郁？

你看到鸡站立，你能否想到练金鸡独立可以降血压，防止脑充血？

你看到湖面水平如镜，能够鉴照万物，你能否想到心平不动，就可以领悟自然之道？

高明的养生功法并不稀奇，它们都是源自平常的生活。天下无神奇之法，只有平常之法。平常之法勤而行之，做到极处，就是神奇。

◎ 运动加戒淫

在山林和公园里，你可以发现不少寿康之道。

51

处处留心皆学问，人情练达即文章。天下之间，治疗疾病的方法非常多，一点都不缺乏，缺乏的是如何发现这些方法，缺乏的是发现后，如何坚持去练。

大夫山南门对面有个锦山大酒店，来爬山的很多中老年人都喜欢到那里喝早茶，锦山大酒店里有个小伙子，才二十出头，居然得了强直性脊柱炎。

他看我们经常赤脚背水爬山，就不解地问我们在干什么。

我们在强身健体，舒筋活络啊。这小伙子说，你们难道是医生？

我们点点头。小伙子又说，你看我这强直性脊柱炎，虽然是轻微的，但这么久都没好，有没有治啊？

我们看这小伙子消瘦的样子，便笑着说，不管是脊柱炎，还是胃炎，把身体搞强健，疾病就会减轻。通过养生保健，可以减轻病痛，这是真实不虚的。

这小伙子也好学，同时也让病苦逼得他不得不去学些养生之法。于是他决定早上五点多跟我们一起赤脚背水。我们故意激他说，小伙子，锻炼是要讲毅力的，没有毅力的人，不可能得到锻炼的硕果——健康。

你如果没有毅力就不要跟着我们，如果有毅力的话，就跟我们三个月。

这小伙子说，为什么是三个月呢？我们笑笑说，古人练功讲筑基一百天，一百天就三个月多一点，又讲伤筋动骨一百天，凡是筋骨方面的疾病，起码要有一百天以上来修复，就像骨折没有三个月的保养，你这骨头能长得牢固吗？何况是强直性脊柱炎，比骨折还难搞。

这小伙子听后，就下决心了。刚开始一个月效果非常好，小伙子按时来叫醒我们，时常比我们还早，很积极，而且效果很明显。弯不下的腰，可以弯下了，保持腿部直，手可以碰到地了。

他高兴地说，这个动作，是他得强直性脊柱炎以来根本做不到的。我们也为他感到高兴，事实证明，长期负重背水，赤脚走路，可以打通经络，发热发汗。而且坚持走下去，身体燃烧脂肪、炎症产物，会彻底把它们燃烧后转化为精气神。

这小伙子一改以前沉闷低落的情绪，精神变得特别振奋，酒店的经理提拔他为小组组长，他干起活儿来更起劲了，手脚更麻利了。

可是第二个月，我们发现这小伙子没有按时来，甚至有时还缺席，再碰到他时发现他精神不振，印堂灰暗，他还喊腰酸起不来。

我们说，不可能啊，这么好的身体恢复势头，怎么可能反复了呢，就像禾苗明明长得那么好，怎么可能突然枯萎，除非你揠苗助长，伤到了它的筋骨根部。

我们就问他，是不是跌伤了，或者感冒了？

他都摇摇头，我们再问，是不是手淫了？

他低下了头，点点头，说，老毛病又犯了。

原来这小伙子上网经常看些不健康的网页，几年前就养成手淫的坏习惯，这习惯让他难以自拔，经常大脑空空无物，整天晕晕沉沉，懒懒散散的。

《素书》里讲，悲莫悲于精散。当一个人手淫伤精，精气耗散后，做事就没有后劲，白天容易打哈欠疲劳，最可怕的是没法聚精会神，不能专注。

他这几天挨了经理的好几顿骂，原来他上错了菜，记错了账，甚至还打破了碗。这时该怎么办呢？总不能看着得来不易的康复硕果白白丢掉吧？我们把从寺庙里请的一本彭鑫博士写的书送给他，这本书叫作《仁义礼智信对内脏的影响》，里面讲的是手淫伤精的危害，戒淫得寿康的重要。

很多年轻人本来聪明伶俐，大有出息的，却因为不能自我控制，手淫伤精，导致才华暗钝，事业难成，精神涣散，疾病丛生。

小伙子问我们说，这该怎么办呢？我们说，你想不想身体好，事业好？

小伙子说，当然想了。我们说，想就要戒除手淫。你身体本来就掏空了，本来精力就不够，再手淫下去，身体就会提前衰老，疾病就会来找你。

他说，那我该怎么办？我们说，不见可欲，使心不乱。

他不理解这句话，我们解释说，人会手淫是因为心念被邪淫的东西占据了，如果心念不被正能量占据，人就会干邪事，如果心头不屏蔽邪念，人就没法正气起来。

这小伙子也挺聪明的，他说，好吧，我把手机交给你保管，不再看了，也把上网停了，不再用了。我们说，教给我们保管只是一时的，最终要你自己能主导自己，才能彻底自强起来。

我们还拿了《寿康宝鉴》《了凡四训》送给他，叫他去买来纸笔，每天抄写一两页，恭恭敬敬地写，当心头杂念一来时就写字，通过抄写圣贤书来正自己的邪念。

这小伙子坦然接受，晚上妄念一起，他就抄书，制心一处，抄累了很快就睡着了，第二天闹钟一响，就起来跟我们去爬山跑步，拉筋炼骨，拍掌背水，赤脚走路。

很快他的腰又能轻松弯下去了，反应又灵敏起来，记忆力又增强了，人也精神了，更让他感到吃惊的是，他居然可以跟我们一起做双盘。这就是训练得到的结果。

所以第三个月恢复得很快，因为把精保住了，让身体的精能够供到脊柱去，再通过锻炼，把这些炎症、代谢产物等垃圾通通排出体外。

这样又训练了几个月，他的身体越来越好了，还高兴地向我们报喜，以前瘦得一百斤还不到，现在重了三四斤，回家他妈妈看了高兴得很，认为孩子上进了，身体好了。

我们亲自实践的这个例子，指导一个强直性脊柱炎的小伙子，通过运动，加上戒淫，让身心康复，这让我们感到人体运动锻炼的重要，保精固气的好处。

如果没有这么严格地执行，这个小伙子不单身体，连命运都让人担忧。所以生病不可怕，可怕的是你没有从中找到治疾病的正确方法，没能够坚持用正能量、正精进去驱逐病邪。

湖北跟师

◎ 湖北访师因缘

在大夫山里，时常会碰到一些奇人异事。除了锻炼的人，还有一些商界的人物。

有一个香港的老板，姓林，他信奉佛法，我们叫他林居士。林居士每逢过年都要去光孝寺礼佛，他邀请我们跟他同行。

林居士说，你们前途远大，让寺里的大和尚开解开解，可能会有一些好的思路。

当大和尚得知我们学中医时，就说，学中医好，做什么事情都需要健康的身体。当我们跟大和尚讲起我们的疑惑和对前途事业的一些迷茫时，大和尚笑笑说，正精进不会有迷惑，所有迷惑就像乌云一样是暂时的，晴天丽日总是占大部分时间。

当大和尚得知我们处在中医修学的十字路口时，他笑笑说，投身社会干事业，或者继续参学名师，或者躲在书屋里读书，它们都没有冲突。就拿佛法来说，讲究解行合一，信解行证，你们中医也是，懂得生命真相，才能弘法利生，治病救人。

所以学医不仅仅是在技能上解决民众疾苦，更要在思想上开启民智。这个时代中医的发展，应该走思想普及、思想教育，而且要贴近民众的那种。只要跟这个方向一致，那么你们的事业就会走得更远，做得更大。

当大和尚听说我们这一年来经常写文章、传播中医时点点头，说，学习应该是边学边传播，就像寺里的讲经法师，在传播知识中提高自己，在学习中不断传播，学以致用，这样学用相得益彰，知识就会渐渐贯通，智慧就会渐渐圆融。

大和尚的这席话更加坚定了我们把《医道》和《养生菜根谭》写好的决心。

大和尚接着说，佛门里的僧才要成就，跟你们中医走的路子是相通的。佛门里的行者在学习基本知识后，就要到各地去参访，你们学了知识后也要去临床多访名师。

大和尚的这席话让我们感触很深，使我们萌生了拜师的想法。虽然我们以前也拜过一些老师，但都局限于广东，这次我们想走出去，学习要面向全国，甚至面向世界。

一次偶然上天涯网时，我们很幸运看到了一个叫《医间道》的帖子在连载，然后又进入这楼主的博客，读了里面的文章，大受启发，马上购买了楼主的系列书籍，如《一个传统中医的成长历程》《医间道》《万病从根治》。

一读起来，爱不释手，几天就读完一本，感到中医怎么如此平易近人，医理从未如此简单透彻。这真是新时代最通俗易懂的中医啊！

我们马上决定要上湖北拜访这位老师，但又不知这位老师收不收弟子，于是先发封邮件过去。当老师知道我们是学中医的学子，正逢理论向临床过渡的关键时刻，有很多结难以解开。老师便回了邮件说，可以过来理顺一下中医思路。

我们激动得几天睡不着觉，马上准备水壶、被子之类的日用品及衣服，买好火车票，坐上了从广州发往湖北的列车。

◎ 医海点滴

在湖北跟师两年，有爬山，有采药，有抄方，有抓药，有熬药，有封杯，有搓药丸，有切药，有听课，有讲课，有师生问答，有医患解惑……

短短两年时间，让我们见识了真正的传统中医生活。一个真正的老师，他不是只传给你一鳞半爪的技术，而是能够让你明白并且坚信一辈子走这条路没有错。

真正的明师能够帮你指明人生的前途和方向。我们原以为上湖北只是理顺一下中医思路，想不到老师还帮我们理顺了人生的思路。

老师开阔的胸襟，以及对中医的热爱，对学生的关怀，使得我们在学习路上受用不尽。这是任何书本上都难以学到的东西。

本来，这些跟师的心得内容，在《任之堂跟诊日记》1～4中都写了很多。可看着跟师时所做的笔记，摞起来都快到腰部了，四部跟诊日记也只是其中的一部分，还有跟师过程中的许多点滴体会并没有写入《任之堂跟诊日记》。

人民军医出版社的王显刚老师说，你们学医的点滴都不要浪费，你们这段时间学医的经历和经验，将激励更多的人努力去学习中医，传播中医，这是一笔无法用金钱来衡量的宝贵财富。

这样我们就决定在《跟师一日一得》书中，把学医的点滴积累写下来。前面已经有《跟师一日一得 1——理法方药》《跟师一日一得 2——临证取象》，这本《跟师一日一得 3——医海点滴》也是对跟师经历的全面补充。

我们常看到老师有一个好想法，不是马上跟我们说，就是写在纸片上，放入书柜中，有时干脆打开电脑，写成文章记下来。后来老师还买了手机，目的就是为了方便晚上做记录。原来老师晚上睡觉时常有灵感，这时如果开灯记录会影响到家人，打开电脑更不实际，所以随手就记在手机里。

看到老师如此精进，我们再怎么努力地学习、记录都嫌不够。所以我们在湖北跟师期间，不管是行住坐卧，跟诊爬山，还是采药交流，甚至在公交车上，最常见到的一个形象就是——左手拿着笔记本，右手拿着笔，拼命地做记录。

我们跟老师去爬山时，老师教我们要观水，观湖泊，将来还要去观大海。我们看来看去也没看出门道。老师说，你们看到的是湖泊河流，而我看到的是滴水。

从下游的水库、湖泊，我们跟着老师的步伐溯本寻源，找到溪流的源头，发现湖泊、水库何其广大，溪流何其宽阔清澈，但源头却是点点滴滴的泉流。

我们马上领悟到，从源头点滴之水，到中游潺潺溪流，再到下游滔滔江河，汪汪湖泊，渺渺水库，最后汇入无边大海。这是一个由少到多，由小到大，由弱到强的过程啊！

老师说，滴水虽微，渐盈大器。你们想成为医门大器，眼光要高，志气要大，但这远远不够，功在细小，真正的功夫在于细微，在于点滴的积累。

谁都想拥有江河湖海的气势，但这气势却源于持久不懈的汇集、点滴的功夫。

所以想成为大江大河，要重视点点滴滴的水。海纳百川，有容乃大，不要放过任何一个细小的生活小感悟，临床小经验，读书小收获，不要放过跟师过程中的只言片语，不要漏掉临床上哪怕是细小的有效案例。故曰：

> 偶有小创作，决不轻放过。要勤于动手，尽管笔很拙。
>
> 想到就去做，决不空度过。累积渐渐多，文思自超脱。

◎ 花儿蔫了与颈椎病

种花绝不是一件容易的事，如果水过多、肥料过多会烧根，水少、肥料不足，叶子就容易枯黄。而且给花浇水，就像人吃饭一样，必须定时定量。

我们宿舍里有个大花盆，种了些花草，有时忘了浇水，叶子就黄，花就枯萎，没有精神，整个花朵都耷拉下来。像宠物狗的耳朵一样，垂头丧气。一旦你按时浇水，松土施肥，这花杆立马直挺起来，精气神充足，开出来的花朵饱满奔放。

老师说，学医要善于运用取象思维，日常生活中很多小现象跟医理都相关，医理从来都不是那么玄妙高深，都很平易近人。

有个妇人，五十七岁，颈椎不舒服好多年了。医院检查说第七颈椎长骨刺，要动手术。她做了不少针刺、艾灸，只是暂时缓解颈椎不适、头晕。

老师摸她的脉说，这脉象明显左寸尺不足，偏弱，下元亏虚，不能上养头颈，所以你容易腰酸、腿沉、抽筋，还容易头晕、颈僵。

患者惊讶地点头说，大夫，你说得真对，我就是来看这些病的。

患者因为长期颈椎不舒服，神经压迫，还引起手麻，晚上睡不好觉。

颈痛不医颈。老师说，从这脉象来看，她这是颈椎问题导致的脑供血不足，所以导致记忆力减退，头晕颈僵。但颈椎问题又源于下焦肝肾不足，因为尺脉濡弱，肾主骨，肝主筋，肝肾亏虚，自然难以把精华往头颈上面供。

于是老师给患者开了肾气丸，加了葛根、丹参、川芎——通脉三药，以及红参、银杏叶、红景天——心三药，补肾强心通颈。

为什么用这思路呢？大家看看，如果庄稼肥料不足，水不足，枝杆子弯下来，这时施肥浇水往哪里去呢？当然往根上浇水，而肾气丸就是滋水涵木、补肾壮骨的，再通过心三药、颈三药，把气血运到头颈上来修复。

就像花儿得到水分，立马挺直枝杆。这患者七天后来复诊，特高兴，说，手麻、颈酸好了很多，平时肩部怕风之感消失了，连晚上睡觉也好多了。

以前天天头晕，稍微运动一下就天旋地转，现在吃药后干活反而不晕了。为什么这么简单的中药就把这疑难的头颈肩疾患解决了？为何靠推拿牵引、针灸按摩没有根治，靠吃吃药，反而效果好？

中医认为，疼痛有两种，一是不通则痛，二是不荣则痛。一般局部瘀滞不通导致的疼痛，用针灸按摩之法，起效比较快。但对于久病虚劳，脏腑气血不足，没有足够的粮草兵力让你调动，你用针灸按摩，虽然一时舒服，但后续气血不足，很快疾病又原形毕露。就像盆中花儿蔫了，花骨朵低下了头，不能振作，你再怎么牵引，把它扶直，但盆里肥不足，水不够，它照样没法振作。

人的脑袋就像花朵，那条脊柱、督脉，就像花秆，手脚如同花叶，而腰肾脾胃脏腑就像花的根，若根得水，枝叶花果悉皆茂盛。

肾主的是水，肾气丸壮肾水，能令腰杆子挺直。所以脏腑得到充足气血供养，马上头脑灵活，记忆力增强，颈部不适感消失。

对于久病慢病，我们要看到它不荣则痛的地方，看到你没有去滋养它、灌溉它，它就神疲乏力，精神不振。

所以老师反复强调，疑难杂病，久治不愈，必须要寻到脾肾中去，要治病求本，要明白久病多虚的道理。

◎ 寡言语以养脾胃

原本定的三年修学时间很快就过去了，我们来湖北本计划待一两周就要回去创业了，想不到在老师这里越待越觉得有学不完的东西。

识药认药，脉法医理，我们明显感到在进步，这使我们欲罢不能，决定待在一处，非得学到自己点头，老师点头才可。

据说，以前古人参访名师，如果不在这个地方超过名师，或者得到名师点头，绝不轻易离开，这是真正参学的精神。

老师平时非常好琢磨，而且喜欢考问我们。经常问得我们一头雾水，有时一个问题想很多天，也想不出答案。等到老师突然给我们点破，我们才恍然大悟。

比如老师问我们蒸饭为何要加盖？

话多的人，为什么消化吸收功能不太好？

从这个现象里头，你能否领悟到养生治病用药的道理？

学校里的老师们，可从来不会提这种问题。我们刚开始真是不知道怎么回答。

老师说，蒸饭时，你打开盖蒸就蒸不熟，所以吃饭讲话，或讲话吃饭，最伤脾胃，会严重影响脾胃腐熟食物的功能。这就是为何古人告诉我们要食不言的道理。

不仅吃饭时要少说话，饭后半小时都要少说话。要食物在脾胃彻底腐化，要学会内注去消化水谷精微，别老是讲话，打开你脾胃这个锅的盖——嘴巴。

我们想想为何助消化的茯苓饮里有杏仁，下气汤里也有杏仁。

杏仁是入肺的，肺为五脏六腑之华盖，人体上焦的热气冒出来，不能没有盖，就像烧饭的锅盖，如果你蒸米饭，蒸笼上面的盖没盖好，下面的热气一蒸上来，通通往外跑，结果好不容易蒸腾起来的热气，非但没把米蒸熟，还白白漏掉浪费了。

所以，中医认为言多伤中气。那些中气虚的人都不喜欢开口说话，开口神气散，所以脾胃功能不好的人，或者有慢性病疑难病的人，要寡言语以养脾胃。

有个女患者，经常胃痛，痛到失眠，睡不着觉，问这个要注意什么？为什么这么多药方都治不好我的病？

老师笑笑说，你思虑过度，脑子静不下来，话太多了，试试少说话，甚至止语。

结果第二天她回来就说，大夫，你说的真管用，我以前边吃饭边说话，吃完后就胃痛，现在这几餐，我都听你的，不说话，胃不痛了，晚上也睡得很好。

老师笑笑说，其实很多人的身体都不错，就是自己折腾自己太厉害了，每个人都想急于表达，想说服别人，这样就会心思不定，内耗很厉害，稍微懂得慎言语内修的话，身体很快就会强大起来。

◎ 《黄帝内经》的梦诊

老师说，患者的梦境也是诊断的依据。大家都很不解，做梦这种虚无缥缈的东西，难道也能作为诊断疾病的一种根据吗？

不仅可以，而且还可以作为身体恢复的依据。

有个口疮的患者，心急口快。老师摸到他的脉象亢数，少阴脉明显。

便问，你是不是经常梦到大火焚烧？

这患者非常吃惊，说，大夫，你怎么知道？于是对老师充满了信任。

老师就给他开了几剂导赤散，不仅口腔溃疡好了，尿黄尿赤、心烦躁扰之感也随之而消。最让他吃惊的是，老梦到大火焚烧的现象也没有了。

老师说，你要学会去读患者的脉象，脉是人体气机变化的反映，梦也是气机变化的反映。双寸上越的人容易梦飞，双尺下陷的人容易梦堕，中焦关部瘀滞的人，或郁闷，或食积，容易梦到被捆绑、拘束、不自由。

我们笑着说，那是不是要看民间的周公解梦，或外国弗洛伊德的释梦？

老师说，拓宽思想见识，有助于临证治病，你用中医的眼光去看这些书籍，将会学有所用。

有个学生不解地问，为什么老师摸到心阳虚衰、六脉无神的患者，总会问患者是不是多梦，容易梦到过世的亲人。结果患者大都是这样，也非常惊讶。老师常常用桂枝汤加红参，一剂知，二剂愈。

原来阳气不足就会有很多阴邪来扰。阳气充足，阴霾自散。阴阳是对立制约的，当你老是做这些阴梦时，就反映你阳气不够。

为什么晚上看鬼片，特恐惧害怕，但是白天看就不怕，因为白天阳气足，血脉扩张。很多虚寒的人到了晚上就害怕，早早就要躲在屋子里，不敢出来。

从阴阳的角度来看这些患者的行为、梦境就很容易理解了，也很容易用药治疗。

有个患者 36 岁，男，双关尺脉滑数有力，舌红苔黄，尿赤。

老师说，是不是还阴囊潮湿？他点点头。

老师又说，平时做什么梦比较多？

他说，梦很乱很杂，经常梦到跟人打架，有时还会被人追杀。

老师说，这就是《黄帝内经》里讲的阴阳俱盛，则梦相杀毁伤的道理。

原来《黄帝内经》里就有梦诊的记录。我们翻开一看，里面讲，阴气盛就容易梦大水恐惧，阳气盛就容易梦大火焚烧，阴阳俱盛就容易打打杀杀，上面脉盛就容易梦飞，下面脉盛就容易梦堕，饥饿时就容易梦去吃东西，饱的时候就容易梦给人东西，肝气盛时就容易梦到发怒，肺气盛时梦到恐惧哭泣，脾气盛时梦到歌唱，或身体沉重，心气盛时梦到笑话。古籍中还有不少这方面的记载。

老师说，这个患者属于肝经湿热，湿热搏结在体内，就会引起神志的不安，所以我们给他清热除湿，用龙胆泻肝汤。

结果三剂药下去，那种乱七八糟的噩梦、打架追杀的场景，一下子没了，阴囊潮湿减轻，尿黄尿赤、口苦胁胀都好转。

虽然说，梦是无形神志层面的东西，但是古人讲梦是心头所想，同时这无形的东西也是你身体有形气血状态的反应，就像你的影子是你身形的反映。

我们看到影子要懂得去调身体，身正则影正，气血调和，则睡眠安稳，做梦也是香甜的。

◎ 辛以润之

宿舍好友王蒋读到《黄帝内经》辛以润之的医理，大惑不解，提出来跟大家讨论。按正常道理，辛温之物如何滋润？如果要滋润也是要用酸甘之品。

正如我们在炒菜，当锅底火力还不够大时，水还没开，锅盖是干的，火力一大，锅中汤水处于蒸发状态，向四面八方发散，结果锅盖一派滋润。

我们恍然大悟，阳非阴不升，阴非阳不化。如果不是这股辛温之气，把锅中汤液往上往外蒸，锅盖就不可能被滋润。

我们写作过程中，发现有时口干口渴，饮水都不解渴，这时该怎么办呢？

我们发现有两个办法，第一种是到河边跑几圈，一出汗，津液一蒸腾，不喝水口中也甘甜，非常滋润。所以每天下午写作完后，我们只饮一两口水，马上去跑步，打八段锦，拉筋，这样运动一小时，浑身有劲，津液充满，胃口大开，晚上读书、讲课就更有劲。

津液充足，如果不是因为运动，津液就不能被带到身体各个需要的地方去。就像你这个地方物产再丰富，如果不是因为交通运输、快递行业高速发展，全国各地就不能很好地享用到这些物质。

国家的交通运输要动起来，物质才会均匀。人体要运动，靠晒太阳，让人体充满一股辛温之气，津液就会四布。《黄帝内经》称为，水精四布，五精并行，身体自然安康。而这水津四布，如果不是因为这股辛温之气，如何能够布散开？就像锅底无火，锅盖如何滋润呢？这正是阴非阳不化的道理。

那还有第二种办法呢？是一个"偷懒"的办法，一抄方就几个小时，有时口干舌燥，来不及喝水，处于干渴状态就很难写好文章。我们就想到辛以润之的道理，马上搞点姜枣茶，配点红糖，这样一喝，身体的津液就被生姜蒸发上来。这叫辛甘之物，蒸发津液，津液上承则不渴矣。这样一讲，我们对辛以润之体会就更深。

有个女孩子，脸色白，皮肤经常干燥，每次月经来时都会痛经，还会头晕。她很想美容，但是干燥的皮肤怎么补水都没用，买了十几种上好的润肤霜也不管用。

我们问，这水浇菜浇在叶子上，还是浇在根上？她说，当然浇在根上了。

确实，只有根吸收，阳光一蒸腾，叶子才会充实滋润，这叫阳春布德泽，万物生光辉。万物之所以好看滋润，是因为阳光把水气蒸腾上来，阳光就是一股辛温之气。

于是，我们叫她用桂枝、当归、生姜、大枣、甘草煎水。结果她喝了脸上就不用补水了，皮肤也不干燥了，脸色由苍白变成红润，痛经消失，头晕减轻。就这么简单的食疗小方，居然有这个效果，原来是辛以润之的道理。

桂枝辛温，当归辛甘温，生姜也辛温，这一派辛温之气，把大枣、甘草滋润之体，布散到四肢百骸、毛孔九窍。皮肤没有刻意去滋润，却得到滋润而不干燥。

所以，临床上不要只看到阴液不足会干燥，阳气不够不能蒸发水液照样会干燥，这时稍微用点辛温之品，去蒸腾气化津液，使水液四散敷布，则不燥矣。

就这样，在中医治疗上，我们对美容养颜又打开了一扇门——辛以润之。

◎ 阳主固密

一个从江苏过来的患者，她的手经常容易开裂。

老师第一句话就问他，是不是秋冬天手脚冰凉，睡不暖和？她点点头。

这妇人脉象微细，很难摸得到。人体如果脉管狭窄细小，里面运行的气血一定不够。气血不够，则四肢供应不足，就容易发凉，麻木。那为什么会开裂呢？

老师给我们做了个形象的比喻。他说，人体的肌肤就像大地，血脉如同江河，心脏就像太阳。你们看，什么时候大地会干裂？

我们说，一个是干旱，一个是冬天。

老师点点头说，没错，所以皮肤干燥症有两个治疗思路，一个是滋阴，一个是温阳。如果属于阴液不足，舌尖红，脉细数的，几剂滋阴药就可以滋养皮肤，像现在很多老年人的皮肤干燥症，吃点山药，就会好些。

而另外一种阳气不足，就像冬天大地干燥，《黄帝内经》叫水冰地坼。我们马上想到说，这时就要用阳动冰消。果然老师给她用了当归四逆汤，结果当年的冬天受冷大为改善，皮肤干燥开裂也基本好了。

为什么一派辛甘温之药，像桂枝、当归、细辛、生姜等，可以改善皮肤干燥呢？原来这里头还离不开《黄帝内经》的阴阳之道。

《黄帝内经》曰，阳主固密，阳气卫外而为固也。你肌表能固密，不开裂，不被邪风所扰，是因为有一层彪悍的阳气在那里。当归四逆汤把脉管变大，让阳气敷布于肢末肌表，所以手脚容易开裂的症状很快被修复过来，也不冰凉了。

《黄帝内经》的一两句话，真值得我们细细品味，有时想通后，不仅明白了一个治皮肤干裂的思路，而且这一类疾病的治疗思路都明白了，比如冻疮、唇裂、手脚冰凉、被窝睡不暖等。

◎ 采药木贼

我们跟老师路过一片茶园，这茶园的斜坡上长满了一种看起来没有叶子的草。拔一根来一看，里面中空，一节一节的。

老师说，民间管这种草叫节节草、无心草，其实就是中药书中的木贼。

如果不经老师介绍，我们在山里看到它也是陌生的。这里的木贼非常多，长满了整个茶园。木贼最喜欢长在小溪边或山坡上的阴湿之地，甚至在杂草丛中照样横行无阻。可见，这木贼能够从阴湿的环境中透出一缕清阳，节节攀升，到达高处。

老师说，中空善通，我们利用这木贼中空上达之性，可以用它来通耳窍。

上次有个耳鸣作响的老爷子，用了通气散（香附、川芎、柴胡），效果不是很明显，再加木贼、通草，耳窍马上灵通，鸣响消除。

后来，我常用这五味药去通孔窍之气，发现效果不错，我们便称之为通耳窍五药。

确实，你在药房里抓木贼时，会发现这木贼像吸管一样，中空质轻，中空善通，质轻像羽毛一样，善走上窍。

所以木贼一入人体，就能开通孔窍，把清阳往上提。而耳鸣者大都是由清窍气机受阻、管道不通所致，当然也有肾虚的。对于那种一发脾气，耳鸣就加重的，用通气散配木贼、通草，效果就很好。

我们比赛谁采的木贼最长，结果山东的宝松从茶树下拉出一条大拇指粗的木贼，足足有好几米长，大家吓了一跳，居然有这么粗的木贼。

这木贼像一条管道，所以我们干脆叫它吸管草。张锡纯说，但凡中空之品，发汗的善于利小便，利小便的善于发汗。

照这样说的话，木贼中空善通，不单可以通上，也可以通下？

没错，有个叫汤承祖的老中医，善于治结石，常在治尿路结石的方子里加上木贼、麻黄两味药，效果很好。

大家不解，这两味药完全没有消结石的功效啊？汤老笑笑说，木贼、麻黄都中空善通，具有宣发作用，对人体管道能起到宣可去壅的效果。

原来用这种中医取类比象的思维去看木贼的通窍通管，就不会觉得奇怪了。

为什么《药性赋》里讲木贼去目翳呢？眼睛有些翳障，大都是外面风热所扰，看电脑、电视多了，或者肝经有热，循经上扰。所以木贼作为眼科要药，广为医者所知，它能疏散眼目风热，退翳明目。

我们以前拜访一个民间草医时，他提供了一个治疗红眼病的秘方，亲自验证了几十年，一旦春天流行红眼病，给患者开一两剂就治愈了，很少有超过三剂的。

这方子里就用到大剂量的木贼，而且这味药很关键，不可缺少。

我们把方子抄录了下来：木贼 20 克，野菊花 20 克，桑叶 40 克，谷精子 20克，黄连 6 克，淡竹叶 20 克，石决明 30 克，夏枯草 20 克，金银花 20 克，蒺藜 20克，黄芩 15 克，黄柏 15 克，白芍 30 克，生甘草 8 克。

我们一看愣了，这么大剂量。这草医郎中说，对于急性红眼病，来势汹汹，你不用雷霆手段，顿挫病势，就很快会传染开。

而且他还说，一般第一剂药饮第一杯时，半个小时内红眼就可以退一半，有些患者根本不用饮第二杯就好了。当你病好后，剩下的药也就不需要再喝了。

这草医郎中验证了二十多年的专病专方，我们仔细一分析，这个方子主要是清肝肺脏腑之热，配合治眼的妙药。为什么眼睛的病要清肝肺脏腑之热呢？

原来中医认为肝开窍于目，眼中白睛，民间俗话叫白云，对应的是肺，所以肝经热，肺火旺，眼目才会出现红肿之象。

红为热火之色，火曰炎上，这时用的就是热者寒之的思路。

这些良药、特效药强强联合，就像高手云集一样。

岳美中老中医曾经说过，治慢性病要有防有守，正如宰相治国。治急性病要有胆有识，就像将军打仗，集中优势兵力，直捣敌营。

我们仔细看这红眼病特效方，不正是集中优势的治眼妙药，直捣病所吗？

◎ 小儿夏季热的食疗方

在任之堂经常会碰到小儿夏季热，老师常用小柴胡汤加减以退其热。有时药物效果不太理想时，用些食疗方，反而能起到良好的效果。

有个中学老师，他的小孙子每年夏天都会持续发热几周，按常规降温方法怎么都降不下来，家人担心得了什么怪病，到深圳、广州四处求医治疗，可该发热时还照样发热，并没有丝毫减退之势。

这位中学老师是教物理的，他以前教过我们，他知道我们学医后，就问，对于小儿夏季热有没有好的治疗办法？家人担心老发热不退，怕烧坏大脑。所以他们很害怕夏天的到来。因为一发热，孩子就没胃口，手软脚软，乏力困倦，大人看了都揪心。

我当时还在读大学，刚刚接触中医，对治疗这种病还没有什么经验。

后来我们回到家乡，再见到这位中学老师时，他高兴地说，小孙子的病好了。

发热了好几年，怎么好的呢？这里头一定有玄机。

这位中学老师说，他到沿海某个县找了一位草医郎中。这位草医郎中采集了当地当季盛行的南瓜叶、苦瓜叶、荷叶等，小孩子喝完了这些常见的当地当季蔬菜瓜叶熬成的汤后，发热退了，胃口开了，人变精神了，接下来再没有复发过。

怎么平常的果菜居然有这么好的效果？这正是中医简验便廉的体现。很多人认为好的方子应该很神秘，好药应该很难得、很贵重，却想不到平常的瓜果蔬菜里便有神奇的医理。

老师说，这些瓜叶能够疏散，瓜藤能够疏通，小孩子气机尚嫩，容易闭郁，而这些瓜藤、瓜叶就像少阳之气，能条达疏解。经脉疏通，毛孔开放，热很快就退了。

后来我们看了20世纪60年代的《中医杂志》后，既惊又喜，因为里面有一篇专治小儿夏季热的报道，这是一个叫许守仁的老前辈的多年临证心得。有一个从无数病患身上证实过的有效验方，方为：鲜荷叶2片，苦瓜叶2片，丝瓜叶2片，南瓜叶2片。这是三岁小孩一天的剂量，可以根据年龄大小、病情轻重适当加减。

这么轻灵的汤方，居然可以退如此顽固的小儿夏季热，为什么呢？

中医认为，治上焦如羽，想让身体通透，就要用这些轻灵的药物。人体气机瘀塞才会发热，通透后热就退了。所以张仲景说，若五脏元真通畅，人即安和。

这汤方是寻常果菜之品，可连服一周，热退即止，每天一剂，水煎两次分服。

如果是吃母乳的小孩，母、子可各服其半。脱乳的小孩，可在每剂药里加入瘦肉一两同炖。母亲就可以不服用。

老师说，一个地方得的病，就有这个地方的药。一个季节得的病，就有这个季节的食物。就像冬天，人吃肉多，腑气容易不通，就有萝卜上市。夏天天气太热，容易中暑，冬瓜、西瓜就来了。所以你身体需要什么，大自然早就为你准备好了，最好的保健养生食品就是当地当季盛产的食物。大家别小看寻常瓜果蔬菜。

《黄帝阴符经》讲，食其时，百骸理，动其机，万化安。食用时令的瓜果蔬菜，周身百脉能够得到理顺。

这小儿夏季热，属于肺火重，脾胃有湿，这些瓜果枝叶既能清肺热，生津止渴，又可以疏通经络，淡渗利湿。所以小孩夏季热一般都离不开《黄帝内经》所说的"热淫于内，治以甘寒"的宗旨，而甘寒之中带点轻灵宣通，效果更佳。这些甘寒轻灵之品，莫过于各类瓜果的叶子了。

◎ 以修身为本

这次暑假，我回了一趟老家，发现小山村周围多了不少养猪场，村民们多了不少抱怨声。有个患者找我们看病，他抱怨说，以前没养猪场时，空气好得很，现在引进一些养猪场，整个村子里弥漫着猪粪尿味。原本平静的村子变得有些躁动了。

刚好，当时我们桌前有个玻璃杯，玻璃杯外面看起来有些尘垢，里面杯底也有些污垢，很明显是长期喝水的杯子，又没有彻底清洁。

我们拿着玻璃杯跟他说，你看这个杯子有些尘垢，我们要用这个杯子盛水喝，你说关键是要把杯壁外面的污垢刷洗干净，还是要把杯壁里面的污垢刷洗干净呢？

他说，当然是杯壁里面了，把杯壁里面刷干净，喝的水才是干净的，关杯壁外面什么事。

我们听了，便笑着跟他说，你说的对极了，环保先要保内心，喝水先要保证杯壁里面干净。人对待世界万物，不应该因为身处污浊环境，心灵就跟着污浊。

当外界的环境不是我们一下子能够改变时，我们首先要学会改变自己。很多名人都有共同的体会，他们认为你要改变世界，也要从改变自己开始。少些抱怨，让自己的心清静下来，口中多些赞美，你所看到的就多是正能量的东西。

虽然我们杯壁外面有很多尘垢，但我们要保证杯子内壁是干净无染的，这样我们喝到的水就是干净的。不管外面环境是多么的变化复杂，我们都要拥有一颗像杯子内壁一样干净的心，不以物喜，不以己悲，不为物所役，这样不是会活得很快乐吗？

这患者听后，很开心地说，我明白了，你上湖北任之堂去学医，去对了，你这次学成归来，跟以前相比，大有不同啊！

我笑笑跟他说，没错，是老师指导我们，开发了我们的悟性。老师让我们到生活当中去悟中医，并且把所悟所得的道理重新反馈于生活，并用于劝化患者。因为老师就是这样做的，我们也有样随样，跟着老师做。

受到患者们的好评，家人纷纷催我们一定要继续待在任之堂，直到学有所成再回广东。我们心中也一乐，学医还是要学有所用，必须能够解决实际问题，包括心灵、身体的问题。但这前提是我们自己要能够解决自己身上的问题及周围亲朋好友的问题。

《大学》里有句话叫作"修身，齐家，治国，平天下"，不管做什么样的事业，首先要把自己的身体修好，好比要把杯子内壁刷干净，这样由内而外，由近及远，由小到大。所以《大学》里又说"自天子乃至于庶民，一是皆以修身为本"。

可很多患者，他们的眼睛都是往杯子外面看，去观察去抱怨，很少内观，去修自己的杯子内壁。这个关于杯子的道理实在太深刻了。

◎ 指甲里窥病机

有个学生问我们，任之堂有没有专门讲诊断方面的学习资料？

我们问他，为何要专讲诊断？

他说，对于一般学中医者来说，四大基础——中基、中诊、中药、方剂，往往是中诊最不好学。学生在诊断方面通常都是薄弱环节。

我们说，是啊。在大学学习时，《中医诊断学》的课是最难讲的，学生也最难深入学习。但这诊断却是中医疗病的重要环节。古人说，未议药，先议病，就是说提方药前必须要先提到诊病的能力。只有诊病正确了，方药才有方向。不然就像射击没有对准靶心，容易打偏一样。

我们便跟他讲到老师把诊断都融入临床看病里了，和理法方药常常是一气呵成的，不孤立地讲诊断。但有一些方便诊断的技巧，我们却时有耳闻。

比如，从指甲下面的肉往甲面上攀的这个现象，老师常认为患者中下焦必有寒湿，然后每每言中患者症状。

有一位妇女，26 岁。老师把脉的同时看看她的手指甲，患者还没有说话，老师就说，你冬天手脚容易冰冷，月经来时小肚子痛，怕冷，早上起来腰也容易酸，发沉。

她惊奇地说，对，对，医生，你是怎么知道的？

我们也想知道这些症状是怎么从脉象里看出来的。

老师说，把脉的时候四诊已经进行了，我们摸脉势，同时也能看到患者的指甲，指甲里也有脏腑的全息，比如她这种是典型的指甲肉往上蔓延的象。

我们进一步问，指甲肉往上蔓延，这个现象说明了什么呢？

老师说，指甲根部白色月牙代表的是人体元阳，下焦如草木之根，这肉上攀蔓延就像长在墙角的苔藓，不断往上攀升。苔藓为什么会肆无忌惮地往墙角上面生长呢？因为墙角周围很潮湿、很阴寒，所以苔藓有了很好的生长空间。人指甲下边的肉为什么会往指甲上面包着生长呢？因为人阳气不够，长期吃凉的、穿凉的，导致寒湿包围，把指甲下面裹得严严实实。

我们听后，恍然大悟，对这个日常生活的现象理解了，治病的思路方法就理顺了。这指甲上的小小病象却为我们治病用药提供了重要的依据。然后再看患者舌苔偏白，脉沉迟，这样识脉和看指甲相结合，都推断患者寒湿偏重。

于是老师便下了医嘱，让患者夏天不可以吃凉水果，不可以喝冰冷饮料，少穿裙子，少吹空调。

患者不解地问，为什么连冷饮都不能吃呢？不吃这些东西夏天怎么过呢？

老师笑着跟她说，你如果得了一场大病，下半辈子怎么过呢？你关注的是你嘴上的欲望，我们医生关注的是你身体的健康。

于是老师便叫我们给她开桂附地黄丸加味，叫她饭前吃桂附地黄丸，饭后吃逍遥丸。她吃完药后，手脚明显没那么怕冷了，腰也没那么酸了，但还不能完全忌嘴。

老师跟她说，病从口入，你如果嘴上忌得严格，这病早就好了。

我们给患者用的是制阳光、消阴寒的思路。想让患者体内的阴寒消散，需要医生和患者共同的努力，而不只是靠医生用药扶阳。患者也要把阳气保护好，远寒凉，近温暖，少待在空调房里，多到户外爬山，运动、爬山也是在扶阳啊！

老师看到他们屡屡触犯养生误区，身体凉冰冰的，还喜欢雪糕冷饮，生病了还忌不住嘴，便摇头叹息道，不是病难治，是人心难调难化。我给你们炉中添火，你们却反复雪上加霜泼冷水，这样疾病如何才能康复呢？

我们就将老师运用指甲肉上蔓的取象用药思路编成一首顺口溜，曰：

> 指甲肉上蔓，多夹湿与寒。阴寒下焦缠，如同苔藓攀。
>
> 肢冷腰又酸，痛经腹难安。制阳阴寒散，桂附地黄丸。

◎ 小金丹与乳腺增生

上次一个过来交流的学生介绍了一个经验，就是用小金丹治疗乳腺增生。对于那种比较顽固，时间久长，属于痰瘀阻滞经络、邪毒凝结的乳腺增生，效果很不错。

我当时不以为意，后来任之堂又来了一位外地患者，她说她患乳腺增生十余年，吃了几个疗程的小金丹就好了。

以前，她吃逍遥丸不管用，是当地的医生建议她吃这个小金丹，问我们有没有道理。

我们跟她说，逍遥丸也有效果，不过它针对的是乳腺增生初起时，双关脉只是一般的郁弦或紧，属于气滞，有形痰湿积聚不甚时用。这是中医善治者治皮毛，治病之初起，治气机的运用。

但对于年月已久的乳腺增生，双关脉不单郁弦，而且还硬，这很明显是已经形成有形湿邪痰瘀，经络壅堵，不止在无形气层面上了。这时就要使用一些消肿散结、破瘀止痛的药，而这小金丹的药力就比较峻猛。

逍遥丸和小金丹作对比，一个像是锄头，可以对付一般的土地板结僵硬，而一个则相当于冲击钻，可以对付像水泥地这种板结，两者在用药轻重、力度强弱上是有所不同的。

小金丹含有乳香、没药、醋炒五灵脂、酒炒当归、地龙、制草乌等破瘀散结止痛的药。对于痰瘀气滞所导致的乳腺增生、乳房肿块，甚至瘿瘤瘰疬，或肿一处，或肿多处的实证，用之就管用。但由于这是峻猛的通破之药，所以不宜过量久服。

◎ 妇科千金片

有个女患者问，妇科炎症老好不了，既有盆腔积液、宫颈炎，又有阴道湿痒、真菌性阴道炎，有没有一种中成药能治疗，不用熬汤药那么麻烦的？

老师说，像这些西医所谓的炎症、水肿、粘连，在中医看来，就像是一团死水，死水不流通，才会变质腐败，产生各种细菌、病毒，就这么简单。只要吃点妇科千金片或桂枝茯苓丸就好了。大道至简，你把这团水浊排下去，身体就轻快了。如果反复地消炎、脱水、冲刷，把身体正气折腾伤了，反而不利于恢复。

妇科千金片，既有党参、当归、鸡血藤、千斤拔这些补益气血、活血通脉的药，又有穿心莲、功劳木、单面针、金樱根这些清热除湿的药，该药的整个思路就是扶其正、祛其邪、养其真、降其浊。所以，通过补益气血来清热除湿，常用于因气血不足导致湿热下注引起的带下病、盆腔炎、宫颈炎等。

一般月经干净后开始服用，一次服1～2周，等正气恢复，邪浊排下去后，水湿下走，炎症自消。

◎ 附子理中丸与黄连素片

有个患者，久病成良医，常年拉肚子，服用过各种中药、中成药，后来用黄连素片加上附子理中丸，治好了他自己的拉肚子。

他对我们说，用了其他中药都治不好，这两个用了就好些，这是什么道理？

我们一看，这不是治脾胃吗？所谓诸湿肿满皆属于脾，大凡湿泻胀满都和土分不开，土分为阳土胃和阴土脾，所谓阴升阳降，清阳要出上窍，浊阴要出下窍。

所以足太阴脾经得附子理中丸就能够温升，使清阳出上窍。足阳明胃经得黄连素片就能够苦降，使浊阴出下窍。脾胃这个圈子转动起来，湿气得化，浊垢得下，拉肚子就好了。

一般这种拉肚子的患者，有脾阳虚存在，又有胃热，脾阳虚吃东西不容易消化，胃热口气重浊，舌苔黄厚，所以用好这两味药，就等于用好了脾胃的升降，用好了寒热的对流。

老师常说，疑难病总要从寒热对流、虚实互补、升降相因、脏腑相关入手。所谓难易相成，越是复杂的慢性病，穷思竭虑，不知怎么下手，其实想明白后，不外乎大升大降，大开大合，大而化之，转大气带动局部小病痛，升降转圈子，令病气消弭于无形。

◎ 长寿脉

十堰当地有一将近九十岁的老人，因感冒后数日未行大便，而心慌胸闷，手脚乏力。她家人到药房来，希望老师能出诊看看。老师一般很少出诊，但由于是老病号，而且是这么高寿的老人家，于是下午老师便带上我们去看看。

老师摸完患者脉后说，这脉象平和，只是稍微有些表气不开，肠道郁滞不通，可以服用防风通圣丸，双解表里，推陈出新。

然后老师叫我们上前去把脉，说这是长寿的脉象。老人家脉长气足，寿命悠长。虽然稍微有点弱，但就像老树一样，此为常也。如果反而亢盛的话，那就危险了，因为垂老的身体已经没有那么多精血给亢盛的脉象盗用了。但如果脉象太弱也不行，脉象太弱，没办法运药，身体也难受。

这老人家尺部明显有根，关部胃气绵长，寸部脉有神，所以老师称之为长寿脉。持脉之道，最讲究根——胃气和神。如果脉象绵长，这三部都能贯通，一般身体都比较平和，这叫脉长气足。

《难经》也说了，脉之有尺，犹肾之有根，枝叶虽枯落，根本将自生。

我们看大自然的树木，秋冬天凋零枯落都不怕，只要不伐其根、坏其本，来年春天又会枝繁叶茂，郁郁葱葱。

看完病后，老师嘱咐患者莫食水果、香蕉。因为老师发现，患者生病了，还不懂得养生，还吃香蕉等大寒大凉之物，这样不利于表气开发。

几天后，患者的家人反馈，吃了防风通圣丸后，效果很好，大便一通，感冒就好了，心也不慌，胸也不闷了，手脚有劲，行动如常。

老师又给大家点评说，凭脉意义重大，如果胖人脉大，或者瘦人脉细，老人脉亢，小孩子脉微，脉象和胖瘦、年龄不符合，这都要先叫患者先去检查，不可以贸然用药，恐其身体内有恶病。

◎ 葱花小米粥

老师也常把中医的理论知识融入厨房里去，指导患者如何保健治病。

有一个女子腰酸背痛，老师摸脉后，发现她体内有湿，气机不通，脉象偏郁滑，于是叫患者撞撞背，疏通督脉，然后早上熬小米葱花粥喝。

患者疑惑地问，这也管用吗？老师说，你试试看吧，又不用花钱。

结果患者吃了几次后，几个月都没腰痛，偶尔劳损过度后腰痛时，吃了又可以缓解。这里面的医理何在呢？小米是健脾除湿下行的，葱是通中发汗、开宣肺气上达的，一个能通阳，一个能除湿，腰部就是寒湿在作怪，使得气机不舒展，湿邪流注。一个葱花小米粥，令气机得宣散，腰湿得除，再加上撞背，辅助外治法，帮助把腰部经络打通，使阳气升发上来。人微微出些汗，再放几个屁就很舒服了。

于是，作诗曰：

> 小米葱花两相宜，米除湿兮葱通气。
>
> 莫为此是平常物，信手拈来把病祛。

◎ 豆芽白菜汤

有一个小孩，肝胃不和，易烦躁，没胃口，很调皮，也不爱喝药。

老师本来想开小柴胡汤的，他家人说，给孩子实在喂不下去，中成药也不吃。老师说，如果实在喝不下去的话，就搞点豆芽和白菜心，这样总行了吧。把豆芽和白菜心熬成水，可以加点红糖，又可口，又好喝。

老师说，这也是小柴胡汤的思路，豆芽带有春生之性，能条达疏肝，白菜能降胃降相火，本身就是一升一降，配点红糖，既可口，也能养血守住中焦。

老师这小小的食疗保健方把升降贯穿了进去，并且说，如果这些方法符合升降的话，人吃起来就不容易出现偏颇。

有些人平时有些小毛病就心慌，赶紧上医院，却不知道自己周围就有最好的药，简单又方便，还不用花钱。这就是中医简验便廉的特色。

有一位学生是中医爱好者，她来任之堂学习了拍打后，帮自己和家人调好了一些常见病，就很自信，说以前老为自己和家人的健康担心，现在学中医后不担心了，中医是人生最大的保险啊！

◎ 采山药

我回想起第一次跟老师入大川，采了些山药，还从当地村民手中买了一大袋野生山药，大家吃后觉得犹如天上珍品，市面上买的那些山药根本没法跟野生山药比。

有几个学生食髓知味，每次进牛头山，都钻到山林深处去采挖，满载而归。但是这些野生山药个头小，长得深，不容易挖，很容易就挖断。自己亲自采挖野生中药时，才知药农挖药真不容易，而且这些药材要长成气候，至少需要几年的时间。

药王孙思邈提倡学医之人要有入山采药的精神，一方面能够零距离地跟药物接触，开发悟性，通过熟悉药物的生长环境，学到它的功效；另一方面采挖过程中能体会药物得来不易，便会倍加珍惜，而不会随意浪费。

因为珍惜手中的物品，物品就能发挥出最大价值。

因为随意浪费，就不能物尽其用，人尽其才，药尽其长。

所以，老师带我们入山采药，反复嘱咐要珍惜每一味药，药无贵贱，决不能乱采滥伐，要采密留疏，采大留小。

老师不仅是在教我们要保护药材，也是在保护我们的心灵啊！

老师认为劳力过度伤气，用黄芪可补之；思虑过度伤脾阴，用山药可补之。

张锡纯特别推崇山药，他认为山药是滋补药中的无上之品，为什么呢？

因为它色白补肺，味香健脾，质黏能滋肾，肺、脾、肾三脏并补，而且入中焦脾土，大有土生万物之势。

有些学生经常吃山药，却没看过山药长什么样子。他们看到山坡上爬满了山药，还结了一些山药果，不知道这是什么。

老师说，这是山药蛋子，照样可以采摘回来，放在饭上蒸，非常香。

有一个十堰的老人，脚部瘙痒，冬天天气越干燥，则瘙痒越厉害，经常晚上痒得没法睡觉，他就靠吃安眠药来强迫入眠。

老师说，找出失眠的原因比用安眠药更重要。中医不能掩耳盗铃。

我们原以为老师会给他开一些祛风安神之药，以解决瘙痒和睡眠的问题，想不到老师给患者开了黄芪建中汤，还加了一味山药重用。方子里既无安神之药，亦没祛风之品，老人吃了药后，反映睡觉很好了，皮肤基本不痒了。

中医怎么能够这样治病呢？好像糊里糊涂就把病治好了。

怎么如此疑难的瘙痒、失眠，几剂补中土的药就把这风痒伏住，把睡眠安住。

老师说，难易相成，患者看到的是失眠、瘙痒，我们摸脉发现关尺脉弱，乃老年人精血亏虚，中土化源不足，用黄芪建中汤，配上山药能补中益力气，润泽肌肤，使气血津液由里达表。肌肤表皮得到滋养，自然不痒了，一不痒，则心不烦，眠亦安。

《黄帝内经》讲，邪之所凑，其气必虚。

老年人肌肤瘙痒，要看到邪风干扰，也要看到正气亏虚。

古籍里讲，山药能治虚劳风气百疾。现在我们终于明白了。

《难经》里讲，损其脾者，饮食不为肌肤。老年人脾胃虚，一旦损伤脾胃，气色就不好，皮肤得不到气血供养，就容易瘙痒、发麻，所以中医治病求本，内壮脾胃，使气血外溢于皮肤，自然风痒消除。

◎ 头风三药

我们和几个同学爬到凌云塔顶，极目远眺，大半个十堰城尽收眼底。

> 塔上凉风徐徐来，吹动毛发心胸开。
>
> 壮志凌云今犹在，不悔当年做书呆。

塔顶上的风呼呼地吹过来，我们说，大家体会到什么了吗？

大家异口同声地说，清风荟爽，在这颠顶上好大的风。

我们说，高巅之上，唯风可到。所以治疗头脑诸疾，通常以风药为先导。

创涛说，上午有一个头痛的妇女，老师叫我帮她敲胆经，加上按摩，她的头痛好些了。老师给她开了逍遥散加细辛、藁本、川芎，这是什么道理？

这个患者我有印象，吹风时头痛加重，生气时也容易头痛，所以老师用内疏肝气，外祛风邪的方法。逍遥散是疏肝气的特效方，其中的细辛、藁本、川芎三味药都是风药，我们把它称为头风三药，头痛经常因吹风加重的，就用这三味风药，一发散，提邪外出，头部就不拘紧、不疼痛，轻松多了。

几个同来的同学高兴地说，在任之堂学这些三药阵就够用了，如头风三药、肩三药、颈三药、腰三药、膝三药等，在临床上实用得很呢。

半个月后，这个头风的患者来复诊说，大夫，吃了你的药，我头不怕风了，也少生气了。看来用风药祛邪达表，流通气血，止疼痛，效果还是挺理想的。

◎ 采药银杏叶

十堰的银杏树很多，这可是中国最古老的树种之一。早在恐龙时代，银杏树就存在了，所以银杏树被生物学家称为活化石、长寿树。它的叶子叫银杏叶，果实叫白果，具有极高的药用价值。

这次老师带大家去百草园，百草园里就有银杏树。老师的一位学生张琳拍了好几张漂亮的照片，并且说，你们看，这银杏叶像不像一个小扇子呢？闻起来还有一股清香呢！

大家一看，果然很像小扇子。另外一个学生说，银杏叶是益心之品，在心脑血管疾病里常用到它。从这叶子的形象来看，它是不是能扇动心门呢？

这下大家的体会更深了，《中药大辞典》中描述银杏叶善于治疗胸闷心痛。

老师说，单用银杏叶，效果还不理想，加入红参、红景天，三药联合成心三药，强心通脉的作用就强了。

确实常有一些心慌心悸、寸脉不足的患者，用桂枝汤加这心三药，很快就令病症减轻，足见这心三药强心通脉的效果之好。

张琳说，白果可是好东西啊！食疗方里常与莲子一起做汤，能够健脾。

一谈起食疗，张琳就来劲了。老师说她这方面特有天赋，而且也是她的爱好。

如果一个人对某方面有天赋，又很热爱的话，他在这方面就很容易有成就。

白果健脾，能治什么病呢？常见的是妇人脾虚，白带偏多，小孩脾虚口水多。

如何辨证为脾虚呢？临床多见患者少气懒言，舌淡胖，脉濡缓。

我有个亲戚白带异常，先以为是炎症，去打消炎针，反而感到不舒服，白带也没治好。后来村里的长者跟她说，可以用白果和莲子熬汤喝，结果喝了五天，白带就好了。

有个小孩子不断流口水，看病时胸前挂了一张抹布，她母亲时常给她抹口水。老师给她用了参苓白术散加白果，口水很快就止住了，胃口也开了。

白果为什么会有这么好的效果？老师常用取象比类的思维，把脾看成是土壤，看成是水库的堤坝，如果堤坝牢固、土厚，水湿就不会到处乱跑，这叫土能制水。

如果土虚制不了水，就会出现遗精遗尿，白带异常，甚至流清鼻涕，流口水，这些看似不同的症状，如果病机都是脾土亏虚，就都可以用培土制水之法。

如果是看不见的水湿上泛呢？比如眩晕耳鸣。老师说，只要患者舌苔水滑，属于水湿为患，就可用苓桂术甘汤加白果，或者单用一味白果也有效。

临床上，我们时常看到患者眩晕耳鸣，眼睛不敢睁开，头不敢抬，舌淡胖，有齿痕，是水饮为患，西医叫作梅尼埃病。治疗可用一味白果仁打粉，每次服 8～10 克，一日两次，温开水送服，2～3 天即效，此河南老中医经验也。

虽然说白果可以用作食疗，但它有小毒，不要一次性服用过多。而白果的毒却可以通过白果的壳煎水来解，真是大自然造化之妙。

◎ 肥胖要治心

我们一群人踏着雪花，登上了牛头山的峰顶。很多广东过来的学生，第一次看到雪景，高兴极了。看到松树上也挂了些雪花，我们想起小学时读过的一首诗，大雪压青松，青松挺且直，欲知松高洁，待到雪化时。

老师突然抛来一个问题，说，肥胖为什么要注意治心？

确实，临床上很多肥胖的患者，容易心慌气短，胸闷，而且胖子得心脑血管疾患的特别多，这也是为何在外国心脑血管疾病一直都是最大的健康杀手。

原来肥胖的是身体，最后加重的却是心脏的压力，那该怎么减肥呢？

老师指着这些积了冰雪的山说，你们看，这山是不是因为下雪而肥胖了呢？

大家听了，哈哈一笑，确实，不管是冬天的武当山，还是牛头山，只要下起雪，这些山都会变得胖乎乎的。这叫青山不老，为雪白头。

一到夏天，你会发现，积雪通通融化成水，山变得清瘦苗条了。

学生们都拍手称妙，原来《黄帝内经》认为，心气通于夏，夏天是日照最足、阳气最充沛的时候，所以山里积雪最少。

我们通过这种象，联想到中医的制阳光以消阴翳，强心脏以融化肥胖的道理。通过调理，把身体的阳光制造出来，肥胖水湿这些阴邪，就会像寒冰积雪碰到太阳那样，慢慢地被消融温化了。

这正应了《黄帝内经》说的，积之所生，因寒而生，积之所化，得阳乃化。

我们很快就想通了为何小青龙汤可以治疗胸中的白痰，苓桂术甘汤可以气化胃脘的寒痰，肾气丸可以温煦下焦的寒水。

有个患者，她吃了桂枝汤加心三药，里头没有一味减肥、消脂肪的药，她却觉得身体轻快，上下楼梯时三步并作两步走。中药汤剂为什么会有这个轻身的效果？

老师说阳主动，当身体懒得动、肥胖壅塞时，是因为阳主动功能减退。

这类肥胖的患者，为何连喝水都会胖，那如果吃水果、喝冷饮，身体就会沉重得更厉害吗？

我们说，这还是一个阳不化气的问题。

老师点点头说，对于很多腿脚沉重的胖人，除湿利小便只能暂时治其标，温阳化气才能治其本。好比晾衣服，衣服再怎么拧，它还有水湿，还会沉，特别是阴天，更加难干。但是阳光足够的话，衣服很快就会被晒干，变得轻飘飘的，干爽柔弱。

我们恍然大悟，也就是说，很多关节僵硬不柔软、沉重的患者，是因为阳气不够。所以有些患者睡醒后，关节转动不灵活要晒太阳，运动好一阵子，才会觉得轻松些。

这时你不需要刻意给他用祛风湿的药，给他搞点姜枣茶，助阳气化，吃了身体有动力，水湿就不会留而不去，关节很快就会柔软起来。

所以，如果懂中医辨证论治，治肥胖不仅看到是肥胖水湿，更有背后的阳气。

当我们再回想老师消积减肥，用木香、山楂、鸡矢藤（开胃三药）时，就明白为何要加桂枝汤的道理了。

如果说肥胖是一种积，那么肿瘤包块是不是也属于一种积呢？在对待这些积时，你是看到积滞，还是看到阳气？这样会决定你能不能治好病，治到根本上去。

◎ 开胃汤治胃胀厌食

人为什么会没胃口，不想吃东西，这是提醒你要少应酬。

十堰有个企业老板，四十五岁，肥头厚脸，胃中胀满，不停打呃，最近一周没胃口，看到吃的东西都不想吃。老师跟他说，少应酬吧。

他说，不行啊，隔三岔五就要请人吃饭。

有一种"毒物"叫街边小食，有一种健康"杀手"叫下馆子。所以小孩子要少吃零食，大人要少下馆子，不然胃吃得一塌糊涂，伤寒累累，负重不堪，它还能动吗？

这位企业老板说，是啊，医生说我是胃动力不足，我吃了很多促进胃动力的药都不行。

疾病以减食为汤药，你想想，汽车如果严重超载，你把油门踩到极限，它也爬不动啊。所以，问题的根源不在油门，而在车子有没有超载。

这位企业老板的脑子也够灵光，一听就知道老师讲到了要害之处。老师说，你双关脉瘀滞，脂肪肝有了，胆囊炎也有了，脉势还下陷，所以前列腺、肠道都有问题。

《黄帝内经》讲，六腑实而不能满，你现在整个胃肠道堵得满满的，将来恐怕不只是有没有胃口的问题，而是心脏都会出大问题。

这位企业老板说，难怪我最近呼吸不顺畅，老觉得胸中闷闷的。

古人讲，盘根错节，非斧斤不能斩之。所以必须用重剂来斩除这些壅滞，于是老师给他用了开胃汤，木香、山楂、鸡矢藤各50克，并教他吃素和七分饱。

老师说，吃素和七分饱是最好的开胃汤。结果这么大剂量的药下去，他的胃马上不胀了，第二天有食欲了，胸也不闷了。真是不用雷霆先锋，劈不开障道荆棘。

◎ 山中珍品覆盆子

老师带大家去采覆盆子，同行的有学生，还有一些患者。老师说，在铁路那边的山坡上，有一大片覆盆子，一下午都采不完。果然到了山脚下，发现了一片又一片的红果子。老师说，你们自个儿随便采，红透了的可以直接吃，酸甜酸甜的，绿的我们采回去做药，用沸水略烫过，晒干就可以用。

一位患者问道，覆盆子是做什么用的？我们便说，覆盆子既是补益的药，也是固精缩尿的药。它能补肝肾明目，缩小便固精。老师喜欢用这味药，一是因为这味药的性味平和，二是因为这味药同时有补益和收藏之性，同肾与膀胱的功能相近。

《黄帝内经》里说，肾者，受五脏六腑之精而藏之。一味好的补肾药，它本身要能够补益精气，另外还要能够助肾收藏。而这覆盆子本身就有缩小便、止遗尿的功用，能够防止肾精耗散。

同行的文军躲在覆盆子丛中，尽情地享受着酸甜酸甜的覆盆子，陶醉地说，真好吃啊！

我们催他多采集些，文军却说，还没吃饱呢，吃饱后再干活。我发现啊，这上山采药，除了猕猴桃之外，还没有吃到可以跟覆盆子媲美的可口山果。

你们知道这覆盆子为何叫覆盆子吗？第一是这果子状如覆盆，像一个倒过来的盆子。第二，这覆盆子最独到的功效就是善于止遗尿。

有些老年人夜尿多，遗尿，这是因为年老肾气不固。晚上冷，农村的老年人不方便出去上厕所，于是在自己的床底下放一个盆，晚上想要小便时，就尿在盆里，白天再倒掉。古人发现这些夜尿多的老年人，服用覆盆子后，夜尿就少了。夜尿一少，尿盆就用不上了，便可以倒扣过来，丢到一旁。

老师边采覆盆子边说，这覆盆子好多刺啊，你们被刺扎到手没有？

学生们都说，早被扎得满手都是了。不过这些刺还小，都还受得住。

文中的手被刺了很多刺，甚至隐隐看到有些鲜血。他采得非常积极，尽往长得最密的覆盆子丛中钻。

老师说，学医就要有这种精神，我每年要带学生到山里采几百种草药，这采药可不是过把瘾就行了，不只是好玩，更要学到实质的东西，每一味药你都要当成一位好朋友来跟它交流沟通。如果你只是泛泛而过，就好像路过的陌生人一样，打个照面，说几句话，没有深交，到你真正需要他们帮助时，他们怎么会来帮助你呢？

所以，你们去认识这一味覆盆子，不仅要看它的颜色，尝它的味道，更要研究它的生长环境、采药季节。回去后你们还要查资料，看看相关的文章，以及古人用这味药的心得。这样你就跟覆盆子交上了朋友，一旦交上了朋友，临床上碰到困惑时，它随时都会跳出来帮助你。但前提是，朋友要交得广泛，交得深入。不然到关键时候，你想不起来它，它也想不起来你，就不会帮助到你了。

有位从广东农村过来的学生，说广东当地的小孩子特别喜爱吃的野果之一，就有这覆盆子，这覆盆子看起来跟桑椹很像哦。

覆盆子是蔷薇科植物的果实，桑椹是桑科植物的果实。桑椹从红色长成黑色，味道更好。而覆盆子成熟时是红色的，又酸又甜。它们都可以滋补肝肾之阴，桑椹更能乌须黑发，而覆盆子更偏于固精缩尿，它们两个都可以明目。

上次老师谈到治眼病的一个心得，就是不仅要看到眼，更要看到肝肾。特别是老年人目暗眼花的疾病，要重视养肝肾之阴。

一位善治眼病的医生跟老师交流时说，别人治眼都在挑灯火，而我治眼却看重添灯油。原来这眼的光明源于肝肾的精血，眼目昏花意味着肝肾的精血减少了。

中医思外揣内，通过九窍的功能就能查知内脏的盈虚通滞。而像覆盆子、桑椹，当然还有枸杞子、女贞子这些种子类药，滋养肝肾，往往能起到明目的作用，道理也在这里。

有个老阿婆眼花、涩痛，点了眼药水，又用了一些疏风清热药，眼睛还是不舒服。

老师说，眼病不单要看成眼科来治，更要看成大内科来治。肝肾精血不足者，其脉弦细，补其肾，柔其肝，其眼自明。于是就用这些补肝肾柔肝的种子类药，只用了几剂药，老阿婆的眼睛涩痛、干痒症状就消除，恢复正常。

这次采覆盆子，正逢前几天下了几场大雨，空气格外清新，有些覆盆子由于熟过了，反而隐隐有股酒味。老师说，打铁要趁热，采药贵及时。我们现在不采，再过几天掉得满地都是，都浪费了。你们学医也是这样，功夫在少年，年轻时基础要打牢，没打牢的话，上了一定年纪，再想打牢，就很困难了。

所以我们一回来就马上把覆盆子这味药仔仔细细地记录了一遍。

《本草通玄》说，覆盆子甘平入肾，起阳治痿，固精摄溺，强肾无燥热之偏，固精无凝涩之害，金玉之品也。原来覆盆子不单治尿频、尿急、尿不尽，它还治疗阳痿早泄、遗精滑精。老师常用五子衍宗丸治疗不孕不育就是这个道理。

这些种子类的药物，通人体的精子、卵子，对性功能障碍的恢复有促进作用。西方人也特爱吃覆盆子，一是因为果实酸浆多汁，二是因为确实好吃，且有助阳之功。所以在西餐的甜品中，它可是高级的点缀果品，一般高档的宴席或昂贵的糕点才会用它。而对于我们这群学生来说，跟着老师入山采药，整个夏季都可以尝到这山中珍品覆盆子。

北京的学生今天晚上就要坐火车回去了，准备毕业考试。老师笑着跟他说，把采的覆盆子带些回去给你的同学吃，跟他们说，以后毕业了，不要去医药公司卖药了，要自己采药，自己用药，自己开药房，做个传统的坐堂医。

那个学生也感触良多，因为老师确实看到现在很多中医药院校毕业的学生没有干中医，更多的是去做医药代表。中医的传承不是后继乏术，而是后继乏人啊！

老师在这里也希望能够播种更多的星星之火，就像覆盆子一样，可以满山都是，随你入山采摘，可以解渴，可以解饥，还可解除病苦。民间中医就是要有这个本事与特色。

◎ 肩三药与背三药

《慎斋遗书》里讲到，凡人生病处，皆为阴为火，总因阳气不到，阳气所到之处，断无生病之理。当我们读到这句话时觉得很奇怪，如果是因寒为病，是阳气不到，可以理解，但为什么炎火之病也是阳气不到呢？这就有点说不过去。

有个山东过来的患者，他做水果生意，手经常冰凉，稍微劳累过度，两边肩膀就痛，颈背也僵硬，手麻，快五年了。到医院里检查是肩周炎，中医又称之为肩痹。

这种颈肩综合征，看似是炎症反应，可我们看老师给他开的药方里却没有一味是清热解毒的，都是提高阳气，疏通经脉的。原来是桂枝汤加背三药（防风、姜黄、小伸筋草）与肩三药（秦艽、威灵仙、鸡血藤）。

老师说，用桂枝汤是因为他心脉不足，用背三药、肩三药是因为他肩背部痹痛，活动不利，经脉僵紧，气血不通。

凡背部僵硬不舒，大都以风邪为患，夹瘀血湿浊。防风能祛风，姜黄可活血逐瘀，小伸筋草可以除湿伸筋。而肩三药，秦艽、威灵仙、鸡血藤更能够祛肩部游风，治疗血液循环不好导致的僵紧痹痛。

这个患者服完三剂药来复诊，肩周痹痛消失了，那种僵硬、被绑住的感觉像是被松绑了一样。

我们疑惑老师没有用到消炎的思路治炎症，却用温阳通脉的思路把炎症治好了。

老师说，在局部看是炎症，在整体看却是气血流通出了问题。在局部看是一堆垃圾，在整体看是河流没大水疏通。所以治疗肩周炎背痛，不要只看到炎症疼痛，更要看到肩背的气血状态。让阳气升起来，血气流通，使胸阳能布散到肢节、肩背，自然就不痛了，炎症不治自消，原来这就是中医的整体观。

◎ 合欢皮、首乌藤相当于谷维素

每天我们都可以看到很多着急焦虑的患者。老师说，如果连觉都睡不好，心都放松不了的话，百药难以见效。那该怎么办呢？有两个办法，一个是叫他买点谷维素，晚上吃三片，把绷劲的弦放松下来。谷维素很平和安全，也不上瘾，相当于我们中医的逍遥散加合欢皮、首乌藤。逍遥散疏肝，合欢皮、首乌藤放松身心。

有个患者一着急就耳鸣，他为这个症状担忧不已。

老师说，我有时着急了也耳鸣，一放松就好了。不要把这小事看得这么重，你轻松些，越不把它当回事，你身体越舒适，越把它当回事，你身体越不舒适。

他回去喝完逍遥散加合欢皮、首乌藤，不单耳鸣改善，连平时多梦的症状也改善了。原来梦多、脑子静不下来就是身心斗争太厉害的结果。把心这方面放松下来，不想事了，或者让身体多干活，气机转动起来，使身心不相斗争，其病自愈。

逍遥散转周身气机，就像是在劳身；合欢皮、首乌藤让神放松下来，就像是在静心。这样身体血脉气动，而心情放松平静，对周身的病症康复都大有好处。

◎ 茯苓、通草为治胃水胀良药

有很多胃病的人，一喝水胃就胀，给他行气化瘀通肠，效果都不明显，这是为什么？老师说，因这时病变部位不在五脏消化道，而在这五脏消化道外面的那些网膜，中医叫作三焦，这三焦网膜被水饮阻滞，压迫了胃，所以使胃容量变小，这时你只需要在外面给胃肠减压，使水从三焦、膀胱利去则愈。

有这么一个胃胀的患者，吃了各类中西药治胃胀，不见缓解，饮水则胀。老师给他重用茯苓 30 克，加通草 6 克，喝完后胃胀就好了。这是胃周围的水饮都从三焦、膀胱走下去了，可见茯苓、通草二药乃治疗胃水胀之良药也。

我们不单要看到这两味特效药，还要看到这背后用的是三焦水道的道理，茯苓、通草都善走三焦，把水湿往下渗，上通下达，中间的胃就好了。

◎ 凤凰衣与木蝴蝶

有个武汉来的老奶奶，咳嗽了几个月，反复不愈，咽喉干痒，声音也变得沙哑，一遇风，咳得更厉害。老师给他开了肺三药、胸三药，加凤凰衣、木蝴蝶，她吃完就不咳了。后来她把方子收藏了起来，再咳嗽时照这方子抓两剂药，吃完又不咳了。

后来她再来任之堂时，对这方子赞不绝口，说她从来没吃过这么好的止咳药，希望我们把这个经验写到书里去，让更多的人都知道。我们笑着跟她说，你这吃的不是止咳药，是治咳药，中医不是去止咳，而是去顺气。

古人说，大凡治病，先调其气，次疗诸疾。有形的疾病反应是无形的气机失常导致的。但为何要加入木蝴蝶与凤凰衣这两味药呢？凤凰衣、木蝴蝶这两味药，朱良春老先生也很喜欢用，这两味药能利咽开音，生肌和胃。凡咳嗽日久，咽喉干燥，声音变沙哑，都可以用。两味药配伍，也擅长治疗胃溃疡。

◎ 痒三药

有个刚开始抄方的学生说，师兄，老师念那么多"三药"，我都听不懂，那是什么？我们笑笑说，这是老师的经验用药，比如鼻三药，胸三药。

老师说，你们可以画个人体图，把这些三药的药阵在上面标出来。比如鼻三药、耳三药、咽三药、臂三药、肩三药、背三药、开胃三药、腹三药、膝三药等，这样一一标示，其他学生学起来很快就会上手。

确实，如果把这些三药或者药对掌握好，再懂得摸脉，辨证论治，配合这些三药、对药，治病就容易提高疗效。

有个妇人，白带量多，阴痒，在医院里按炎症治疗，治了一个多月也没治好。消炎片、抗生素都用遍了，她又吃了十多剂收湿止带、清热解毒的药，也没吃好。

我们发现她以前也用过完带汤，既然除湿搞不定，清热解毒也治不好，这是什么原因呢？老师笑笑说，清热解毒药治不好，说明不是一般的炎症热毒瘙痒。下焦所谓的炎症，病根常常在中焦、上焦。就像三楼漏水，漏到一楼，看似一楼水汪汪的，其实是三楼的问题。你在一楼怎么都止不住，你得找到三楼漏水的地方。

对人体而言，下焦阴部湿痒就相当于一楼，白带量多水湿重，是因为湿性下注，二三楼的水往下漏，上面的脏腑没有运化好。

所以老师用完带汤加上痒三药——丹参、菖蒲、蜈蚣。完带汤治其二楼脾胃，健运其中焦运化水湿，使不下漏。这痒三药能疏通经脉，《黄帝内经》认为，顽固的瘙痒必须从心论治，疏通经脉、血管才是治疗的出路，即诸痛痒疮皆属于心之意。

结果吃了六剂药就治好了。老师说，这痒三药，非独用于阴道瘙痒，荨麻疹、湿疹、皮肤瘙痒，久治难愈，也可以在辨证方中加入，以提高疗效。

有个脉浮数的荨麻疹患者，属于上焦风热，彻夜瘙痒难眠，就用银翘散加痒三药，几剂药下去，痒去神安，身心舒调。

尝到了这三药的甜头，我们抓紧总结，这些都是在辨证论治基础上的画龙点睛、妙笔生花之举，都是治疗疾病的一组组金刚钻。

◎ 有病没病，防风通圣

民间有句俗语，"有病没病，防风通圣"，这充分说明了防风通圣散运用之广泛。为何对它有如此高的评价呢？原来，防风通圣散集解表、清热、攻下三法于一体，宣通表里内外，祛除郁热积滞，以通为用，达到表里双解的目的。凡是患者外表受邪未解，而里气升降失调，内热又壅盛，出现发热口渴、心烦目赤、大便秘结、小便赤色，或出现痤疮、瘙痒、荨麻疹，这时用防风通圣丸就大有裨益。

第一，治痤疮、习惯性便秘。我在广州中医药大学读书时，每逢考试前期，同学们都会拼命地用功复习，带上方便面或零食，在图书馆、教室里自习，一待就是一整天，晚上又熬夜复习，一两个星期下去，很多同学的脸上悄悄长起了痤疮。可见，考前是痤疮多发之时，因为大家都暗耗心血，过度用功。大便也变得困难起来，这是为什么呢？由于长期久坐，肠道蠕动力降低，又过度用脑读书，消耗大量肠津，导致腹中里气通而不畅。再加上忙于复习，不运动出汗，皮肤排泄的毒素不能从汗而解，毒素易积于一处，便产生痤疮。

一方面吃得太好太多，堵在胃肠，一方面运动得太少，久坐在那里，闭塞了汗孔，这时心烦躁热，痤疮拼命地长，就带有火郁发之的自救味道。

学生们都会自己辨证用药，虽然知道是防风通圣证，但又不方便熬汤药，便到药店去买防风通圣丸，吃上两天，就见效，便通，疮退。

对于痤疮初起，兼有大便不畅或习惯性便秘的，防风通圣丸的效果很好。它把体表上下通道、有形的瘀滞通通打开，以通立法，以通为用，故称通圣。

第二，有减肥的作用。防风通圣丸能够减肥，是基于它通腑、排有形实邪的作用。很多人食肉多、食素少，加上久坐不动，长期对着电脑，或在空调房里，结果导致汗孔排泄功能下降，肠道通气功能减退，身体肥胖，肌表怕冷，身体有形的病理产物堆积，因成形过多，容易并发高血压、高血糖、高血脂。

过年时，有个患者，血脂高，经常大便不通，身体肥胖，小便偏黄，他又不方便煎中药，我们就叫他试着吃一周的防风通圣丸，并嘱咐其平时少吃荤，多吃素，饭到七分饱，每天步行七千米，晚上不能熬夜，保证有七八个小时的睡眠。

半个月后，他打电话来说，吃了这个药后，体重减了四五斤，尿也不黄了，以前时常头晕，现在头也不晕了，血脂也降下来了，需不需要再继续吃下去。

我们跟他说，中病即止，身体好转时，就要靠你改变饮食、生活方式、增强锻炼，这才是慢性病的治根之举。

第三，治疗风团。有个患者身上起风团，东一片，西一片，用了一周多的抗过敏西药也不管用，晚上反而烦躁难眠。既然用抗过敏对抗治疗治不好，我们何不换一种思维，用中药顺其性，给邪以出路呢？

于是问他平时排便怎么样，他说，不规律，要蹲一阵才有。抓住这个主症，我们就给他用防风通圣丸，吃了五天，风团就彻底下去了。

这防风通圣丸，能打开汗孔，让无形的风邪出来，能让有形的积滞从二便排出，这样邪气排出，不在体内为非作歹，风团、躁烦自然为之解除。

这就是中医的高明之处，不跟病邪对抗，而是顺其性，哪里来的，就让它往哪里走。保持五脏元真通畅，人即安和。

第四，治疗风火牙痛。这种患者常伴有上焦发热怕冷，下焦大便干燥，小便黄赤，牙齿痛如火燎，可以直接用防风通圣丸。

这防风通圣丸，同时具有两大法，一个是火郁发之，一个是土郁夺之。这牙痛属于风火上攻，是阳明胃经出了问题，你要给风邪一个出路。

所以防风通圣丸里面有解表透热的药，以开通汗孔，泻热外出。同时，火能上攻，是因为下面脾土壅滞，这时要釜底抽薪，即土郁夺之。

按《黄帝内经》的说法，叫夺其食则愈，就是指把饮食积滞通下来，排出去，这样上面的火势就被撤下来了。这种牙痛用防风通圣丸，就很有效果。

如果效果不明显，可以再加上我们常用的牙四药，即生麻黄6克，薄荷6克，大黄10克，生甘草6克，用这四味药泡水，送服防风通圣丸，保持肠通腑畅，火郁发之，牙痛很快就好转了。只要是属于这种风火牙痛，很少有无效的。

我们看这牙痛四味，其实也是以解表通里立法。麻黄、薄荷通肝肺气于肌表，大黄、甘草降阳明腑气从下排出，这对于风火牙痛是标本兼治。

第五，对于妇人中焦郁滞，肥胖，月经闭阻不通，平时伴有便秘，小便短赤，用防风通圣丸，可以治疗闭经、月经量少，关于这方面的临床报道不少。

为何会有这样的效果呢？这是因为身体有多余的物质堆积，肠道不通畅会导致百脉不通畅。因为《黄帝内经》说，胃肠为海，十二经为江。入海口要通畅，诸经之水才能下归无阻。

所以很多患者看似肥胖，但月经却年年减少，甚至提前闭经。有些人三十多岁就出现闭经，并不是原发性的闭经，而是长期大便不通畅造成的。

久坐办公室，吹空调，又喝冷饮，肌表、肠腑、百脉都因为寒邪收引不能开通。人虽然一时大快，但血脉却处于通而不畅的状态，人容易累，腹部有壅堵感。

这时用防风通圣丸，解表通里，畅通十二经，反而能达到不治闭经而闭经自愈的效果，这比单纯通血脉的效果还明显。因为肠道郁滞的百脉不通，肠道不通开，血脉是很难彻底通开的。这就是肠管大于血管的道理，也是阳明胃经为多气多血之经的道理。如果把这最大的排浊通道打开，身体没有了壅滞感，处于轻松的状态，则经水自来。

这种情况我们可以取象，如同泉眼的沟渠长期没有清理，结果被枯枝败叶堵得严严实实，导致泉水越来越小，越来越少，这时你只要把沟渠重新挖通，泉水就恢复了它的欢畅流动。

对于长期营养过剩、久坐不动的胖人来说，大便通而不畅，你通开他的大便，比治其他任何一方面都重要。这就是《黄帝内经》里所说的，小大不利者，当治其标。所以我们用防风通圣丸，但凡见到大便秘结、小便短赤、舌红、心烦躁这几个主症，随手用之，少有不效的。

我们可以这样形容防风通圣丸，它是肠管、血管、毛孔的清道夫。

◎ 手足诊断有学问

今天从湖南来了一个外治法高手，我们叫他宏哥。我们记录了很多中医人的故事，他们既来任之堂学习，也来分享。关于宏哥的故事，我们花了几天的时间聆听、采集、记录、整理，下面来看看宏哥平凡而又带些精彩的学医过程。

宏哥十八岁跟随他恩师学足部反射疗法，用的是摸排病气的疗法。既能够通过摸脚诊病，也能够通过摸脚治疗一些特殊的疾病，比如心脏病、癌症疼痛、结石等比较棘手的，至于其他疾病，像风湿性关节痛、腰腿痛就更多了。

宏哥不高，略微发胖，人很壮实，声音洪亮，手臂粗壮有力，这跟他的职业分不开。由于长年的手法操作，使他的上肢练得非常强悍。宏哥经历过生死，所以他在心理上藐视这些疾病，在治疗上却重视应对，所以宏哥用他洪亮的声音，无形中给了患者一种信心。

比如，几天前有个鼻塞的女患者，整天鼻子不通气，头昏脑涨，浑身都不舒服，老师给她开了药方，而患者要下午才能够熬药，晚上才能喝到药，难道就一直要难受到晚上吗？宏哥就自告奋勇说，你那点小问题，我帮你解决了。患者开始有些不信，但在大家的肯定下，患者就脱下了鞋袜，宏哥只用了一两分钟，在她脚上找出相应的痛点，边做边和患者聊天，说患者哪里哪里不舒服，患者一一点头。大家还没反应过来，宏哥就停止了，叫患者站起来，看看呼吸通不通畅，头还涨不涨？

患者站起来后，惊喜地说，咦，好像没事了。宏哥笑着说，当然没事啦。患者说，那再帮我按按。宏哥就开玩笑说，按是可以按，但我们这里这么多小伙子们在砸龙骨，口干舌燥得很，你去给他们每人买瓶饮料，解解渴，我就帮你彻底做一番。然后又花了几分钟，给患者的两只脚都彻底做了一遍，患者走时，鼻子也通气了，头脑也清爽了，很是欢喜。

我们问宏哥，这手绝活，以前我们都没听说过，只听说过那些洗脚城里搞的足浴，想不到你把这一手发挥到能诊断疾病，还能够治疗，迅速取效。

宏哥说，是的，现在足疗界里都是搞足浴服务，很少能够把这个它的真正医疗价值发掘出来。我师父主要是帮患者诊病，然后做治疗，也教了很多徒弟，在两千多个徒弟里，大部分还是做了低层次的足浴工作，极少数用中医诊病的。

◎ 落枕绝技

宏哥说，足部可以诊疗病，手部也可以诊疗病。比如落枕，别的不说，就用这手部反射疗法治疗，治一个好一个。宏哥拍拍胸脯，很有信心。

刚好我们有个学生，虽然不是落枕，但脖子最近僵硬得很，宏哥就把治疗落枕、脖子僵硬的方法展示给我们看。从患者手的拇指根，一节一节往上捏，由轻到重，然后再迅速拉一下拇指，最后在四指根部的掌上再横捏几下，落枕就好了。

我们就按宏哥所说的，帮那学生做，做完后她说脖子有发热感，轻松舒服了很多，这才仅用了几分钟而已。

宏哥说，有个老板，睡一觉后落枕了。这本来是一个很简单的感受风寒湿邪，颈部经脉不舒，结果治了一周也没治好。他到了我这里，我就用这种手法，几分钟，落枕就好了，像变魔术一样。他还有些不相信，可事实摆在眼前，好了就是好了。

我们就问宏哥这手绝活是从哪里学的，宏哥笑着说，这是一名老保健医师传给我的。当时我告诉他足部诊疗的经验，而他就传我这个绝招，他学了后很管用，我学了后也很管用。

好像有句名言，你有一个思想，我有一个思想，大家相互交流一下，最后大家都拥有两个思想。而在中医界也是这样，你有一个绝技，我有一个绝技，大家相互学习，交流绝技，最后大家都有两个绝技，甚至更多的绝技。这也是余老师建立中医交流会的初衷。

◎ 神手的由来

有位挺有来头的看好了病的患者给宏哥写了一幅"神手"的书法。何谓神，就是在他自己所属的领域里面，把技术做到了炉火纯青。

比如，庄子谈到的庖丁解牛，一个屠夫把刀用神后，居然让国君看了庖丁游刃有余的刀法后，感悟到养生之道，而叹为稀有。又比如，卖油翁的故事，一个老爷子常年在外面卖油，他可以把油倒进铜钱那么小的细孔里面，点滴不漏，人皆叹为神奇，而问其故，老翁说，无他，唯手熟耳。

任何技术都可以往高处发展，到达一定程度，就叫作炉火纯青，但这个过程一般要经历过五个阶段，即生——熟——巧——妙——神。

观宏哥的反射疗法手法后，我们不禁感叹，宏哥的这双大手，居然如此灵巧。

我们问宏哥这十余年以来，你究竟摸过多少双脚？宏哥思索一下说，现在我每天给十几个患者摸脚诊病，以前跟师傅学习时，每天也摸好几个，把节假日去掉，按最保守一天三双脚来计，这十多年以来，也有一万多双了。

我们跟宏哥说，你算是践行了一句话，这句话说："若想千人头上过，必先万人脚下行。"宏哥眼前一亮，笑着说，还真是这样的，没有跟师几年的那番苦练功夫，也到不了今天这小小的成就。

◎ 摸脚能止痛

宏哥的师父一直在研究反射疗法。一开始，师父给宏哥讲一些中医理论知识，偶尔还讲一些人体骨骼的知识。

想不到师父讲的骨骼，是西医解剖的那套，他一讲宏哥很快就听明白了，而且还跟师父有些交流。宏哥以前可没有学过医，那这些知识是从哪里了解到的呢？

原来是宏哥老家盖房子的时候，挖地基，挖到四副棺材板，里面有四具人体骨架。这四副人体骨架构造，宏哥当时清楚得很，因为全部都是宏哥一个人一块一块捡好装进袋子里，再拿到另外一个地方去埋。

宏哥师父就很奇怪，为何他讲的骨关节那些构造，宏哥居然一听就清楚了呢？其实宏哥早就亲自拆解过四具人体骨骼关节，而且是真实的人体骨骼关节。宏哥当时拆解的时候，还认真观察思考过，没有草草率率把它们搞乱。

宏哥跟师父说，你讲的那些东西我都清楚了。宏哥师父听了就乐，说，你清楚了就好，只要把整个骨架搞清楚，再了解清楚了五脏六腑，你就入医门了。

后来宏哥又学会了师父摸脚的绝技。宏哥师父善于治疗冠心病，还有癌症疼痛。那些癌症疼痛的患者，用四五支度冷丁（即哌替啶）都止不住痛。师父居然用摸脚的手法就帮患者止住痛。宏哥的师父很重视资料的整理，患者的前后诊断、治疗经过，他都有详细数据的总结，所以很有说服力。

宏哥通过摸脚，可以用于诊病，也可以用于治病。就算是患者来后，闭嘴不说话，宏哥通过摸脚看他的反映，然后就画一个人体脏腑图，哪里出现问题，宏哥就在哪里把它圈出来。通过宏哥画的脏腑图，患者到医院再针对性地做检查。比如摸到子宫压痛点的，查出子宫肌瘤；摸到太阴脾经上有疙瘩的，查出糖尿病；摸到心区疼痛的，查出冠心病或心肌劳损；摸到颈椎的反射点大脚趾剧痛难忍的，一检查就是颈椎病。基本上靠摸脚，十有八九都能把病给诊断出来。

◎ 现场献技

我们都希望宏哥现场给我们展示一下这反射疗法的精髓。宏哥二话不说，把袖子挽起来，你们谁来？这时周师傅笑嘻嘻地站出来，把袜子脱了，脚放在一张凳子上。周师傅身上有一些老病痛，很多是长期积劳所致，这些我们都知道，但没有先说出来。

宏哥习惯地在脚上边摸边找压痛点。在大踇趾上，宏哥用力一捏，周师傅感觉异常疼痛，宏哥说正常的痛和病痛是不同的，大踇趾这地方，前面 1/3 代表的是额窦，侧面的是颈椎，而脾经的隐白穴代表的就是鼻子。

看到周师傅咬牙忍痛的样子，宏哥笑着说，你这身体啊，需要好好休息。前额、颈椎、鼻子都不是很好。大家一听都乐了，这也是周师傅的老毛病了。

周师傅喜欢喝酒，喝酒很容易把痰湿升发到鼻子、背颈，还有额部和肩臂，所以喝酒的人，再一吹风，就很容易得头痛、前额痛。痰湿再稍微重一点，就容易鼻塞，不通气，头也容易晕。

接下来，宏哥顺着脚掌往下摸，边摸边说，余老师把脉可以诊病，而我这个摸脚反射疗法，通过摸脚就可以定病位。有明显结节疙瘩的患者特别痛，代表相对应的身体某个脏腑出了问题，所以我们摸脚的时候不能太快，要先把自己稳住，太快了，就不能体会到脚中微妙的变化。

《大医精诚》曰："虽曰病宜速救，要须临事不惑，惟当慎谛覃思，不得于性命之上，率尔自逞俊快，邀射名誉，甚不仁矣！"

接着宏哥摸到心区，周师傅也有些闷痛，宏哥马上说，心区如果摸到这种反应，是心脏供血不足，人容易感到疲劳。我们摸脚就是这样，有一张足底放射疗法全息图，你要想象把人周身的脏腑装在脚下。像在这个心脏反射区里，冠心病的患者可以摸到条索样硬筋。一般心肌劳损、疲劳过度的人，摸到这里他也会忍不住痛。

接着宏哥摸到腰肾，其他地方还好，当摸到前列腺反射点时，周师傅显然有些不安。宏哥说，这肾经周围的输尿管、膀胱、前列腺都在这里，女的就是子宫，这里如果摸到有结节，那一般是前列腺增生，或者是慢性炎症，女的如果有子宫肌瘤的话，在这里可以摸到豆样的硬疙瘩，按我的经验来说，摸到这个，十个里面有八个可以确诊。

◎ 阳痿与结石，摸脚皆可治

宏哥说，还有一点，这摸脚，是一边诊断一边治疗，碰到有结节的地方，我帮他梳理打散，这就是在治疗了。上次我治疗一个阳痿的患者，摸到这个前列腺的地方，严重堵塞，他已经八年没性欲了，就摸了一次，我把他这里用力打散，这是一个典型的实证，结果当天晚上他就有性欲了。他说，吃了很多壮阳的药都不管用，你这摸一次脚就管用。我跟他说，你这是堵住了，堵住了怎么能管用呢？吃再多的药也到不了那地方。

然后宏哥的手又摸到脚背外侧。宏哥说，这里是和前列腺对应的地方，男性的是睾丸，女性的是卵巢。现在不孕不育的人太多了，好多在这里都可以找到问题。周师傅倒没有特别反应，宏哥便说，你这没什么问题。周师傅听后松了一口气。

还有这个膀胱区域也很重要，结石很多都在这里可以摸到结节点。结石摸到的是那种沙沙面面的感觉。我治过很多例，其中有一例，摸这里没怎么用力，患者都痛得受不了，我就叫他先喝上十杯水，然后重点帮他摸肾和膀胱这个区域。

肾为里，膀胱为表，用力是轻重交替，重按泻膀胱，轻按补肾气，一补一泻，扶正祛邪。做完后我叫他一步一步地走上三楼，然后再叫他从三楼一级一级地往下跳，跳到二楼就想小便了。我不让他小便，让他再跳几下，然后再小便，就把石头撒下来了。当然也有些难治的，就是那种石头是三角形的，有棱角的，比较大，卡在那里，难下一点。

大蹈趾头这里还有一个记忆区，这里摸到痛的患者，记忆力不好，所以我们要不断地刺激这个记忆区。周师傅这里疼得特厉害，大家都一笑了之。原来老师也经常叫周师傅多背方歌，但周师傅就是记不牢固。宏哥就说，可以经常摸这里，中医说交通心肾，我们反射疗法说刺激大脑，加强脑供血。

摸脚看似是个小技术，里面也有大天地，这个技法用好了，不管你走到哪里都能用，而且越用水平越高。

◎ 摸脚的三个重要区

我们又问，宏哥，这摸脚，有没有一些特别要注重的点？

宏哥说，有几个。我现在最常用的有三个，一个是脑垂体，一个是肾上腺，一个是胰腺。就这三个地方，我们反复试验了几千例患者，止痛效果非常好。一般的疼痛，很快就止住了。就算是那种癌症剧痛，医院打止痛针都解决不了，这摸脚恰恰能够缓解。

我们问宏哥为何这三个地方有这么好的治疗效果？宏哥说，按西医的说法，这些区域都是人体最重要的精华分泌的地方，这些地方如果活跃起来，整个身体上下内外呼吸都会改变。有些患者刚来时，呼吸很浅薄，做完后呼吸非常顺畅深沉，不用说了，晚上回去肯定能睡个好觉。通过这足底反射按摩，能够止痛，把身体气血调平和顺畅，也会改善睡眠质量，增加胃口。吃饭、睡觉好了，人体正气就足了，正气一足，病邪也就消退得快。所以这摸脚，莫小看，从小的方面讲，可以解决燃眉病痛，往大的方面看，可以改善人体的生活质量，这都是一个良性循环。

然后宏哥又往下摸，摸到脚跟部说，这里有个梦区，如果摸到这个梦区是酸胀的，那患者做的多是好梦，如果摸到这里是刺痛的，那患者做的多是噩梦。我们有个足底反射按摩诊疗棒，是不锈钢的，这诊疗棒一点上去，患者脚部有病痛的区域，反映就和平常的大不同。

宏哥接着又摸脚掌的内侧说，这里管的是整条脊柱，从大踇趾到脚跟，就相当于从颈椎到尾椎，从足底反射来看，你腰椎比颈椎强多了。

周师傅点头说，是的，每天抓药，头都要弯着看秤，从药柜里抓药，这脖子的确是不太利索。

我们问宏哥说，摸脚之前要不要先洗一下？宏哥笑着说，我们医生是帮患者诊病，又不是帮患者洗脚。我一般先帮患者诊断，至于泡不泡脚，怎么泡，那是我做完诊断后面的事情了，我都交给别人去干。我们医生是把病诊出来，帮助患者治疗。

患者要的洗脚服务，那是另外的事情。

我们在旁边都可以明显闻到脚臭味，但宏哥却不为所动，专心诊疗，甚至不让患者先洗脚，目的就是保持最原始的状态，更有利于诊断疾病，提高效率。

《大医精诚》言："若有患疮痍下痢，臭秽不可瞻视，人所恶见者，但发惭愧凄怜忧恤之意，不得起一念蒂芥之心，是吾之志也。"

医不能避臭秽，宏哥如是说。

◎ 牙痛还能定位

然后宏哥又指着足太阴脾经所循行的小腿内侧循行部位，给我们讲解说，这个小腿你们别小看，可以诊断糖尿病，而且是经验诊断。我摸过很多，那些患者自己都不知道得了糖尿病，我一摸，发现这小腿内侧有一粒粒油状样的疙瘩，然后再摸胰腺部位，居然有像鱼卵样的东西。鱼卵你们都吃过吧，出现这种东西的话，我们可以根据多少而判断他血糖大概有多高，患者就很信服了。

宏哥的手又在周师傅其他脚趾头上按了起来，痛得周师傅龇牙咧嘴，宏哥便说，这里代表的是扁桃体，你颈部淋巴也有些肿大吧。这下我们不由一惊，周师傅前段日子还让老师开药，老师给周师傅开了消瘰丸，就是治疗颈部阴虚火旺引起的痰核结节。

又在周师傅大踇趾的一边摸到剧痛点，周师傅差点"啊"地叫出来。这下宏哥笑着说，你右边下面倒数第二颗牙齿痛。这下连周师傅也惊讶了。周师傅这牙痛算是老毛病了，想不到宏哥摸出痛点还可以精确定位。我们问宏哥这是什么诊断，以前从没见过。

宏哥说，这个也是多年经验的总结啊！上次一位患者来找我时，闷声不说，我帮他摸到这个反应点时，他痛得开口叫，我就说他下面倒数第二颗牙齿痛，他说昨天才补上的，现在还痛。后来我开始实践，发现越摸索，经验越多，但理论上还有很多需要完善的地方。我来余老师这里就是想把这摸脚的理论体系在更高层次上进一步完善。当余老师说到降浊排病气时，我马上想通了很多，这个摸脚主要是以疏通降浊为主。摸脚后，发现患者打呃放屁的很多，可见这是有很强的降浊道理在里面。

◎ 反射疗法救了我

宏哥说，2006 年我结婚前夕与家人闹了矛盾，加以劳顿，第二天就觉得浑身上下不对劲，连拜天地的时候都觉得腰背沉重无力。我当时就想这么多年，什么苦我都扛过来了，这不就是一个小感冒症状吗，也没当回事。直到第三天晚上，越来越觉得难受，当时脑后骨头僵硬得很，又痛又难受，浑身还没力。当时立即到朋友的诊所去，扎针，止不住骨头痛，中药一喝就吐，打吊针，打的时候暂时没事，打完又拼命地吐。连上下楼梯都觉得天旋地转，扶住楼梯还觉得扛不住。检查尿蛋白（+++），还有心肌炎，一连打了七天吊针，尿蛋白算是好转了些，但手却一直麻痹，背心骨疼痛难忍。第七天的时候，还没好转，我就赶紧想要到大医院去，于是坐火车到湖南湘雅医院。在坐火车的途中，也在打吊针，心慌得很，也没有味觉。

在湖南我有个草医朋友，住在深山里，到湖南当天晚上，我就先坐两小时的车，找草医朋友，请他帮忙。他就帮我用艾条和香烤背，烤完后舒服了些，味觉也有所恢复。然后在湖南的某大医院住院，花了一万二，骨头疼痛仍然不减，浑身没劲。医院怀疑是骨髓病变，要抽脊髓。我说，我这么年轻，不至于那么重吧？可医院却说必须检查，我当时大便也开始不通了。我就想，花了一万多块，还查不出什么原因，不能再这样拖下去了，于是我就回到我师父那里。

我师父看了后，一边帮我诊断，一边帮我摸脚，以前我以为摸脚只能够解决一些慢病，但在我师父这里完全改变了我的看法。我师父帮我摸完第一次脚后，几天不通的大便通畅了，臭得要死，当天晚上我就睡在师父那里。

第二天醒来后，觉得手脚稍微有点力了，但背还痛得很。师父说，这是风湿入侵了内脏，要我好好休息调养，不要动怒气了。这样我师父就每天帮我摸脚两次。

第三天，背心渐渐不痛了。晚上，我还做了一个奇怪的梦，梦见一群和尚拿着棍子，往我背上使劲地打。我说，别打我了。那群和尚说，不打你，病怎么会好。那棍子一节节从腰以下往头颈上打，我怎么也躲闪不开。我就把梦跟我师父说了，我师父笑着跟我说，你这病，就是要从脊椎下面一节一节往上面好。

后来一周内，我慢慢地发现，首先是腰没那么酸胀了，后来背心的痛也减除了，再后来脖子慢慢不僵了，可到最后，剩下眉棱骨和风池穴疼痛，始终好不了，每天必发作一次。这眉棱骨痛是每天下午2点痹痛，痛得啥事都干不了。

这段时间我一边做患者，一边也做医生，我师父每天晚上帮我摸完脚后，我也帮我师父摸，我师父怎么用力，按照什么顺序，我就跟我师父怎么用力，按照顺序来。那时是我医术进步最快的时候，最后把自己的身体基本调好了，但就剩下脑后的风池穴和眉棱骨痛好不了，。

想起当时一怒气，险些把命丧。这是给我人生一个重要的教训，俗话说："气是无名火，忍可敌灾星。"以前我对这句话领悟不深，经历过这次后，我的理解是刻骨铭心的。一个小小的愤怒，可能只是一根导火线，但可因此引起一系列的灾殃病变。这点我体会最深，所以现在我很少发脾气了。

我们问宏哥，有没有好好总结这次生病的前因后果？如果把这个疾病的过程好好总结一下，对很多人来说，都可以有所启发。

我们疑惑，这只是一个小风寒感冒，怎么会把宏哥这牛一样壮的身体撂倒呢？

宏哥说，风寒感冒只是外因，当时新婚朋友来贺喜，祝贺我事业有成，我当时非常开心，大喜。因其他事我又与家人发脾气。当晚又喝了很多酒，吃了很多菜，还想起 2000 年因为重病去世的母亲，我暗中还哭了起来。这样大怒伤肝，大喜伤心，大悲伤肺，大饱伤胃，再后来，晚上洞房这个就不用说了，房劳肯定伤肾。后来医院查出急性肾炎、心肌炎，这都是很自然的事。我的五脏六腑当时都因为七情悲怒受伤了。当时山西还比较冷，喝完酒后，毛孔大开，我身体相当地烦热，根本不想多穿衣。这样风寒之邪直接进来，侵入到脏腑中去，身体完全丧失了抵抗能力。这虽然只是一场小感冒，可有谁能想到我身体外面强悍，里面早就已经乱了。所以一个不起眼的小感冒，居然差点要了我的命。

听完宏哥的分析，丝丝入扣。值得大家引起重视，尤其是新婚的青年男女们。《增广贤文》说："终身疾病，恒从新婚造起；盖世功业，皆是老来建成。"又曰："老来疾病都是壮时招的，衰后余孽都是盛时造的。"宏哥的这番分析，对所有关注身心健康的人们来说，都有很好的启发。这个案例教育大家，莫纵欲，莫大喜大怒，逢大事心中要有静气，勿以元气佐喜怒，勿用肝胆化酒物，勿将脾胃食过度，勿逞肾强竭无度。

宏哥接着说，后来我在湖南生根立足了，创立了自己的养生堂。

有个老太太过来，我帮她摸脚，一摸就发现她脾经上有很多疙瘩，便说你有糖尿病。老太太说，我不管那个，你能够把我便秘治好，我就给你介绍一大堆人来。结果我就在她的脾经，还有脚部胰腺周围，用重手法把那些疙瘩打散，想不到第二天老阿婆过来，不好意思地说，小伙子，我今天大便三次，从来没有这么顺畅过。

在后面的几个月内，我边帮患者摸脚，也边在琢磨我的毛病，风池穴和眉棱骨每天都还疼痛发作，吃了扩张血管的西药，能够管两个小时，可我不能这样一辈子吃下去啊。后来我碰到一个卖草药的老头，他脚麻痹，我帮他摸脚缓解了疼痛。我

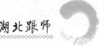

就问老头，我这个头痛有没有办法？老头说，我一不带徒弟，二不传方子。于是我就带老头下馆子吃饭，跟他聊得很开心，他就给我抓了五味药，说拿回去试试看，五味药为川芎20克，白芷20克，威灵仙20克，当归10克，天麻30克。

结果我吃完三付药，疼了几个月的后脑勺、风池穴不痛了，眼睛也不痛了，就剩下眉棱骨那一点还会痛。我已经很高兴了，这个小方子帮我解除了最后的那几点疼痛，就剩下眉棱骨痛还未能解决，而且一劳累、熬夜或饮酒过多，又会引发疼痛。我就想这病就算给我提个醒吧，它一痛就让我想起我过去种种不良的生活行为。一痛也是提示我要好好休息了，平时的小痛总胜过急时的大病吧。

这次宏哥来任之堂，也是抱着学习的态度，趁年轻要把中医博大精深的理论体系再次领悟，并用来完善自己的反射疗法。宏哥通过十多年的打拼，结识了不少江湖郎中、草医奇人，也学习了其他方面的一些绝技，这里我们就不再多论。

◎ 手麻手抖是何因

一位老人家手指外伤后反复感染，后来慢慢好了，但手指受伤周围的皮肤却莫名其妙地跳动。刚开始他不以为然，可不久后腕肘部的皮肤也轻微地跳动，再到后来，老人家整个手臂都轻轻地颤抖。这是怎么回事呢？

老师说，复杂疑难的病回归到中医基础理论都可以得到简化，像这种抖动，是身体有风，风性主动，就像风吹树摇。可为什么有风呢？

一个是血虚生风，另一个是经脉痹阻不通引起风动。所以当时用了两味药，当归40克，蜈蚣3条，就把这老太太奇怪的手麻手抖症治好了。

为何血虚会风动？我们看树木缺乏水分滋养，就会干枯，很容易被风摇动。一旦浇足水，根深蒂固，必定枝繁叶茂，非常牢固，邪风不能轻易摇动。这叫治风先治血，血行风自灭。

> 手麻手抖是何因，血虚血痹有风行。
>
> 试问治法当如何，补血活血祛风灵。

为什么经脉不通堵塞会引起风动？因为肝主疏泄，当肝的疏泄之性得不到条达，它就会通过发脾气或者颤抖烦躁来向你抗议，所以发脾气也是一种风象，告诉你要疏泄气机。

所以这时我们治疗用药最常用的是养其真，顺其性，最直接养肝血的药是当归。顺肝性，助肝疏泄，通达周身经脉的药有很多，而蜈蚣是动物药，更善于疏泄，凡气血不顺遂之处，皆可条达开通之。

创涛说，这样当归养其真，蜈蚣顺其性，不荣得到滋养，不通则得到开通，所以手麻手抖的烦恼就得到消除。

是啊！掌握住养其真、顺其性的大法去治病，就容易得其要领。

◎ 养真顺性降浊治乙肝

老师说过一句话，不要把身体当战场，要把身体当道场。

我们想了很久，身体怎么样是战场，又如何将身体变成清静的道场呢？

后来碰到好些乙型肝炎的患者，看他们以前吃的药，多是溪黄草、田基黄、大黄、栀子等一派清热解毒、杀灭病毒的中药，吃到舌苔变白，病毒都还没杀干净。

老师反问我们，治肝炎病毒，你是消炎治病毒，还是治肝？

很多人看到医院的诊断，就跟着病名走。中医是看五脏，从大方面入手，不是被病毒、炎症牵着鼻子走。我们要通过理顺脏腑功能，牵着病毒的鼻子走。

所以老师形象地说，如果你弄不清楚中医的根本在哪里，见到病毒就清热解毒，就像看到苍蝇就用灭害灵，见到蚊子就拼命地烧蚊香。看似暂时赶跑了蚊蝇，但却尸横遍野，屋子里都是一派浊气。

我们恍然大悟，原来老师说的把身体当成战场的方法就是对抗治疗、杀灭治疗。

为什么对抗治疗、杀灭治疗不治本呢？你看，随后苍蝇、蚊虫又进来了，而且还慢慢变得耐药了，那该怎么办？

老师说，把身体当成道场，把屋里的垃圾清理干净，装上窗纱，你会发现苍蝇、蚊虫越来越少，空气越来越好。所以治肝炎一定要立足于肝，治肝一定要立足于五脏，只要水足木达，土壤松通透气，这环境一定很好。对于身体而言，只要肾精充足，肝气条达，脾土健运，那么正气自然充足，病毒邪气就自然消除了。

我们发现老师柜子里治疗乙肝医案的记录，最快的一例，吃了不到一个月的药，就彻底转阴了。这方药也是用简单的养真顺性降浊思路。用女贞子 20 克，白芍 25 克，当归 10 克，丹参 15 克，柴胡 10 克，茵陈 15 克，莪术 15 克，党参 15 克，茯苓 20 克，白术 10 克，黄芪 20 克，板蓝根 20 克，金银花 20 克，五味子 15 克，一共 10 剂。

老师治疗乙肝的大思路都离不开这张方子。

为什么有些乙肝患者容易治，有些难治呢？不在于病程长久，病邪厉害，而在于患者的状态，哪种状态更有利于身体康复？少思虑，多运动，节饮食，戒手淫。

◎ 手汗三药

汗症在临床很常见，有些患者手汗特别多，兼有烦躁。

老师说，人体的任何病症反应都是身体在自救，手心出汗也不例外。

这个患者一心烦，一着急生气，手汗就特别多。

老师说，汗为心之液，当你特烦热时，就会通过出汗来解压放松，但是老是出汗，就是一种病。就像有的患者，吃了麻黄和浮小麦这些收敛止汗的药，汗都没有止住。

老师说，出汗只是标，心烦气躁才是本。只是片面地收敛止汗，叫治标不治本。

于是老师用灯心草、牡蛎、泽泻三味药，患者吃了几剂就好了。

大家很奇怪，这里头并没有刻意去收敛止汗的药。

老师说，你看他心脉上越，所以把水湿往手上发，我们通过灯心草，引药入心，牡蛎、泽泻导水下行。这样压力从下而解，心不烦，气不躁，汗自然就不多了。

所以我们把这三味常用药定为手汗三药，对于心烦气躁导致手心汗多的，用之常常应手取效。

◎ 田法

《此事难知》里讲，大凡治病，先调其气，次疗诸疾。可怎么调气机呢？

老师说，常见的气机失调，有气虚、气陷、气滞、气逆四种，针对这四种气机失调，可以用四大法，即气虚则补，气陷则升，气滞则疏，气逆则降。然后老师便利用看病的闲余时间，给大家讲调气机常用的田、甲、申、由四大法。

什么是田法？田就是填补之意，气不足了就要填充、补充之。所以临床上你摸到患者脉象瘪下去，沉取无力，细弱，鼓动不起来，肌肉也比较松弛的，常见于中老年人，还有久病、慢病、体虚之人，他们的身体就像瘪了的皮球、轮胎一样，急需要充气，这时就会用到田法。

有个五金店的老板，最近干活老觉得疲惫，睡觉醒来后觉得跟没睡一样，不想说话，记忆力减退，一摸他脉象，沉弱，力量不够，整个气都没有把脉管填充足。

老师说，这种脉象就像自行车轮胎没气，你骑起来很费劲，所以患者特疲劳。

老师给他开了黄芪建中汤，五剂药下去，复诊时完全变了个样子，精神充足，走路有劲，人的反应都敏捷了。

老师笑笑说，这就像田地里的禾苗久旱逢甘露，荒地里的草木得到肥料一样，马上就腰杆子挺直，神充气足。但我们看老师用黄芪建中汤时，还加了些陈皮、木香。

老师说，用田法来填补，用的是一派补气、充气的药，这些补益之药容易壅塞胀满，容易跟痰湿交结在一起，所以在补气的田法里常配合陈皮、木香、砂仁、半夏等行气化滞、消痰除湿之品，使患者吃药后不胀满，补而不滞，不生痰湿。

◎ 甲法

那么甲法呢？大家看"甲"字是不是往下一竖，所以甲法就是下行之法，大凡脉势上越，则反映气血并走于上，应该引气下沉，以养内脏。所以我们常用通腑降浊、引气归原法，使气化下行不作劳。

上次有个患者，大家最深刻，说话声音洪亮，人微微有些狂躁，彻夜难眠，面红耳赤，连眼珠都有些发红。

老师说，你们来体会一下，他这是典型的上越脉势。大家一个一个摸过，明显感到上越的脉势，就像一个氢气球直接要往天上冲一样。

老师说，这种脉势的中老年人容易脑出血、中风，甚至狂躁、失眠，这种患者如果再稍微喝些酒，发点脾气，一激动，那就麻烦了，很容易出血。

这患者点点头说，是啊，我经常牙出血，有时还鼻子出血。

老师说，这种情况，你们都会治了，降本流末，引浊阴下达。

于是用了温胆汤合肠六味，这是经典的甲法组合，还加了龙骨、牡蛎。

为什么呢？大家看，氢气球往上飘，你如果在下面挂上一些沙袋或石头，它就飘不起来了，而龙骨、牡蛎就是专门把上冲的脉势收下来的经典药对，从上中焦胆胃，收到下焦膀胱、肠道。

患者吃药当天就神清气爽，睡觉沉稳，第二次来复诊时，就没有那么紧张焦虑了，而鼻子容易出血、牙出血的症状也随之消失。这就叫血随气升降，气逆则血出，气降则血收。运用甲法把气收降住，则狂躁、出血之症顿消。

老师接着说，像少腹逐瘀汤、桂枝茯苓丸、苏子降气汤、三子养亲汤、导赤散等，这些都能够把上逆的浊气、肝火、痰湿，从咽喉、胸肺，一直降本流末，收到大肠、肛门、膀胱排出去，都属于甲法范畴。

所以甲法运用非常广泛，气逆诸症皆可用之。

◎ 申法

申法又不同，它在升降的同时疏解中焦关郁，令上下气机一齐通开。

老师说，申法在临床中运用最为广泛，很多患者思虑过度，气机郁结，饮食不节，肠肥肚满，这一系列中焦肝胆脾胃气机郁滞导致的各类病症，皆可以用郁者达之、结者散之的升降疏达大法。

大家看"申"字是不是上通下达，就像种子下面长根，能疏通土壤，上面破土而出，冒芽可以条达理顺气机。所以像麦芽、谷芽这些种芽类的药物，可以说是申法最形象的代表，既能够疏肝，也能够健脾，既可以理气，又可以降浊。

有个白领，不想吃饭，经常叹气，觉得很郁闷，他的口头禅就是"郁闷"两个字。每天工作都没有笑脸，找不到幸福感。

老师说，这气机堵住了，双关脉郁，当然不开怀。于是教他用麦芽、玫瑰花，加些姜、枣来泡茶。这样喝了一个多星期，左右关脉郁结条达，气血舒展，再来复诊时，脸上都带着微笑。

看到患者皱眉变得舒展，我们医生都会觉得很有成就感。所以哪个医生能够帮助患者把郁结解开，把滞塞理顺，那他就是高手。我们很奇怪地问，老师，为何用麦芽、玫瑰花这些疏通的气药时，还要加些姜、枣呢？

老师笑笑说，疏通的药就像将军，他在理顺气机的同时，会消耗人体的真元。所以用兵打仗，前提要粮草充足，用疏泄的药物，前提是要用一些保护脾胃气血之品。这样患者用完药后，气机理顺，就不会短气不足，原来这就是行气不耗气的用药宗旨。所以很多医家在处方里会加上生姜、大枣、甘草，调和营卫气血、中焦脾胃，目的是让药物能运化，动力更足。这样气机条达后，人就会更精神。

家乡有个砌墙盖房的工人，跟他儿媳吵了一架后，闷闷不乐，情志抑郁，吃不下饭。人是铁，饭是钢，一日不吃饿得慌。吃饭没胃口，体力很快就会下来。

果然他开始干不了活，睡不好觉，表情麻木，甚至有些呆滞。他就这样长达八个月，不能干活，老板也不敢再请他，怕他出意外。这八个月期间，既是检查，又是吃各种抗抑郁药，人显得更加呆傻，家人以为是不是老年痴呆症？

我们摸他脉象，双关郁结如豆，再问他病史，心中马上了然。

患者还有一个特点，就是平时痰多，不抽烟也一样有很多痰，这完全是一个痰气交阻在中焦，上下不得，所以人显得呆滞，胃口不开，情志不遂。

我们就思考，先不管他是情志病，还是抑郁症，反正要疏其气血，令其调达，令升者自升，降者自降。只有人体肝升胃降，左升右降，清升浊降，五脏才会安好。

所以，不管他得的什么病，我们把握住这个升降的病机，用申法，使气机上通下达，就用了小柴胡汤加温胆汤，取小柴胡汤升上，温胆汤达下，使小柴胡汤升肝脾，温胆汤降肝脾。只给他开了七剂药，他吃了舒服，又按原方抓了七剂药，居然胃口大开，痰浊减少，神志清爽，又开始干起活来。

后来他的亲人专门上门道谢，说，我们一辈子都不忘这个救病之恩。

用申法的关键就是双关脉郁结，气机板结在那里，你用申法，就像人伸了一个懒腰一样，特舒服。所以像小柴胡汤、逍遥散、四逆散、越鞠丸这些以疏通肝胆脾胃气机为主的代表方都是申法的灵活运用。

申者伸也，伸展气机也。

申法符合《黄帝内经》的宗旨，疏其气血，令其条达，乃至和平。

◎ 由法

有个广东的患者，他每天都要上三四次厕所，一吃到不合适的东西，或者紧张了，肚子就容易冷痛拉稀。老师摸他脉濡弱下陷，便给他开了附子理中丸。

他一看这方子，便摇摇头说，医生，我吃过附子理中丸，没什么效果。而且我还看了张锡纯的书，也服用了硫黄，都没有治好我的病。

老师笑笑，这次在附子理中丸后面又加了苍术、羌活、防风。

温阳药加上风药，就有种温煦、向上提拔之意。

患者抱着试一试的心态，先服用两剂药，当天晚上就吃了，本来有夜尿的，发现没有了，两天后来复诊，不再拉稀。然后他又把方子抄了一遍，带药回去。

大家都想不明白，患者以前没少吃过附子理中丸，为何老师多加几味风药，原来效果不理想的汤方马上就变得理想了？

老师说，患者体虚，脉势下陷，说明下焦寒湿重，下焦的寒湿不是单靠硫黄能化得开的，也不是单用附子理中丸能温化的。从下面用温药往上蒸还不够，稍微加点风药，从下面往上升，中医叫逆流挽舟，效果就好。

有些学生听得不是很明白，老师就打了个比喻，比如一件家具要运到楼上去，下面要有人托，上面要有人提，一托一提，家具就容易上去。下面托的就是温肾助阳的药，上面提升的就是风药。这下大家全明白了。

随后在舌苔水滑、脉濡弱的各类疾病之中，不管是便溏，老人尿不尽，还是胃下垂、子宫脱垂，我们在用方上把握住从下面温阳托起，稍微加点风药往上提，往往效果极佳。

老师说这种大法就叫作由法，对于气机下陷多采用此方，由者向上升举也。所以常见的胃下垂、子宫脱垂、脱肛等脏器下垂，还有妇科崩漏、白带量多，以及泄泻、尿频，我们常选用补中益气汤、附子理中丸或逆流挽舟的人参败毒散，温药配合升药，就是由法的代表。

这些温升上达之品，会使周身之气蒸腾，下陷之脉势上提，病症可消，疾病可除。

◎ 水肿三药

上了年纪的妇人容易腿肿。有位妇人七十五岁，第三次来复诊，每次只吃三剂药，主诉是不明原因的脚肿，老师叫我们按她的脚，一按一个坑，吃完这些药。她笑着说，脚肿都消了，心慌、胃痛也好了。

老师再把脉后，点点头说，脉象在好转，本来双寸脉不足，现在起来了，双关尺脉郁滑，下焦水湿重的，也利出去了。

究竟是用什么思路治好了这气虚水肿的老妇人呢？

我们一看方子，居然是常用的黄芪、益母草、川芎三味药为底方加味而成的。

这三味药是治疗气虚水肿、气陷水湿内停最常用的，所以我们称之为水肿三药。

大家觉得很奇怪，这水肿不是要用一些薏苡仁、泽泻、车前子、滑石、茯苓之类通利水湿的吗？怎么反而选这三味药，补气活血利水呢？

老师说，水肿不要只看到水，还要看到气血，气虚血瘀则水湿不去，气足血活则水湿排走。所以黄芪能令身体气阳充足，川芎能令血活流通，益母草能把水湿利走。而且益母草、川芎还能活血。《伤寒论》讲，血不利则为水。说明血液循环不好，会加重水肿，这就是通过活血来减轻水肿的道理，中医叫作血水互换原则。

老师怕大家理解得不够深刻，便跟大家讲，你们看，水湿重的人腿脚沉，这在生活中可以取一个什么象？

湿性重浊，湿性趋下，湿性沉甸甸的，这不正是干爽的毛巾被水一泡，变得沉重了吗？

老师点点头说，这就是一个湿毛巾之象。湿毛巾要怎样把它变干？

大家说，把它晾起来，放在能晒到阳光、通风的地方，水湿往上蒸发，往下滴，很快就干了。

老师又点点头，这黄芪、川芎，一个提气，一个提血，一个助阳气化，一个是风药能通风透气，就像阳光加风，很快把左右路下陷的脉势提上来，而益母草血水并利，能够把水瘀往下利，使患者排尿量增多。这样升降得宜，所以水湿就很容易祛除。

我们恍然大悟，黄芪、川芎主升，益母草主降，升清气降浊水，人就精神了，腿脚就轻松了，原来这三味药有这么深刻的含义。

◎ 耕田种地中的答疑解惑

老师在山上开荒，搞了一块菜地，带领学生们一起去开垦荒地种菜。

老师认为人是从大自然里来的，回归自然，跟大自然打交道，是人体的需要。现在很多人之所以生病烦恼多，那是因为他们离大自然越来越远了。

下午跟老师上山去耕田种地时，大家都很兴奋，何亮把锄头抢得最高，板硬的田地被一块一块地挖松了，文军拔草拔得最起劲，还有一些患者在田里捡碎石。

干了一个多小时，大家额头上都冒了汗。老师说，今晚你们回去睡觉准香。

确实，最好的疏肝理气，安神定志，莫过于勤劳干活，忘我投入。

这时一个学生问，为什么在用一些仁类药通便，比如火麻仁、郁李仁、杏仁时，还会加些宣通肺部的紫苏叶、紫菀、桔梗之品？

老师说，学中医要放在大自然中去悟，你们看建筑工人打桩时要把锤子抢到最高，才能打下去。开荒种地，要把锄头抢高，才能把板结的土壤挖松。

治疗便秘要先把肺气提起来，欲降先升，再往下压，肠道就容易通畅，否则肺气闭郁，必定大便难通，这也是肺与大肠相表里的道理。

又有一个学生问，为什么治疗脱肛，用黄芪配枳壳，而且对胃下垂也有效果？

老师说，脱肛和胃下垂，虽然是不同的病名，但都属于气虚下陷，都适合升提，肺与大肠相表里，黄芪提肺气，就等于提肛，黄芪又入中焦，升脾气，则胃不下坠。

为什么要加枳壳？这也是欲升先降的道理，先把浊气泻去，清气才容易升起。就像我们要把膝部往下蹲，然后再跳起来，才能跳得高。如果把枳壳比喻成一个下蹲动作，那黄芪就是一个上蹬力量。

学生们又问，为什么治疗一些糜烂性胃炎的患者，还要加些红藤？

老师说，一般的浅表性胃炎，蒲公英就可以搞定，如果糜烂深入，用红藤效果不错。不要把红藤看成只是治肠痈的药，它不仅能消炎，也不仅作用在肠道，它还能活血化瘀，通肠下积。所以不要说是肠痈，就连糜烂性胃炎、宫颈糜烂，还有其他肌肉方面的炎症，甚至骨髓的一些炎症，都可以用到它。

大家听后豁然开朗，老师不是看局部的炎症，而是看里面的病理变化，只要属于气滞血瘀，炎症水肿，局部容易发生痈疡糜烂，用红藤就可以起到活血化瘀、疏通经络、清热解毒、消除痈疮的作用。

大家意犹未尽，可是一个下午的劳作和师生答疑解惑很快就过去了，真希望时间多一些，既能锻炼身体，也可以增长学问。

我们任之堂的师生之间，学习并不是单纯待在宿舍或在诊室里，跟老师爬山、耕田种地，老师随时都在答疑解惑，传播中医，所以我们随时都在记录。

◎ 池塘加水鱼不躁

我们常碰到一些慢性咽炎，还有反复牙痛、口腔溃疡的患者，一听到炎症，就想到消炎，一听到痛症，就想到止痛，一听到溃疡，就想到用下火药。

可你会发现这些思路用上去，刚开始有效，但只是短期有效，后来又会加重，变得缠绵难愈，无有休止，这是什么道理呢？

原来中医认为，炎症上火必须分为实火、虚火，暴病多实，久病多虚，虚则补之，实则泄之，治法完全不同。如果你看到一个炎症，老用泻火之药治不好，说明这不是实火，马上就要换一个思路。

有个患者每天要接很多电话，变得声音沙哑，老是咽痛，还经常口腔溃疡发作，刚开始他用一些维生素片、黄连上清丸，吃了就好些，后来怎么吃都不管用，咽喉绵绵不休地疼痛，说话声音沙哑，饭都吃不下。

老师摸他脉象，发现脉细数，细为阴虚，数为火亢，于是用引火汤，重用熟地黄、玄参等滋阴之品，稍佐巴戟天、少量肉桂等温阳之药，再配些川牛膝、五味子，把虚火往下收。结果几剂药吃完，牙痛好了，也不沙哑了，口腔溃疡也没再发作了。

他感慨地说，吃这药我觉得不烦躁，很舒服，跟以前吃药大不相同。

一个学生就问，为什么老师没有用龙骨、牡蛎往下收呢？

老师笑笑说，用龙骨、牡蛎对于下焦真阴亏得不是很厉害的有效果，但是亏得太厉害了，中医叫水浅不养龙，这时虚火上冲，你靠镇压是压不住的。

老师怕大家领悟不到其中精髓，便叫大家到大自然中去取象。就像自然界中的鱼塘，如果塘水充足，这时电闪雷鸣，池塘下面有些贝壳类生物可以伏住，塘中的鱼就可以潜下去，不会往外乱窜乱跳。

但如果把塘水慢慢抽干，这些少水的鱼，就开始焦虑，就像一个人老熬夜，过用身体，导致真阴亏虚，就会很焦虑烦躁，呈现一派虚火上扰之象。又像一户人家没有粮食、没有钱，他就会慌、会很浮躁。一旦资粮充足，他就会心安神静地生活。

你看到鱼儿烦躁地跳上跳下，那是因为塘里快没水了，这时你只需要往池塘里注满水，里面的鱼马上就不焦躁上越了。

只要帮患者填补足真阴，细数的脉象就会变得宽缓柔和，虚火就不上扰了。老师重用熟地黄、玄参这些滋水之品，引火下行，就像给池塘注水一样，水满鱼自安。

引火汤这个古方的设计思路很简单，就是把水注足，将火引下来，那么水浅不养龙的格局就解除了。

龙雷之火不上亢，那么咽部自然舒服，牙痛好转，口腔溃疡自然消失。全方没有用一味消炎止痛之品，却能达到真正消炎止痛的效果，这就是中医辨证论治之妙。

◎ 以静制动与动中求静

从河北过来一女患者，三十来岁，长期鼻炎，鼻子不通气，搞得她很烦躁，晚上难以安卧，头痛，容易生气。一个患者身上常常是好几种疾病同时出现，这时就要考验医生如何抓住主症，把握病机了。

老师一摸她的脉，便跟她说，这脉静不下来，偏躁，双关郁，左寸脉也无力。

本来有烦躁郁滞脉象的人，脉应该上亢的，但为何这位患者脉上亢得不明显呢？原来亢久过后，身体消耗了大量能量，气血就亢不起来了。

好比一只跳蚤，它可以跳得高出身体几十倍的高度，但你用一个小杯子把它罩住，它在里面每跳一次就撞到杯顶，这样亢盛数次过后，也被撞累了，就再也跳不高了，反而跳得比杯子要低很多，这是典型的盈久必亏之象。

老师给她开：柴胡 15 克，黄芩 15 克，穿破石 60 克，枳壳 12 克，桔梗 12 克，木香 15 克，羌活 5 克，蔓荆子 5 克，苍耳子 15 克，辛夷花 15 克，川芎 10 克，绿茶 1 克，银杏叶 50 克，芦根 10 克，泽泻 10 克。七剂。

我们原以为老师对这个烦躁亢盛的患者，应该用以静制动，安神重镇的龙骨、牡蛎之类收一收，这样她就不会那么焦虑，但我们却发现老师居然用一派风药，非但没有去收它，反而还让它发越上来。这样患者不久不就更难睡觉，更烦躁了吗？

这位患者是从河北过来的，所以老师一次给她开了七剂药，她又坐火车回了河北。想不到事隔半个多月，她又来到任之堂。

轮到她看病时，她第一句话就很兴奋地说，医生，我鼻炎好了，晚上睡觉也比以前好多了。所以从河北赶过来，还想调调，这药吃了感觉舒服。

我们就纳闷了，失眠的常规治法是以静制动，你阳不入阴嘛，我就用这些潜阳入阴的药，如龙骨、牡蛎、磁石，或者用一些酸甘化阴的药，如酸枣仁、白芍、五味子，最起码也要让她浮越焦躁之象收敛下来，这也是常规治法啊！

但老师这次却是纯一派风药和气药，用风药、气药来安神，治好失眠鼻炎，这是什么道理呢？

像羌活、蔓荆子、苍耳子、辛夷花、川芎、柴胡这些药都有明显辛散之性，会让你兴奋起来，让气血上走于头表，但这些药是常规安神治失眠所不用的啊？哪有焦躁了，还让她再焦躁的呢？

后来我们读朱步先老老先生注的《普济本事方发微》，才豁然开朗。原来，早在唐宋时期，用风药来镇惊安神是很常见的。一般安神定志治失眠用的是静摄法，说白了就是以静制动，以阴潜阳。

但用风药却是动中求静，因为动静互根，静极复动，动极复静，此阴阳相互转化之妙也。就像太极圈里头，升已而降，降已而升，升降相因，互为根本。

常言道，不读内经、伤寒，学医不能固其本；不读千金、外台、普济本事方等，学医不能通其变。

唐宋时期用风药，如独活、羌活、防风、川芎来做安神定志之用，配合酸枣仁、珍珠母、绿茶，这种见识冠绝一时，影响深远，但后人却慢慢对其失去了传承。

这种动静结合、调畅情志，升降相因、拨转气机的法门，在治病之中能别开生面，打开学者悟性。

◎ 由堵车烦躁想到风药匀气脉

上次听宏姐讲课时提到，渭南孙曼之老先生善于用风药来安神定志，解除烦躁失眠，用辛温之药来治疗燥火郁滞，刚开始大家听得有点不可思议，但这正是在临床摸爬滚打数十年的老先生最为独到的心得。去年只是耳闻此理论，但今年开始，老师也渐渐地开始用防风、羌活、独活、川芎来流通气机，用风药来安神定志，在临床中常收到意想不到的效果，我们才算真正目见了这理论的真实。

古人说，事不目见耳闻，而臆断其有无，可乎？

现在我们耳闻了古人的理论，又目见了临床的效果，对于这千百年传承下来的风药理论认识，算是真正理解深刻了起来。不禁感叹，中医真是博大精深啊！

按孙曼之老先生的说法，现在业中医者都只把风药作为祛风除湿之药，而忽略了风药最独特的妙用。其实，风药能够流通元气，发越抑郁。

我们想到，就风药这一点，能够解决临床上不少的疑难杂症，再用其他办法屡治难愈时，如果换个思路，常有柳暗花明之感。

我们想，当时张仲景为何要勤求古训，博采众方，孙思邈为什么要博极医源，精勤不倦。早在汉朝、唐宋时期，他们就要上往古代溯源求本，何况我们现在。

中医里不知道还有多少类似风药理论这些瑰宝式的东西，亟待我们去挖掘。不然我们看到一个普通的石头，里面却有着精美的玉石，如果我们不去琢磨，只当它是石块，弃之如敝屣，这样岂不大为可惜？

想想中医中药几千年来都被老百姓所称道，如果不能实实在在解决各种疑难病痛，老百姓才不接受呢？

风药能令人神志安宁，这在古书里便有记载。《神农本草经》称独活能息风定惊，主奔豚痫痉。《日华子本草》称防风不仅善于祛风，更"能安神定志，匀气脉"。

原来脏腑都喜条达舒畅，这"匀气脉"三个字，朱步先老先生称之可圈可点，因为脏腑之气有不平，所以情志才有不安，你用风药调匀脏器，令五脏元真条达通畅，人随即安和，神宁气定。

我们一想，原来风药是这样达到安神定志效果的，既然古书上有理论，我们不妨再到日常生活中去取象。

怎样才能够让躁动的象安静下来呢？什么叫作动中求静呢？这点我们坐公交车就最有体会了。每每大家坐在车上碰到堵车时，总是烦躁，无名火很容易生起，而交通一顺畅，那躁动不安的神志就立即静定下来。

我们再看，某年出现了雪灾，结果火车被迫停下来，车上的人要归家归不了，坐在静止不动的火车上，反而烦躁难安，日夜难眠，焦急不宁，静中反而不静了；但当道路疏通，火车顺利运行后，每个人都能安睡，都觉得开怀了。

可见车子动了人安静，车子静了人不静。人体也是这样，血脉气机流通了，神志就不躁乱，血脉气机瘀滞了，神志就不安静。所以善治病者，不仅要善于以静制动，还更要能够从动中求静。

◎ 拴住的小狗与笼养的鸡

一条被绳子拴住的小狗，它尿急时，想要拼命地挣脱绳子，挣脱不了，拴在树上，围绕着树，左三圈右三圈，发出不耐烦的声音，目的无非就是想让主人解开绳子，让它去行个方便。这时你如果勒令小狗静下来、坐下来，或者给它吃镇定安神的药，估计它就更暴躁了。

当然谁也不会这样做。就举手之劳，把拴在树上的绳子解开，小狗欢快地跑出去行个方便，再回来，神安气定，悠然自得，不再焦躁。

这团团转的狗静不下来，是因为什么？因为绳未断，因为有郁滞没打开，这郁滞一打开，则神志立即舒坦，不再焦躁。

所以，治疗失眠不一定非得用重镇安神药，就像很多白领失眠，用逍遥散加酸枣仁汤，疏解肝郁，条达气机，反而很快让患者心神愉悦，睡眠得安。

又比如笼养的鸡和放养的鸡完全不同。在笼子里养的，它们因为拥挤而烦躁不安，但是你一打开笼门，让它回归自然，这些鸡的眼睛就变得炯炯有神，非常活跃，不再有惊慌错乱之感。这把鸡从笼子里放出来的象，就好比我们用风药，去帮烦躁焦虑的患者匀气脉一样。

我有个舍友，他因为鼻塞，半夜容易醒过来，睡眠质量差。他先是用了些安神之品来喝，发现效果不理想。

我们说，鼻子不通气，人当然翻来覆去，何不试试通风透气之法？

他马上会意，在药房抓点羌活、辛夷花，在宿舍准备些姜、枣，熬了一喝，鼻子通了，呼吸顺畅，一觉睡到天亮。他感慨地说，通风透气好休息啊！

现在，很多人神不安，志不定，完全被闷坏了，没有疏解开来。人越郁闷就会越烦躁，越压抑就会越紧张。故城市的人一到乡村或公园森林，就马上放松了。

我们要用风药来制造一种气机对流的疏松之感。因为肝管情志，肝喜条达顺畅，你阻滞它，就是让它烦躁，你顺其性，它反而能安宁。就像你让流水顺着沟渠走，它流得没有压力，非常通畅，但是你把沟渠堵上，水憋在那里，压力就会越来越大，最后凝聚的势可能会冲垮堤坝。

为何高血压的患者总容易发脾气，睡眠质量差，最后甚至会脑出血？

试问，在这种高压下，五脏六腑能安宁吗？如果不疏通经脉管道，打开毛孔释放压力，用些风药，那他的神志真的很难轻松起来。这就是为何很多患者一旦稍微用些风药解表，周身就轻松的道理。

这也是前面我们反复提到的表解一身轻，完全就是一个顺其性的思路。

所以大禹最终治水成功，就是因为悟到了这个顺的道理，叫作大禹治水，堵不如疏。说白了，人体的经络血脉也是这样，你阻它，还不如调匀疏通它。

◎ 孙思邈与小续命汤

我们看到以前的老中医，居然用风药治疗卒中，比如用小续命汤，这在现在人眼中是不可思议的。对于卒中，我们似乎镇定它都还镇定不住，怎么还会想到用风去吹它呢？这不是以风助风增加紊乱吗？其实恰恰相反，你用风药去调匀他的气脉，反而不中风了。

李可老中医的书中就介绍了唐代孙思邈用风药治愈自己卒中的案例，孙思邈在《备急千金要方》之诸风篇里，提到续命煮散。

孙思邈自己卒中，完全不能动，他就口述一个方子，徒弟们帮他磨成药粉，把这药粉直接煮开就可以喝，叫作煮散，粉磨得较细的，可以连汤带药粉一块喝下去。所谓散者，散也，煮散方便快捷，而且进入身体，符合风药迅速散开到肢节九窍的作用。孙思邈自己吃了十天，第十一天时，他就能自己起床了。

李老也说他自己卒中过一次，也是靠这续命汤治好的，续命汤是他十几年来治疗各类卒中的常用方。

续命汤里就有风药，而且还不少，就是取它以风治风的道理。但现在很多人都不解，认为本身身体卒中，就像树枝一样摇动了，怎么还用些风药，这样不是加重它风动吗？

◎ 死静不如活动

我们可以从放风筝中得到启发。春夏季，整个气机向上升发，即便有微风，也可以放好风筝。而秋冬季气机肃降，很少见人能放好风筝。秋冬季也有风啊，为什么不容易放好风筝呢？因为那风不是升发之风，而是肃杀之风。

我们看，中风的风，它就是肃杀之风，令身体气脉痹阻，动不了。而风药之风，就像是生发之风，目的无非就是让五脏元真流动起来。

有学生还是不解地问，风药不是往上走的吗？本来中风容易出现脑出血，这样用上去，症状会不会加重啊？本来患者神志就模糊，用上去，会不会昏迷啊？

我们看，大自然不是有这样一种现象吗？叫作清风送爽，人们都喜欢空气对流好的环境，这样人就不容易感冒，不会郁闷烦躁。

我们跟老师看病时，刚开始为了屏蔽外面的噪扰，会把诊室门关上，这样噪声看似少了，但由于空气不对流，人反而容易觉得莫名烦躁。

几天后，老师让把诊室门打开，让窗户和门对流起来，这样大家看一上午的病都没感觉累。因为新鲜空气徐徐对流，清风吹来，以解浮躁。虽然外面学生、患者多，有些吵闹，但人却能够平静安心地看病。

所以我们想到，一个人心能不能够平静，不在于环境安不安静，如果把他锁在密闭的空间里，连个窗户都没有，他很快就狂躁了，即便是在山林里，心也没法片刻安，神也不能片刻宁。

但是你若给他打开窗户、门，让空气内外对流，即便是在城市街边吵闹的环境下，他的心也一样能够安宁下来，习以为常。这个道理，叫作死静不如活动，人的神应该在气血活动中得到能量滋润而安宁。

这也是为何逍遥散能够通过疏通气机治疗各类妇科杂病、抑郁症的道理。

◎ 台风与春风

有学生说，用风药来安神，实在是匪夷所思难以理解，不知道如何去解释？

老师说，大风是耗气的，少风能够生气。台风摧枯拉朽，拔树倒屋，但微微的春风却能够又绿江南岸。古诗句中说，忽如一夜春风来，千树万树梨花开。可见，春风是能够苏醒万物的，然万物各以生长为喜悦。

夏天晚上睡觉有些烦躁时，大家不会一上来就去吃镇静安神药，那么第一件事是干什么呢？都是不自觉地去把窗户打开，这时凉风扑面而来，清风荐爽，或者再拿一把蒲扇摇一摇，让风能够疏通肌表，这样人很快就会安然入睡。这就是自然界中徐徐微风，可以令烦躁不宁之神安静下来的道理。

《清静经》里说，夫人神好清。这人的神志喜好的就是清风荐爽之感，想要把神安下来有两种方法：一种是直接入定安静，这是以静制动；另一种就是靠清风拂面，良好的空气对流环境，这叫动中求静。好比我们入山采药，疲劳气躁时，山谷里突然送来一阵凉风，体内的烦躁之气一下子就消失得无影无踪，神得清风而安宁。

有个反复失眠的患者，医生给他用了合欢皮、酸枣仁，但效果不太理想。后来又加了一味紫苏叶，则睡觉安宁，一剂而安。这紫苏叶正是解表的疏风之药，令表解神清，所以睡眠安宁。凉风送爽，暑热气全消。清风和爽，烦躁不扰。

◎ 空调、风扇、蒲扇与开窗

有学生说，难怪睡不着觉时，把空调打开，凉风一来，就能睡个好觉。

老师说，这又走偏了，暑热太盛，稍用空调压压暑可以，但空调之风非风药之风也。风药之风是符合人体气机升降的和煦温暖的春风，空调之风是肃杀凉降的秋冬之风，它会影响经气的运行，反而收缩闭阻汗孔，使阳气不能很好地敷布。热郁在里面出不来，表面上是凉爽的，实际上是寒火两重天，身体内两股气在打架。打架的结果是汗多心慌，人容易长胖，特别怕热，造成外寒里热、寒包火的情况。

所以很多病都是有前因后果的，没有无缘无故的疾病。好比秋天我们治疗了很多荨麻疹、湿疹的患者，发现这些患者大都是夏天吹空调太过受凉引起的。

《黄帝内经》里有句话，夏暑汗不出者，秋为风疟。夏天体内孔窍的代谢废物，不能从汗孔排泄出来，被空调的凉气压在皮肤底下，它就会成为皮肤病瘙痒、湿疹的来源。这时该怎么办？如果知道病因，用药就好办了。其在皮者汗而发之，只要能想办法让身体微微发汗，就好办了。发微汗最常用的药就是风药，因为风药直接走腠理皮毛，就像把人体八万四千毛孔窗户打开一样。

《伤寒论》里说，以其不能得小汗出，身必痒，桂麻各半汤主之。

当你身体长期不能很好出汗的时候，就容易瘙痒。用桂枝麻黄汤的合方，发几天的小汗，其病自愈。这真是善治者，善于用风药来解表啊！

如果表不解，脏腑的郁热出不来，会引起里面的病变。所以这种人更需要风药来条达，否则寒郁久后就会得风湿，麻木疼痛，脏腑气机紊乱，睡眠质量下降，心神更静不下来。这样身体就成为战场了，它心能宽吗？

所以这时候，不能怕热，应把窗户打开，即便吹吹风扇，让毛孔更通透一些，也比开空调强。你能想到很多心脏病都和皮肤肌表不能透彻出汗相关吗？

当你有了中医这个内外相通应的思维时，就会发现疾病在萌芽阶段，该怎么去防治了。

人在通透的状态下，虽热，但很快就会习惯，而且健康。所以夏天不要厌于日，这是《黄帝内经》的"四气调神大论"告诉大家夏季最重要的养生心法。按照这个办法去做，秋冬天就不容易手脚冰冷。

所以说，空调不如风扇，风扇不如蒲扇，蒲扇不如开窗，开窗不如自心能清静。人只要回归到最自然状态，层层向自己内心去求，健康之门就会打开。

◎ 风药治失眠

有学生说，烦躁失眠者用清风凉爽之品可以胜之，而用风药治失眠的安神之法，在经典里有无记载呢？其实，古医书中正有此说。

古代的风引汤、排风汤、拒风丹、小续命汤、防风汤这些治疗风中瘫痪甚至肢麻、神乱、烦躁的方子里，无不是以风药为主帅的，即便是病势危重，如果用之得当，亦可以收到拨乱反正之功，故有续命救急的风药之说。

《神农本草经》中形容风药川芎的作用时说，川芎主中风入脑；形容防风时说，防风主大风。所以古代治中风反而用风药的道理便在这里，而不像现在人说的，本身头脑就静不下来，失眠烦躁，还用川芎干什么，这川芎下去，脑部血液不更活跃，这川芎上达头顶，血液不更充盈。

这学生跟我们说，刚开始看不懂老师治疗这类烦躁、头脑静不下来的人还用川芎的道理。我们说，你看《伤寒论》中酸枣仁汤是怎么配伍的：酸枣仁汤治失眠，川芎知草茯苓煎。全方就五味药，即酸枣仁、川芎、知母、茯苓、甘草。

为何张仲景治疗烦躁难眠的患者还用川芎呢？我们不是直接可以用酸枣仁、知母这些养其真的药，把它安住就行了吗？

但张仲景不这样认为，实际上放川芎和不放川芎的差别很大。川芎这味药，一放进去，整个方子就活了，像有灵魂一样，能通达上下，升阳解郁，疏泄滞结，流通气血，发越烦躁陈腐之气，如清风荐爽。

通过川芎，去开通一切郁闭，再用酸枣仁、知母把它们安稳住。这就是治风不远风药，治烦躁反而可以动中求静的用药思路。即便是脑子静不下来也可以用风药。

可见，张仲景把这个能够上达颠顶的风药川芎用于治疗虚劳虚汗不得眠的患者，如果不是懂得阴阳开合、升降动静之道的人，是不会这样组方的。

张仲景这个酸枣仁汤的创立，并不是他闭门造车造出来的，而是他勤求古训，看了《黄帝内经》，明了了人体重要的生理规律才创出来的。

我们看，《黄帝内经》怎么说，其在上者，因而越之，其在下者，引而竭之。

以前我们还不知道风药时，一直理解不了"其在上者，因而越之"之意，现在总算有些开窍了，原来这是针对身体上下的郁邪而来的啊！

在颠顶上的郁滞，用风药表散开来，就叫作"其在上者，因而越之"。在下面膀胱的郁滞，用清利膀胱、肠道之法，把它们涤荡出去，这叫"其在下者，引而竭之"。

◎ 用风药来顺其性

这时我们再去看中医大家的组方手笔，就能够看出一些传统中医的味道了。比如朱步先老先生喜欢用独活配珍珠母治疗各种惊悸烦躁的时代病。

患者常常精神高度紧张敏感，白天听到声音就惊恐，晚上常从噩梦中惊醒，造成白天焦躁，晚上不安，长期睡眠质量差，甚至萌发出自杀的念头，种种情志纠结怪异之病，不可名状。

通常只用镇定定不住，养其真安神也安不了，祛痰降浊，收效也微。而朱步先老先生他便喜用独活配珍珠母，再随证加入养血柔肝、镇静安神、解郁化痰之品，常常别开生面，多获奇效。这可是老中医临证数十年的精华所在啊，两味药就把很多难缠的情志病、躁烦惊悸的治疗大法，昭然揭出。

这种风药走窜条达、匀气脉、顺其性的特点，配合这些珍珠母、龙骨、牡蛎或者酸枣仁镇静安神养其真的药物。我们一下了看到了这种配对，就是阴阳配，是很符合人体收藏升发之道的。

所谓烦躁气机郁滞在那里，神安定不下来，无非就是阳气要顺行，发越的发越不了，应该潜藏安静时静不住。这时大胆地用动静药结合，散收相配之法，再条达情志。

用风药顺其性之时，配合定惊悸、止怔忡、除烦躁的石类药、矿物药或养其真的滋润之药，使得患者气机能收发自如，出入如常，就不会郁在那里。

这其实也是中医用药的体用观，所谓的珍珠母、酸枣仁这些静药无非是养其真、益其体，而独活、羌活、川芎这些风药，无非是顺其性、助其用。

这样脏腑之真得养得则静，脏腑之用得以升发舒展，疾病不就又回归到老师太爷口中传述的顺其性、养其真的大法上来了吗？

通过这样调配，我们不过是恢复了人体的正常生理功能，那疾病自然就不治自愈。

◎ 气味里头有阴阳

《黄帝内经》说，天食人以五气，地食人以五味。你如果掌握了调气的药和调味的药，那你治病就渐入阴阳之道了。

调气的药最典型的代表莫过于风药，比如荆芥、防风、羌活、独活、麻黄、桂枝、藁本、蔓荆子、细辛、川芎等，这些都是令清阳发腠理的药物，能够顺脏腑之性。这些药物的气味都是偏于辛烈走窜的，质地比较轻，就像天空一样。所以凡人体有不通之处，皆可择而用之。

调味的药，最典型的代表莫过于滋阴药，比如熟地黄、何首乌、当归、白芍、女贞子、黄精、枸杞子等，这些药物能够令真阴归脏腑，能够养脏腑之真。你一拿这些药就会发现，药物的质地比较滋润厚实，尝起来很有肉感，就像大地一样。所以凡人体有不荣亏虚之处，皆可择而用之。

两者能够和而用之，就渐入阴阳之道，治起病来，就容易得其关键。

◎ 龙骨、牡蛎就是孙悟空的金刚箍

又有人问，用风药来安神，在《伤寒论》中是否有更多的体现呢？

这句话算是问到点上了，张仲景用风药来治烦躁惊狂不安，通常也是这样配伍的。就是一组风药，配上一组安神镇静或养其真阴的药，这样在调畅情志、条达气机的同时，能够镇静安神。比如，柴胡配龙骨、牡蛎，或桂枝配龙骨、牡蛎。

譬如《伤寒论》条文说，火逆下之，因烧针烦躁者，桂枝甘草龙骨牡蛎汤主之。

又说，伤寒八九日，下者，胸满烦惊，小便不利，谵语，一身尽重，不可转侧，柴胡加龙骨牡蛎汤主之。

我们看这两个条文，都是因为失治误治导致患者烦躁难安，甚至不定，甚至烦惊，更严重的是谵语，这可是神志严重失控啊！表现出烦躁，惊狂不安，气机逆乱的病症。这时如果再用风药，按常规来说，那不是更加煽风点火吗？

患者本身就已经火逆，又用烧针之法，搞得神浮气越，胸满不静，完全收不住，谁还会想到用柴胡、桂枝这些风药去火上浇油呢？

但用方之妙，不在于单味药，而在于配伍。好比打仗，一个人武艺再高，都难敌四手，但配伍起来，一个团作战时，那就不同了。我们看，张仲景是用什么药物来组兵团，共同协调作战的呢？在这两个方子里就有很具体的体现。

当时我们在经典班学习时，发现大部分经方老师对这两个方子都情有独钟，这两个方子的理法背后正是运用风药加镇惊安神药来条达安定神志的。

为什么要这样配伍呢？

在医家眼中看《西游记》，可以把它当作一部驱魔除病的医书来看。我们看孙猴子是如何修成正果的，刚开始悟空目空一切，一个金箍棒打到天庭去了，猴子狂躁的心性，如同心猿意马，大闹天宫，不可一世，这就是一个躁乱不安之象。

结果呢，亢为害，承乃制。如来佛祖一掌压下来，把孙猴子压在五行山下五百年，这猴子郁郁不得志，度日如年，不得畅怀，被压得死死的，一身本领，无所作为，不能导归正道。这时，该怎么办？得有一个心纯气正之人把它解放出来，然后教之化之，让他能够经历磨难，修成正果。所以唐僧出现了，把孙猴子从五行山下解放出来，就相当于把压在他身上的巨石搬开，如同用风药柴胡、桂枝、川芎、防风、羌活之类让他生长，好像春天的草木得到春风一吹，立即舒展起来了。

但是本性难移，移一座山都比移一个人本性容易。这孙猴子烦躁不安难以控制的个性一下子又露出来了，虽然师父对他有解救之恩，但他照样不服师父对自己的管束，企图离开师父继续自己逍遥自在、狂躁、随心所欲的行为。

这时该怎么办呢？观音菩萨来了，给唐僧一个帽子，里面有个金刚箍，这金刚箍就能降伏狂躁，一给孙猴子戴上，这孙猴子的狂性就不敢大发了，也不敢大闹天宫了。于是规规矩矩跟唐僧到西天拜佛求经，修成正果了。

那这金刚箍代表什么，其实就代表龙骨、牡蛎，它要把惊狂不安、不能止住的心意识定住，把那种烦躁上越之脉象，要打上天庭的狂傲之气，往下收。这样在西天取经的路上，虽然有小打小闹，但整体都是安安稳稳的，能够平和度过。

◎ 调人体秩序比调病更重要

上面这个故事背后的道理非常深刻，我们单纯用风药助长这猴子的个性，他会更加不可一世，即便从五行山解放出来，也一样不服从师父管束。

如果单纯用西医那一套镇静安神的思路，就像用佛祖的五行山，用这矿物药硬把狂躁患者的心性给压住，这样人也变呆了，从此郁郁寡欢不得志。

所以我们看电影里精神病院的患者就是这两个极端，一个就是登高而歌，打骂毁人，肆无忌惮，而用过各种重镇安神的药后，就静悄悄傻坐在那里，如痴如呆，双眼没神。看来解放也不是，镇压也不是，那该怎么办？

张仲景早就想到了这种制服狂躁不安的办法。一个就是必须条达之，顺畅之，如风药柴胡、桂枝、川芎、防风，不可令之过郁。另一个就是镇惊之，安稳之，如安神镇惊药龙骨、牡蛎、磁石、酸枣仁，不可令之过亢。

这样双管齐下，传世名方桂枝甘草龙骨牡蛎汤、柴胡加龙骨牡蛎汤就出来了。

这两个方子都是很厉害的方子，用治很多被误治的患者不静逆乱的方子，完全是救逆之方。如同《笑傲江湖》里风清扬传令狐冲的独孤九剑，每一招每一式都是在败中悟出来的取胜之道，完全是收拾残局、转败为胜的救逆大法，所以张仲景称这些方为救逆之方。这是很厉害的，学之不可以等同常观啊！

这风药配伍安神镇惊药，就相当于给身体重新塑造秩序，令卑郁者得顺畅，亢逆者得和平，这样不卑不亢，无过不及，情志得舒展，心神得安静，故命之曰平人。

可见调人体秩序比盯着疾病去用药更重要。

这样，通过桂枝、柴胡配龙骨、牡蛎，我们就可以知道老师常用川芎配绿茶，或酸枣仁、羌活、防风配龙骨、牡蛎，所用到的原理都是一致的。这些配伍都是用以治疗时代病，人们既有工作生活的各种压力，如同房贷、车贷压在肩膀上，就像五行山压在孙猴子身上一样，难以舒展释放。但同时各种所求所欲又不断增大，心意识静不下来，收不住，神不安，表现出另外一种烦躁失眠，脾气大。

这时，将这两个理法组方合在一起，把压力解放，神志收归，站在这神和气的层面上去调理疾病，正是老师反复用风药配合龙骨、牡蛎的道理啊！

在老师还没去见孙曼之先生之前，就常用龙骨、牡蛎配柴胡汤，但我们对这思路了解得还不深刻。现在就不同了，知道柴胡汤是风药，能调畅情志，缓解压力，龙骨、牡蛎是安神镇静药，收住上越的心意识，令患者不至于亢逆收不住。这站在神、气层面上调疾病，远非我们刚开始想用药去调那些有形的疾病那么浅薄。

故而，我们对《黄帝内经》中的"粗守形，工守神"这六个字的体悟更深了。这真是可以大开学者的悟性啊，开一扇悟性之门，比老师传你千百个秘方还管用。

因为它不单是治一个人一种病，它是可以传承的，可以发扬的，可以治千千万万人，千千万万种病。

我们看张仲景读《黄帝内经》，运用《黄帝内经》宗旨时，却不着半点痕迹，如果不从这里面去理解的话，我们可能只知其然，不知其所以然。只知道这药方方证对应的粗浅结构，却不知道它是为何这样对应的，所以只能用方，不能造方。

老师常说，善医者，善教者，是教人规矩，授人法度，而不是简单地传授现有的知识，而是指明思路，理顺方向，让学者在汗牛充栋的古籍中，心安如龙骨、牡蛎，情志条达如柴胡、桂枝。开的是学者的悟性，传的是无方之方，法外之法。

◎ 从破土的种子看解压之法

正好老师近来有一个用风药治疗烦躁高血压的案例。有个学生，她父亲高血压一年多，高压常在 160mmHg 上下，头晕颈僵，烦躁不舒，服用西药降压片半年也没能控制好。这学生便给她父亲开了镇肝熄风汤，加加减减也吃了接近半年，血压仍然没能控制好，脉象还是弦紧硬，这学生便请教老师。

老师说，降压片是镇血压，镇肝熄风汤也是往下打压，你把他的情志肝脉都打郁了，怎么不想想给他舒展放松放松？我们可以换一个思路，西医它看的是病，我们中医看的是人。没有谁规定高压就一定要降压，就非得用下压的药。我们用疏其气血、令其条达之法，也可以缓解其压力，减轻其烦躁。

于是，老师便用柴胡、川芎、葛根这顺性养真汤的思路，反其道而行，给肝脏、心脏疏通气血，解放压力。想不到患者吃完十剂药后，不仅血压降到 120mmHg 正常了，而且感到肩颈部从未有过的舒服放松，整个人好像卸下一副重担一样。

看到患者的疗效后，我们第一反应就想到一颗种子从深深的泥土里破土而出，迎接阳光。它在土里时，深受四方压力的压迫，当它化这压力为动力，破土而出时，所有压力都得到释放，转归为根部的疏泄能力和枝条的舒展力量，从此苗壮地成长。

这时我们想到张锡纯的镇肝熄风汤里，何以有麦芽、茵陈这些刚破壳而出、吐出嫩芽苗的疏肝药呢？原来种子被壳包裹得严严实实，压力最大，一破壳而出则压力顿减。

茵陈在地下封藏了一个冬天，一旦吐出嫩苗，进入春生阶段，其压力就会顿减，你能否想到用种芽类的，或嫩苗尖，或刚破土而出的药物来缓解身心压力呢？

你能否想到为何豌豆苗苗尖、南瓜苗苗尖、豆芽都属于少阳，能够调解人体抑郁之气呢？

我们回过头来看这柴胡桂枝汤之法，不就是风药之法吗？通过开提人体阳气，头发从肌表出，令人体内在压力顿解。

◎ 高压锅为什么高压

有学生问，这柴胡、葛根之类不是温升之剂吗？患者本来就高压难耐，烦躁不宁，脉弦紧不舒，硬邦邦的，这样下去不是加重它的压力吗？

老师说，中医的整体观不局限于人身脏腑相关的整体，更强调天人合一这个大整体，人禀天地之气生，人与天地相参。人体内在的压力，放在天地里，都是极其渺小的。

现在很多高血压患者，只在身体里面去降压，很少想到跟大自然沟通对流起来，让压力得到舒缓和解。就好比高压锅里面压力是何其大，你要去降压，在里面怎么搞都不管用。我们只需要把它的气门掀开，使高压锅的内压和外面的气压相互沟通，只是一两分钟，压力自减，锅盖也放松。锅盖对应的就是人体的肩颈，所以高血压患者的肩颈部能够放松，肌表毛窍能够打开，必将有利于血压的稳定，回归正常。

故而我们用风药柴胡、葛根，并不是专门去降压，而是把人体肌表开合的状态恢复正常，让人体能够更好地跟大自然沟通，这样内外气机对流，其压自降，烦躁消除。所以对于高血压等时代病来说，我们不仅不能压抑他的情志，相反还要畅达他的情志，让他们能与天地大自然沟通，获得平衡，使阴平阳秘，精神乃治。

以前，我们从未想过这些辛温开腠理的风药能用来治高血压，其实千百年前古人早就用风药来治疗高血压（眩晕、头痛）、卒中等各类疾病，如小续命汤。

古人的思维是大开大合的，不局限于某一病，某一脏腑，而是从人体与天地之间相通应、相沟通的高度来调身体。

我们看《伤寒论》里，从太阳病到少阴病，从麻黄桂枝汤到麻黄附子细辛汤，很多方子都在强调人体毛窍的开合，必须与天地同步，与四时相应。这样不站在疾病的角度，而站在人体正常生理开合升降的角度去遣方用药，境界就更高了。

所以，从这个角度去看《伤寒论》里的麻黄桂枝法、柴胡葛根法，大都是用风药来开窗牖、透郁热之法，大有木郁达之、火郁发之之意。这种思想看似颠覆了常规，实则暗合古人心源。

这里关于风药的用法，其实也不是什么新的创新发明，而是古人早已习用之，《伤寒论》《备急千金要方》《外台秘要》《脾胃论》里都用得炉火纯青。只是在我们这个时代，人们普遍缺乏了深究的精神，所以才导致风药淹没在历史的尘埃之中，鲜为世人所了解。这时我们把尘埃抹开，重新还原它新鲜的面貌，如同把蒙尘的宝剑重新擦亮一样。

现如今，人们只是习惯性地用它来治风湿，治痹痛，治外感，很少能够用它来调五脏杂病。其实五脏六腑都需要生机，都需要春风，枯木也渴望逢春，腐朽的身体，肿瘤癌症，怎么能不想要一缕清风呢？故曰：

风药安神人知少，流窜走动不敢要。

以为扰乱人气机，皆因少用不知晓。

生命需要是运动，郁滞不通才糟糕。

气血最贵在周流，长期不畅易衰老。

人体元真如流水，不容半分有阻挠。

管道好比交通路，通畅才是最妙招。

每见中风气血壅，如同交通瘫痪了。

又见失眠与烦躁，拨乱反正是王道。

条达气血上下走，分消郁滞达肌表。

沟通内外的桥梁，重建秩序最紧要。

好比地震动乱了，一片风雨在飘摇。

雷霆万钧找风药，自古中风方不少。

皆因通晓此中道，疗效方能不断高。

千古传承医间道，理顺思路丛中笑。

◎ 顺其性养其真乃是立法之根本

任之堂常用顺其性养其真之法治疗各类疑难杂病，顺其性常选用一些疏肝理气之药，或者配合一些解表发表的风药，比如柴胡、香附、川芎、羌活、藁本、蔓荆子、麻黄、荆芥、防风、桂枝、苍术、白芷、细辛，这些药物都有明显发散疏达之功，符合天性。按照《黄帝内经》的说法叫作天食人以五气。

这些药物能够让人体营养充分气化，起到一个阳化气的功用，它不仅是在发散风寒湿，也不仅是在疏通气脉，更重要的作用是恢复人体正常的气化功能。

所以汉唐的很多方子，如《备急千金要方》《外台秘要》里的方子都有风药的影子，表面上风药是发汗解表，实际上是恢复人体气化，自汗而解。从这个角度来看，这风药发散药反而是补药。因为阳化气后，阴液就会自回，会被人体充分利用。

好比用了鼓风机，炉内的柴火就会燃烧得更彻底，所以适当用风药，不是因风药本身的补益作用，而是风药能提高人体的代谢功能。所以很多代谢性疾病，如血糖高、血脂高都可以适当用些风药，这样就像用鼓风机加大柴火的燃烧力一样，风药可以加大身体营养的燃烧力。而这些血糖、血脂，说白了就是人体燃烧不完全的产物。

为什么会燃烧不完全呢？因为体内的阳气不足，就像灶炉里空气不够时，那些柴火就会冒烟，如果燃烧不彻底，当你鼓大量风进去，即使是湿点的木柴，也能够被燃烧得很彻底，这就是风药发散的真正用途。不仅仅是感冒发热时用，内伤杂病时也少不了它们的影子。

所以从这里可以看出风药有兴阳之功，有行阳之力，其本身并不是补药，但能够帮助水谷精微彻底燃烧消化，而具有补药之功。

那养其真呢？为何我们常用一些质肥肉满的滋补药来养其真呢？比如熟地黄、当归、制首乌、黄精、肉苁蓉、山药、龙眼肉、大枣、百合等，这些药物可直接去补内脏不足，阴油不够，《黄帝内经》叫作"精不足者补之以味"，所以这些厚味重味的药物可以补精补阴。

《黄帝内经》又说，地食人以五味。这五味和上面的五气正好相对，前面提到用风药来鼓舞阳气，振奋功能，形不足者，温之以气；而这下面就提到用养真的药来收敛精血，补其物质，凡人体精血亏虚，物质不足者，皆可用之。

所以我们看这两方面，一个顺其性，一个养其真；一个助其功能，一个补其物质；一个是用，一个是体；一个是天，一个是地；一个是气，一个是味；一个是质轻上走，一个是质重下达；一个是阳化气，一个是阴成形；一个如同启动汽车，一个好比给汽车加足油。两者之间，如鸟之双翼，车之两轮，人之两足，不可偏废。

当你用这个思维看病时，就会发现疾病开始简单起来了。人之所以会生病，不外乎是一个阳气不顺，一个阴精不充，所以你只要会顺其性、养其真，何患病之不除？而养生也是从这里入手的，顺其性是白天多运动、多开心，多付出、多贡献；养其真是晚上多休息、少熬夜，少思虑计较。

这样你身体阳光之气就日日增，阴分物质也夜夜长，身体会越来越健康。

◎ 经多隐语

读经典要字斟句酌，因为经典里有很多奥妙，就像美玉藏在石头中一样，你不切磋琢磨，就不能把里头的金玉找出来，老师常如是说。

这段日子天气冷，碰到好几例闭经的妇人，脉象都沉涩，手脚怕凉。

老师都用桂附地黄丸加味，效果非常好，常常几剂药吃完，月经就来了。

我们之前很少听过用桂附地黄丸治闭经的，张仲景也没有这么教。老师叫我们仔细地去读《伤寒论》。《伤寒论》里有句话，妇人之疾，因虚、积冷、结气，为诸经水断绝。

当我们读到这句话时，恍然大悟，妇人经水闭绝，最重要的原因不外乎有三：

第一是亏虚，第二是冷缩闭藏，第三是郁结不通。

这时我们再想到老师用桂附地黄丸治闭经，便豁然开朗。

大家看，如果给人体闭经取个象，不正如江河断流。

江河为何断流？第一就是虚，江河水少了，当然流不起来，所以桂附地黄丸里用熟地黄、山药、山茱萸，壮水之主，以养五脏之真，就像给脏腑经脉亏虚之处注入真水一样。这是针对那些妇人劳累熬夜过盛，盗伤精血而设的。

第二就是积冷，就像秋冬天为什么河流要进入枯水期？因为秋冬天寒冰地坼，水都冻冰了，怎么流得下来。不少妇人穿裙子，喝凉饮，吹空调，导致经量减少，甚至闭经，这是积冷所致。这时应该以破冰为第一，用春阳融雪之法。我们再看桂附地黄丸里用桂枝、附子，马上就领悟到了。这两味药就是专门助阳化气的，令收引的经脉变宽大，寒积融化，经水自下。

第三个就是结气，什么叫结气？就是堵截在那里，就像在中下游建一个拦河坝，水阻在那里，自然流不下来，所以不少患者情志抑郁，会导致气滞水停，经水不下。桂附地黄丸里用茯苓、泽泻、牡丹皮，专门逐水破结下行，开通堤坝，放水下来。

这样我们对桂附地黄丸的领悟就更深了。经多隐语，这些经典里有很多隐含的奥义，所以我们要探微索隐。

这就像王冰所说，经典，其文简，其义博，其理奥，其趣深。如果不是天机迅发，妙识玄通，刻苦精研，探微索隐，你就难以识契真要，拨云见日。

◎ 格物致知

学医要有格物致知的精神。刚开始我们对老师这句话领悟不深，不知如何格物致知，在平常采药、临床，还有读书的过程中，我们渐渐地体会了老师这句话的深义。

有一次，我们进入牛头山的深处，老师惊喜地叫道，你们快过来看，这里有一大片柴胡。

大家拍照的拍照，品尝的品尝，我们发现这柴胡在草丛中异常不同，生于杂草，却出尘于杂草，独领风骚。

老师说，柴胡解郁，妙在疏肝，得春气最足，破土而出，具有生发之性。

然后老师又指向树林低处，我们发现那里有很多枯死的灌木，原来上面参天大树一盖，下面的灌木丛得不到充足阳光，不能条达生长，便慢慢枯萎了。

一个学生反应最快，说，这树木是因为抑郁而枯死的啊！

观物取象。从这里我们就可以看到，抑郁的树木长不好，树木需要土壤、水分，但更需要空间，没有空间，它就会枯死。人也一样，需要水谷精微营养，但更需要情志条达，心胸开阔。只有营养，心态却不好，情志抑郁，那很快就会生病。

我们所处的这个时代，虽然物质水平越来越高，但人们的病却一点没减少，是因为大家精神修养方面没跟上，很多情志抑郁得不到疏解条达。

有个身材矮小的女孩子，她经常为自己的相貌和身高而烦恼，渐渐地自闭抑郁起来。

老师便给她讲了一个故事，有一个女孩子，老嫌自己腿长得短粗难看，后来有一天她在街上发现一个缺了一条腿的女孩子，照样开朗地生活，她马上觉悟过来，不再为自己的腿而烦恼，反而庆幸自己拥有一双灵活的腿。

这个时代很多人之所以烦恼，是因为不懂得珍惜自己所拥有的。

这女孩子听完后，慢慢开解了。老师一问她，得知有口苦、咽干、胁胀的现象，就叫我们用小柴胡汤加上郁三药——香附、郁金、玫瑰花。

就这简单的汤方，几剂药就让她郁解闷消，开朗起来。

用小柴胡汤也可以治疗抑郁，原来这种抑郁属于思虑过度，气机不条达，用小柴胡汤是给患者制造一股少阳生发之气，就像种子从地下破土而出迎接阳光一样，人要靠自己的觉悟破开郁闷的阴影，去迎接阳光的生活。

◎ 解表清热退高热

有个广东过来的乡村医生，看了任之堂的经验后，他直接拿过去用，用得最得心应手的就是治疗高热不退的柴葛解肌汤法，其中以羌活、柴胡、葛根、石膏这四味药不可或缺。这四味药是治高热不退的药阵，它们是协同作战的。

《黄帝内经》说"体若燔炭，汗出乃散"，这发热也是身体在自救，它想通过升高体温把束缚身体的寒湿气赶出去。

我们的治疗是顺其性，羌活能够散太阳经的风寒湿，葛根走阳明经，柴胡走少阳经，如果三阳经前、中、后都为寒邪所捆绑，那人体就像关了窗的煎药房一样，会产生很多热气，窗户又没打开，屋里温度很高，人在屋里就会流汗。

这时我们怎么降温都不管用，最直接的办法就是打开窗户，再打开排气扇，这就是治疗高热不退必用解三阳之表药柴胡、葛根、羌活的道理。

而人体肌表为寒邪束缚时，散热就不好，里面脏腑源源不断地要新陈代谢，会产生很多浊热，如果不能及时代谢排出去，就会发热发炎。所以说发热发炎只是结果，肌表毛孔闭塞，窗户关得紧紧的，才是原因。

学医最难的就是审证求因，治病治本，不能本末倒置，倒因为果。

那为何还要用石膏呢？石膏退阳明热最速，阳明经乃多气多血之经，阳明经热势退，诸经之热势莫不随之而退，这就是为何热在经的用白虎汤、热在腑的要用承气汤的道理。解身体大热起来就两个思路，一个是开窗透风的解表思路，另一个是清热通腑撤热下行之思路。所以，这羌活、柴胡、葛根、石膏四味药，一味不多，一味不少，代表的是解表清热两大法，让热邪转出体外。

所以说这位广东医生把这经验运用得非常好，在当地治疗小儿感冒发热，十个能治好八九个。中医的这种宝贵经验非常多，我们既要能够知其然，也要能够知其所以然，这样中医的传承就能够逐渐步入正轨。

后世变化出九味羌活汤、大羌活汤是用的这个道理，而张仲景创的大青龙汤与麻杏石甘汤中用麻黄配石膏，以一味麻黄代羌活、柴胡、葛根，取直接开表之功，也是用的这个道理。这都是经典配伍，专治疗内热外寒。

这时临证治疗的心法就是"散外寒，清里热"而已，如果还觉得这说法不够透，就用最通俗的说法，叫作推陈出新。石膏质重性凉能降热推陈，而麻黄、羌活、柴胡、葛根气味轻灵能发散提拔出新。如果认识方子能上升到这个高度，用的时候就更有底气了，它们的组配不过就是符合人体正常生理而已。

◎ 谈风论气

晚上大家坐在药房门口，夜风习习，凉风退暑，没有什么比这更惬意的了。

老师说，你们能感受到外面的河流，能不能感受到身体里的气流呢？学医应该从感受自然，感受自身开始。

有很多新来的学生听不太明白老师的话，不知道老师为何经常要谈风论气。

老师说，外感病以风为主，内伤病以气为主。古人讲风为百病之长，六淫邪气风居首。你站在药房门口，如果没有风，煎药房的热气你就感受不到；没有风前面河水的湿气也吹不上来。所以治外感病要懂得治风，不管是风寒、风热、风湿、风火，都离不开风，这也是古书里记载风药能够愈大病的道理。

而古人养生更重视防风，但见重病、疑难病，都要讲究坐卧不当风。

风水学里讲藏风聚气能够生化万物，气不能乱窜，要能理顺。《伤寒论》中提到，五脏元真通畅，人即安和，客气邪风，中人多死。对于重病之人，可能一场感冒就要了他的命，好像风烛残年一样。不注意防风，蜡烛就很容易被吹灭。

一个学生问，老师，我发现方子里羌活、防风、威灵仙这些药物使用的频率很高，这是为什么呢？老师笑笑说，羌活、威灵仙外能宣风，内能理气通络。

内伤病以气为主，一个人能够做到不生气，那他的健康就有保障。人生一次气，整个脏腑功能都会紊乱，年轻时体壮，修复得快，上了年纪，生一次气好久都恢复不过来。气乱百脉伤，气顺五脏安。

现在的很多疾病之所以难以理顺，是因为人们老容易较劲、抬杠、激动，你看人一发火，面容都是扭曲的，脖子粗大，胸部胀满，腹肠堵塞，甚至手脚颤抖。整个身体像是经历了一场地震一样，地震过后，医生用药就是震后重修，那可是大工程啊！所以古人讲气是下山猛虎，不容易降伏，危害极大。一个人脾气没有降伏，疾病就风起云涌，好比牛鼻子没有用一根绳牵着，牛就会糟蹋庄稼。

这也是为何麻瑞亭从黄元御《四圣心源》里拿出一个降气汤来调理内伤杂病，可以用一辈子。这是站在更高的层面上去理顺脏腑气机啊！

常有一些五六十岁的中老年人，既有风湿、胆囊炎，又有腰椎间盘突出、脂肪肝。对于这些慢性疾患，你们想想要从哪些地方下手？从哪里下手都不好治，哪个病都不容易一下子好过来。这些患者一旦着急生气，诸症就加剧。

这时我们从宣通气机的角度，用一些风药，比如羌活、防风、威灵仙，给他匀气脉，他就会明显感到舒服。

医生其实很简单，就是个和事佬，如果脏腑不调在打架，你用药是在调和，不是在帮助一方打倒另一方，而是让它们和解不打架。

比如肝胃不和，患者既有生气又腹胀，口苦咽干，偏头痛，你给他开胃不管用，给他疏肝，效果不理想，我们就会用小柴胡汤帮他左右调和，使升降有序，脏腑如沐春风，大家不相冲突了，里气一顺，则诸症消失。

又比如有些小孩子老容易感冒发热，一个月要打几次吊瓶，搞得家人忧心忡忡。

原来这孩子每天晚上都吃得很饱，导致肠道食积不化。正如温室里的花朵，肥料放得多，一搬到阳光底下，日晒雨淋就扛不住了。所以让孩子晚上吃到七分饱，不吃零食，开点鸡矢藤给他里面消消积，再用点午时茶给他外面散散风气，这样解表通里，祛邪消积，孩子的精神气色很快就好转了，也不容易反复感冒了。

如果一个医生不能体会饮食过度，会压住气脉，变生百病，他就难以体悟到七分饱的养生奥妙，也很难真正用好消积行气的治疗大法。

所以医道不仅是思维学问，还要靠医生亲身去体会。

现在不少人研究《四圣心源》《圆运动的古中医学》，里面的理论很好，但理可顿悟，事须渐修。好比学了驾驶理论，未必可以开好车。

就像一棵树嫁接了良种的枝条，不一定就能开花结果，起码要经过几年的成长融合，枝繁叶茂，才会结出真正硕果。

在任之堂，老师很开放，大家要学哪部经典理论都可以，但关键是要一门深入，把这经典的良种嫁接好。不要今天《四圣心源》，明天《脾胃论》，后天又滋阴派。把一个道走好，才是最重要的。如果缺乏了自身的体会，那么嫁接再多的良种枝条都长不好。如果自身体会上去了，一寸的良种枝条嫁接过来，就可以长成参天大树，结出累累硕果。

◎ 牛溲马勃

韩愈在《进学解》中说过，牛溲马勃，败鼓之皮，兼收并蓄，待用无遗者，医之良者也。这是说一个良医，他手中的药材，不计贵贱，都可以很灵活地运用，甚至竹头和木屑都可以治顽固之疾。

我们原以为牛溲就是牛尿，后来一查书才知道牛溲是车前草，这草在路边很常见。以前牛走过去，拉出的粪便周围就会常常长这车前草。马勃就是我们在任之堂用来治阴囊潮湿的一味特效药。

老师在博客上曾经写了运用竹沥水治疗痰堵胸膈的顽症。下面我们看看用锯木屑末治好顽固胸腹痛的案例。

火神派鼻祖郑钦安治病，也很讲究气机的升降流通，重视机圆法活。有一个中年人，常年在外面做苦力，经常淋雨，又因为烦热而喜欢吃凉冷之物，并且三餐时饥时饱，从此便患上了顽固的胸腹疼痛，经常呃逆嗳气，因为家里贫穷，连药都买不起，一拖就拖了好几年。他找到郑钦安，希望医生能告诉他简便廉验的良方。

郑钦安把完脉后说，街头有一家富人正在做家具，你可以去讨一些锯木碎末，每次用一小撮，再加五片生姜，煎汤送服。十天以后，再来找我。

患者半信半疑，无奈就照做了。想不到十天后，患者笑容满面来答谢，说多年的胸腹痛、呃逆豁然而愈，但不知道为何会有如此神效。

原来街头的富人是用檀香、沉香木等名贵木材打造家具，这些木材的碎末就是重要的药材。檀香、沉香能理气降气，疏肝和胃，加上生姜温中散寒，对于胸腹疼痛属于寒凝气滞的，堪称直中病机，结果不费一文钱，就把数年的顽疾治愈。

这也是古方良附丸的思路，用高良姜和香附，一个温中，一个行气，就治好了寒凝气滞的胸胃痛。只不过郑钦安更灵活，温中选平常的生姜，行气降气就选木材的碎末。真可谓"识得医理处，随手皆是药"啊！

◎ 沉香化气丸

现在很少看到有人用这些名贵木材打造家具了。如果碰到同类的患者呢？治疗理法不变，方药却是灵活的。比如，今天有个患者，反酸、打呃、胃痛好几个月了，但打呃又不顺，中脘部胀，气机上下不条达。

老师说，此关郁之脉，气血冲逆，遂叫患者去买沉香化气丸吃，并没有开汤方。

患者也有些不解，寻常的中成药难道也管用？于是半信半疑地买来服用，服完后来复诊，很开心地说，才花了几块钱，吃了就好了。

沉香化气丸含有这些芳香行气化气的药，气机郁在中焦，不能升降上下，通过这含有沉香的药丸，把气机往下纳，这样浊阴得降，清阳就能升发起来，清升浊降，转一个圈子，放几个屁就舒服了。

竹头木屑，不仅有利于医家，更有利于兵家。有个大将军叫陶侃，关于此人的故事很多。陶侃在广州时，平时没事时，早上把砖搬到书房外，晚上又把砖搬回书房。别人问他为何这样做？他说，我现在正致力于行军打仗，收复中原失地。如果过分安逸，将来真正承担起大事来，恐怕心有余力不足。所以现在我在磨砺自己。故人家称陶侃为运砖翁。

在造船的时候，陶侃就叫人把木屑和竹头都收藏起来。大家都不明白这样做的道理。后来下起雪，地面潮湿，不方便行走，陶侃就叫人把木屑撒在地上，就不会滑倒了。等到要作战时，需要一些钉头来钉船。陶侃就把这些竹头拿来做钉头，最后打了胜仗，这就是"竹头木屑皆利兵家"的道理。

◎ 心怀贵下

记得上大学时，少聪同学介绍了一本书，叫《竹头木屑集》，是东莞名医何炎燊老先生的临证心得集。何老并非自谦，他认为自己在中医里的所学所得，就好像竹头木屑一样，又好像海边的贝壳，恒河里的一粒沙。

但何老的勤奋和执着却是令人钦佩的，他经常把学医心得写在卡片上，几十年来一直有这个习惯。点滴的学医心得，最终汇成何老一部部精彩的医集。

可见我们学医之人，一方面要重视竹头木屑，重视每一个简单东西的巧妙用处，不要以为平常就忽略它们。《劝学》里说，不积跬步，无以至千里；不积小流，无以成江海。良马一架，不能十步，常马不停，可致千里，走好当下的每一步都很重要。莫以为知识琐碎而不为，莫以为善小而不取。

第二方面，就是要有收集竹头木屑的精神。读书在专，用笔贵勤。见识要广，记录须精，心怀贵下。如大海不辞滴水，如高山不辞土壤，这样无数的点滴知识，最终就会发挥无穷的力量。

《潜书·虚受》曰："学问之道，贵能下人；能下人，孰不乐告之以善。池沼下，故一隔之水归之；江汉下，故一方之水归之；海下，故天下之水归之。自始以至成圣，皆不外此。"

老师曾跟我们提到，泰山和小土堆有什么区别，湖海和江河有什么区别？

我们说，一大一小。老师认为，都是堆土，都是积水，只是泰山土堆的多，湖海水积的多而已。你们学医也要重视平常的累积，学如积薪，学医更是如此。学医要重视学验俱丰，学习书本的东西，自己的临床经验也要在不断的积累中壮大。不拒小流，终成大海。不辞土壤，终成高山。

这也是我们写《跟师一日一得 3——医海点滴》的因缘。

◎ 灸法点滴

有个患者是中医爱好者，看了一些艾灸的书籍后，就自己艾灸起来。他说，灸得太厉害时，容易口干上火，该怎么办？

老师跟他说，一个就是不要灸得太厉害，特别是涌泉穴不能灸得太厉害，即便冬天脚冰凉，这涌泉乃肾精泉水涌出之地，灸得太厉害就烤干了。

第二，就是不管灸什么，最终都要灸足三里以收功。这样起到以土伏火的效果，还能把脾土气血生化之源巩固好。

她听后才明白，原来灸法也是有讲究的，现在上热下寒体质的患者非常多，在广东也是这样，广东湿气重，下面寒湿多。而天气也偏于闷热，所以上面湿热重。这时用药用理法，就很讲究寒热搭配。

我们在广州中医药大学时，听过一个老师善于运用中药汤剂和艾灸结合，取中药汤剂，清热利湿降火，从上往下顺，如黄连温胆汤、黄连上清片，同时加上艾灸关元、气海、足三里，让热气从下面冉冉升起。这样上下寒热也造成了一种对流之势，据说效果也不错，这也是艾灸和汤药结合的一种可借鉴的思路。

◎ 六招教你预防夏季湿气

今年夏天，我们在任之堂除了温胆汤之外，还开了不少三焦十药、杏苏五皮饮这些治水治湿的汤剂。因为夏季正是大自然水湿最多的季节，也是人体水湿之邪为患产生疾病最多的季节。

我们在南方深有体会，放在一楼低处的桌椅，很容易就被水湿侵蚀桌脚、椅脚，一个桌椅最容易腐烂掉的地方就在脚上，这是大环境大气候的特点。一个老中医说过，在南方，如果不懂得祛湿之法，是行不通的。

确实，湿邪偏重时会让人觉得疲倦，双脚沉重，浑身觉得黏腻不适，没什么胃口，皮肤容易起湿疹，还容易得各类胃肠炎、痰饮病。

那应该如何预防这些湿气呢？可以从生活的一些细节，如饮食习惯去入手。

第一招，早睡。俗话说，药补不如食补，食补不如睡补。晚上9点到11点是三焦经大调整的时候。三焦是管什么的，管人体周身水湿的。《黄帝内经》说，三焦者，决渎之官，水道出焉。这个时间段没睡好觉，身体三焦经排泄水湿的功能就会受到影响，所以早睡的人身体水湿代谢就会更通畅些。

第二招，少吃荤，多吃素。俗话说，若要身体安，淡食胜灵丹。现代人普遍饮食口味偏重，浓重的饮食，如鸡蛋、牛奶、海鲜这些肥甘厚腻，不容易被身体消化吸收、排泄出去，就会生湿生热，引起腑气不降，湿浊不排。而饮食清淡，就像把自己身体的湿浊稀释了一样。清淡的饮食，本身就是一种健康的吃法，它能够加速湿气从膀胱、大小肠渗出去，从而减轻身体的负担。

第三招，运动。没有哪个健康长寿者是懒汉。湿性重浊黏腻，你越懒越不想动，身体就越不能动。你越是动起来，身体的那些湿浊之气就会循环对流起来。本来水湿是祸害，是废物，但你却变废为宝，化水患为水利，使它们周流四肢百节，增长气力。

古人说，流水不腐，户枢不蠹。身体的津液可以善化，也可恶化。你缺乏运动，它阻滞在身体，就会恶化变为湿邪，你多运动，多出汗，这些津液会周流得很顺畅，从而变为营养身体的精微物质。

第四招，少待在阴湿的环境里。外环境的阴湿会引动内环境的湿气。有个患者租房子，为图省钱，租了一楼，因常年见不到阳光，他的腰开始酸，腿开始沉，肩颈也开始麻痹。

老师跟他说，赶紧换间向阳的房子住。你这样省钱，住阴冷的环境，结果把自己搞得一身病，再看病吃药，花费的钱更多。

可见，人要健康，居住的环境很重要，不要说是高楼大厦，起码要通风透气，能见到阳光。湿气就喜欢阴冷的地方。

第五招，少吹空调，少吃凉饮、水果、凉茶。中医认为，湿邪易袭阴位，伤人体的下半部分。在六气里，这湿气最容易和寒气狼狈为奸。

这是为什么呢？因为寒主收引，寒凝血瘀。寒气入体，血液流动会变慢，身体的代谢功能会变差，这样湿邪就有了弥漫生长的空间。所以治湿如果不驱寒，就不容易断根。

而人体寒气的来由，在现在而言，最常见的就是天热的时候，由于嗜食各类生冷，伤到脾肾内脏阳气，湿从中生，然后图肌肤一时之快，将空调开到很低，痹阻汗孔、经络，使湿气不能通过汗排泄出去，这就是寒湿从外入。

第六招，食疗保健除湿。经常有患者脾虚湿盛，舌苔白腻，脉濡缓，大便不成形，手脚容易长湿疹，周身困重乏力，胃口不开。老师常建议他们煲个汤，就是用山药、芡实、炒薏苡仁。用这三味药食同源之品，能健脾除湿利小便。很多患者反映吃了以后身体轻松了，气色也比以前好了。

老师说，这薏苡仁一般要炒过，才不会太凉。国医大师何任有个食疗方，就是单味薏苡仁煮粥，早上喝，可以排除湿浊，防治肿瘤，以及一切因湿气导致的疑难怪病。

◎ 松香泡酒治风湿痹痛

老师有一次读《随息居饮食谱》时，看到有一个泡酒方，就是用松香泡酒，能祛风除湿通血脉。老师向来崇尚学以致用，活学活用。

武当山上有很多道士，他们住在山里容易感受风寒湿，还经常会因为练功过度伤了筋骨。一次，有个练太极的小伙子下山找老师看病，原来他的腿弄伤了。这些习武之人，最常见的就是各种跌打损伤、痹证。

老师说，这个简单，于是便告诉他用 50 克松香泡上一斤白酒。泡一周以后就可以服用，每次服用一小杯，因人的酒量而异，以睡前服用微醉为度。

他服完后，微微出汗，觉得身体很通透、很舒服，晚上睡得也很沉，还没有喝完，腿部痹痛就好了。这个药酒方可以作为居家常备，特别是对于劳苦大众，干体力活的，他们容易受伤，经常服用些药酒，可以理顺血脉。

◎ 蜈蚣雄黄酒

有位重庆来的患者，她上次来是看肛周尖锐湿疣的。这病比较难缠，患者在四川各大医院治了好几年，始终没治好。初诊的时候，老师不按病毒治，按肠道湿热治，给她开了内服和外用药。

她吃完药，今天来复诊时说，我在其他地方吃了几年药都解决不了的问题，在你这里吃第一付药就好多了，吃完药后，肛周彻底不痒了。

老师又问她，蜈蚣雄黄酒擦了没有？

她说，擦了，按你说的，用雄黄10克，蜈蚣10条，泡半斤酒。以前我不知道用了多少药膏都没办法，用了这药酒，就不痒了，但还有结块。

老师说，那就在药酒里加些乌梅，乌梅可消息肉、结块。

旁边的阿武家里从爷爷辈就开始行医。他说，有个办法可以消掉尖锐湿疣结块，那就是用蜘蛛网。这蜘蛛网对尖锐湿疣很有效，我用过，把网揉成团，黏在疣体上，慢慢地它就缩小变软了，最后完全萎缩脱掉。

这个患者听了，笑逐颜开，说回去一定要试试。

◎ 三参散与瘀血体质

有位患者，关节紫暗，掌中静脉明显暴露。老师说，像这种情况，容易得心脏病。患者说她经常胸闷心慌，觉得有一口气堵在那里出不来。

老师说，你手指关节瘀紫、血脉曲张，这所有的表象都反映了你的心脏和肝脏问题，血脉也是紫暗的。她问老师该怎么办？

老师说，你这个病得时间长，不是一两剂汤药就能好的。你先喝血府逐瘀汤，然后再用三参散平时调养。

三参散是什么呢？就是补气阴、通血脉的三味药，即丹参、西洋参、三七。

老师就叫她按等份打粉，每次吃一小勺，一天吃两次。

为什么叫三参散呢？原来三七也是参科的，有的地方叫三七参。

患者吃后，胸闷心慌大减，说这个药很好，今年过来老师一把脉，瘀血明显比以前轻多了。老师说，还可以继续吃。

这三味药能打通血脉郁滞，相当于打扫血管，现在很多患者都有瘀血体质，舌下静脉怒张，舌质紫暗，可以适当吃一些活血的药，把血脉郁滞化开。

老师选这三参粉是有讲究的，也是按照鼎法来看这三味药。

首先，西洋参是养其真的，能够补养气阴两虚。丹参活血，一味丹参饮，功同四物汤，这丹参直接帮助心主血脉之功，把阻塞的血脉疏通开，是顺其性。而三七能化瘀止痛消肿，是伤科圣药，对于跌打损伤，瘀血内停，它就相当于下瘀血汤，能直接把瘀阻在脉络的结块逐下来，降其浊。

所以这三味药不是普通的组合，它是合理合法的，补的同时通，通的同时降浊。这样就很符合人体新陈代谢、升降出入的特点。

凡是患者脉道细涩，舌质紫暗，舌下静脉曲张，或手指关节青筋暴露，属于瘀血体质的，都可以适当用这三参散。

患者问老师要吃多久？老师说，你只要少熬夜，吃清淡一点，多运动，即使不吃药，身体也会恢复过来。如果这些习惯不改掉，用药只能帮你缓解燃眉之急而已。

患者又问，为什么我同事中有很多也是关节瘀紫，属于瘀血体质的？

老师说，肥甘厚腻，加上不爱运动，出入往来必坐车，升降上下必乘电梯，搞得人体气血升降出入都让现代交通工具代替了，身体气血都郁在那里动不了了。所以你们这些不爱运动的人，气血转不开，以后老了容易卒中、心肌梗死。

她又问，那我该怎么预防呢？老师说，不是跟你说了吗？预防不靠吃药，要靠运动。运动能使人体血脉周流，运动就是最好的行气活血化瘀。你看你们家里地板脏了，都知道去拖去洗，为什么自己身体里的血管脏了，不知道多运动多出汗，把臭浊之气排出来呢？对待身体也要像对待碗筷家具一样，时时勤拂拭，勿使惹尘埃啊！

◎ 川贝雪梨汤

冬季本来应该寒咳的患者多，由于现在生活条件好了，很多家庭都有空调、暖气，本来应该受寒冻的，反而因为过度享受暖气，导致咳嗽、痰多、色黄。

有个年轻母亲带她的女儿过来，咳黄痰，小孩又不爱喝中药。老师就说，很简单，买 10 克川贝母粉，买个梨子，把川贝母粉和梨一起炖熟了，再加点冰糖或蜂蜜，喝两次就会好些，这叫川贝雪梨汤，能润肺止咳化痰。

这个小方子对于外感风热咳嗽、肺虚久咳或咽干口燥，效果挺不错的，但要用上好的川贝母。

经常有这样的小孩过来，老师也是这样建议他们，吃个两三次就好了。但要分清楚，如果咳痰色白，属于寒性咳嗽的那种，不适合服用这个小方子，就要转为服用理中丸了。毕竟这个方子只是治疗肺热、肺燥咳嗽的。

◎ 说话与呼吸的秘密

来自俄罗斯的赵医生，到任之堂交流。赵医生是中国人，他在俄罗斯那边工作，说中医推拿在那边挺受欢迎的。这次赵医生过来，不仅给大家讲了一些常用的推拿手法，而且注重推拿师的心性修养。

我们问赵医生，平时他是怎么修养心性的？

赵医生的老师曾对赵医生说，人就是一团真气，人活一口气，此气足，此气流畅，此命就绵长，但很多人不知道如何把这口气养好。

我们连忙问，如何养气呢？《孟子》说，吾善养吾浩然之气。说的是要靠心念来养气。人存心浩然，其气自正。人存心正大，其气光明。

赵医生说，在心念上是这样，在平时细节中也一样。师父曾说，人无时无刻不在消耗气，想让脏腑保持气机充满，只要减少消耗，就是在延长寿命。很重要的一点就是当你一口气把话说完时，不要急着说下一句，要先把气吸足后，再说下一句。这样说话，口气足，也不容易口干。

我们听完后，连声称妙。俗话说，气是续命芝，津是延年方。人呼吸气足，口中津液不干，这本身就是金水相生的过程，就是在延年益寿。

现在很多人肾虚不纳气，就是因为有一些小习惯没有做到位，平时说话一味地出气，都忘了把气吸饱满，不断地出多而吸少，这样就会令脏腑缺氧，头晕目眩，久了后，就会导致胸廓变小，脏器下垂。

我们怎么称那些将死之人？叫作气出得多，进得少啊，这难道不是在生死间吗？人养也就是养这口气，生也这口气，死也这口气。一个小的呼吸习惯，不要小看，对身体的作用是巨大的。正所谓三寸气在千般用，一息不来万灭空。

很多人心急烦躁，说话快言快语，双寸脉上越，只知出气而忘了纳气，就好像只知道花钱，不知道存钱一样。即便是家有金山银山，也经不住长期的挥霍啊！

赵医生的这几句话，太有分量了，正应了"十六锭金"里说的，一吸便提，气气归脐。一提便咽，水火乃见。南怀瑾老先生说，这十六个字抵得上十六锭金。

俗话说，气气归脐，寿与天齐。赵医生提到的讲完一句话必吸饱满，再说下一句话，就是教人要在日用生活中去实践这个理。这个养生之道片刻也不离我们身边啊！

可见，人要把眼光放长远点，养生是终身的大事，即便是在言语交谈之中，也不能滥用身体。悠着点，人生还长着呢。想起《小儿语》中，一切行动都要安详，性躁心粗一生不济。从小孩就要注意从容安详的呼吸生活。

我们常形容正常的脉象叫作和缓从容，脉急躁的身体就容易缺氧缺气，消耗太过，脉沉迟的功能又不足。这两个极端都不如守中，就是言谈举止之间，要把气吸饱满，然后缓慢地把字吐出来。

老师形象地比喻说，兔子跑得快但寿命短，乌龟爬得慢但寿命长。中医是一辈子的事，不是在比谁跑得快，而是在比谁跑得久。

◎ 大葱薏苡仁治腰痛

医者意也。百姓日常生活中时刻充满着中医，也充满着升降。

今天有一个老太太过来跟老师聊天，说她头不舒服，想让老师给她耳尖放点血。这老太太也懂点医，老师没有帮她放血，却教她踩脚。

老师跟我们讲了这老太太的一个经历。以前她腰椎间盘突出，看病没少花钱，结果也没治好，便对医生产生了偏见，于是回来自己给自己治病。

先用大量的薏苡仁熬水喝，结果腰痛居然减轻了。却发现肚子凉飕飕的，还胀，她就想，这不是气不通吗？于是就加了大量的葱。

就这样煮水喝，喝了一两个月，腰痛居然好了，肚子也不胀了。后来她还挺自信的，医生没治好，让她自己给弄好了。

这是老百姓试出来的经验，他们也不懂什么升降，更不会从理法的高度来选药，就觉得自己腰腿有湿气。不是说薏苡仁能利湿吗？又能健脾，既可当药用，也可当食物吃，于是天天吃。这薏苡仁毕竟还带一些寒性，当身体把湿热清得差不多时，肚子一寒，气不通就胀。一胀就不舒服，就加进大葱，葱是温性的，又是中空的，有通中发汗之效，放几个屁，胀就消除了。

想不到这大葱和薏苡仁一配伍，还真的升降俱全。葱能发表走头目，升清阳，薏苡仁能渗湿利小便，降浊阴，这样清阳能升发，浊阴能下排，误打误撞，居然也暗合理法，所以把病治好了。这老妇人来老师这里，说起她自己的治疗过程还非常得意。所以我们医生有时不单要向古书、师长、大自然学习，同时更要向患者、向生活学习。

◎ 苹果久服会束百脉、闭百脉、细百脉

有个学生问老师，为何老师的医嘱中经常叫患者戒鸡蛋和水果？

老师说，百病皆生于气。当今时代，气机郁滞的患者很多，因为郁滞而导致各类疾病，血脉经络以流通为贵，所以一切影响血脉经络流通之物，都应该少食。

比如鸡蛋，它是众食物中最具收敛之性的，很多小孩长期大量吃鸡蛋，吃得脾气越来越烦躁，吃得胆囊壁毛糙，小小年纪就有胆囊炎。六腑之中胆管最细，最容易因为收敛而阻塞，导致流通不畅。

学生问，那为何鸡蛋是收敛之物呢？

老师说，你试试，把鸡蛋清涂在手上，干后整个皮肤都被收得紧紧的。所以吃进人体内，它就呈这个收敛之势，会把周身经脉收敛得严严实实，故肝胆脾胃郁滞、肠道不通的患者，要少吃鸡蛋，鸡蛋吃多了，容易发炎、发热、发火。

患者问，那鸡蛋炒熟了不就不黏了？

老师说，即便炒熟后，它的性还在。就像大黄，你煮熟后，它还是苦寒泻下的。你们有没有想过，为何葱花炒蛋比纯炒鸡蛋要好吃得多，而且也比较流行。

因为这道菜里面本身就有养生之道。鸡蛋是收敛的，而葱花却是中空通气的。这样通过葱花可以减轻鸡蛋收敛之性，更易于被人体消化吸收。

大家听后才明白，原来这日常小菜中也有升降出入之道，所以才能成为老百姓的家常小菜。鸡蛋以收敛为主，葱花以升散出为主。这样有升有降，吃进人体内，才不致瘀堵中焦，引起烦躁抑郁。

学生问，那还有水果呢？

老师说，就拿苹果来说，按现在通行的说法，吃苹果能美容，能减肥，能助消化，能通便，这可是民众的普遍认识，但普遍的认识未必就是对的。

如果我们从中医学角度来看，先不谈这苹果是不是去年冬天产的，也不谈这苹果究竟用了多少激素、农药。

我们从这苹果本身来看。中医认为苹果甘凉，虚寒之人当慎服。历代本草记载，苹果久服会闭百脉，细百脉，束百脉。说白了，就是让血脉变细、变狭窄。

不单是苹果，很多生冷的水果都会这样。所以那些长期便秘的人，刚开始吃水

果，似乎能通便，可吃久后反而便秘更严重，就是因为肠管、脉管变细小了。

还有患心脏病的老人，通常吃一个苹果或一根香蕉，就会让他心慌心悸难受，这也是因为凉果会收束血脉，使得心脏不舒服。

所以有人说，苹果可以减肥，这是一时的。长久地吃，不单不能减肥，还会增重，而且增的都是痰饮水湿。因为生冷之物，让血脉、三焦气化流通之性减弱，导致水液代谢失常，停留在体内。人不单减不了肥，反而增加了水湿。

故中医指导饮食调理，不是看食物营养价值的高低，而是看食物的寒热温凉，升降浮沉。只要不能顺应人体生发之气的食品或药物，都不宜久服常服。如果把这些东西当成家常便饭，而且每日必服，那就是在损害自己的健康。

临床上可以发现，那些长期吃水果想美容的女孩们，很多都有月经推迟、痛经，严重的还闭经，手脚冰凉，甚至面色没有红润感，这都是阳气被凉果所伤的原因。

还有更严重的，就是长期吃凉果的女孩子，摸到她的心脉很微弱，再一问，这些女孩子还经常梦到阴物，所谓梦是心头所现，心是一团阳火，心脉长期被凉冷所困，所以梦到的都是阴暗的东西。如果不注意调节身体，就可能有大病。

《黄帝内经》教我们养生，要春夏养阳，秋冬养阴。苹果是阴性之物，只产于秋冬季，哪有可能春夏的时候还吃它呢？反季节而食，就等于违反自己身体的正常规律啊！

《黄帝内经》还认为，血脉中的气血遇到凉冷的时候，它就收缩流动不畅，遇到温暖的时候，它就顺利通畅。而水果大部分都是寒凉之物，它能让气血受寒受冷。所以本草上称，苹果能闭百脉、细百脉、束百脉，真是形象至极啊！

◎ 借力打力不费力

有个慢性咽炎的患者，医院检查又是贫血，又是缺钙，还缺维生素。他双寸脉上越，老师一把到这种脉，还没等他开口，便说，你心烦气躁，思虑过度，脑子静不下来，平时爱生小气，腿脚没力，晚上睡觉睡不好。整条食管、胃都有问题……

老师边说他边点头，不断称是。用幽默的说法，就是点头跟捣蒜一样。确实，如果摸到典型的脉象，不用患者开口就能说出患者症状，八九不离十。

这患者听起来觉得很神奇，其实对于临床经验丰富的医生来说，这以脉测症一点都不神奇，因为脉象本身就反映了很多信息，只是普通人没有足够的临床经验，不能够体会到其中的奥妙而已。

随后老师给他开了黄连温胆汤，里面的茯苓换为茯神。老师说，凡双寸脉上越，神静不下来，睡眠不好的，都要把黄连温胆汤中的茯苓换成茯神。

　　这患者吃完药后，睡觉好了，心里也没那么烦了。

　　再来复诊时，他气色好多了。他就很奇怪，我这不是贫血、缺钙、缺维生素吗？这方子里没有补血、补钙、补维生素的药，而且都不是什么补药，怎么吃起来反而觉得有劲，比吃补药还精神。

　　老师跟他说，中医调理身体，不靠补而靠调，就好像武术高手一样，这叫借力打力，也可以称之为四两拨千斤。

　　我们用药就是把他上越的气血拨到下面来，这样上面的心脑就不会因思虑过度、劳神太多而暗耗心血，而下面得到从上面引来的气血的补充，腿脚就有劲了。

　　一方面节省了消耗，另一方面又得到了补益，再加上睡眠转好，身体的自我造血功能又恢复了，这就叫借力打力不费力。这样自身修复系统就启动，身体自然寒热对流，用少量的药却能把身体调整过来，到最后身体康复自愈。

◎ 从熬粥想到化瘀血新思路

　　刚来任之堂时，发现老师有时在活血化瘀的汤方中加些玄参、麦冬、生地黄之品。这是养阴的增液汤啊，我们想不明白，却发现效果挺不错。特别是对于唇暗，舌尖红，瘀血化热的，用上去有画龙点睛之妙，我们便把这种思路定义为增液化瘀。按常规理解，增液汤是增液行舟、养阴通便的方子，怎么还可以养阴、通血管、化瘀血呢？

　　老师笑笑说，这可是你们北京宏姐的医学心悟。究竟怎样增液化瘀？我们请教了宏姐，宏姐博客上的这篇文章就记录了她这种思路的来源。

　　最近不爱做米饭，放的米少了做出来的米饭特别容易黏锅，处理起来很麻烦。于是决定煮粥，我喜欢吃煮得稠一点的粥，所以煮的时间就要长一点，小火慢熬，也不是什么麻烦事。前天熬粥没留意时间，水分蒸发过多，粥就结块了。结块了的粥肯定口感不好，怎么补救一下呢？我想还是再往锅里兑点水，于是兑了些水再用勺子搅拌一下，这样结块的粥就都散开了，再熬上几分钟，粥就很稠、很糯了。

　　当我看到结了块的粥时，我就联想到了中医的"瘀血"或"血瘀"的形成也可以是热灼之下"炼液成胶"的产物。自然状态下，在热的作用下随着水分不断蒸发，逐渐成为比液体的流动性要差得多的半流体状的或接近固体状的物质。

我这样说的原因是另外一种瘀血的形成更常见，也相对更容易让人理解，即寒凝成瘀。在寒冷的状态下，液体在不同的温度下会凝结成块，所以对于人体也一样，受寒之后或者阳气虚衰会在体内形成瘀血。瘀血阻碍气机，久瘀成癥瘕。这时，大夫一般都会采用活血散瘀的疗法。

活血散瘀的药大多都是辛温之品，辛能散结，温能散寒。但是这种活血散瘀的药只适用于"寒凝"之瘀血，那如何用药能针对"热灼"津液导致津液被炼成黏稠血块而形成的瘀血呢？这时候的方法就如同煮粥时碰到结块的方法一样：加水，就会将变稠的，甚至是结块慢慢"稀释"，结块自然就会消失。

用中医的话来说就是补充津液或者说增液（滋阴补血）就好，瘀血自化。当然，滋阴补血药的比重要稍微重一些，而不是单纯使用活血化瘀的药，这些活血化瘀的药是化不掉"热"瘀的。前面说过了活血化瘀的药都是辛温之品，辛温更伤津液，对于热致血瘀则雪上加霜。例如，对于阴虚或温热病患者的瘀血。因此，对于寒凝血瘀，用辛温之品活血化瘀，如桂枝、川芎、当归；对于热灼血瘀，用甘凉甘温之品补充津液，稍佐辛温活血，如牡丹皮、丹参、赤芍。

◎ 清涕与水龙头

日常生活中，不是缺乏中医，而是缺乏发现中医的眼光。

在任之堂，老师时常强调我们要开眼看中医，不要眼睛只看到患者、看到书本，要看到自然界，看到日用生活。世事洞明皆学问，观察自然即文章。

老师有很多感悟，直接取之自然，用之临床，比如湿毛巾的故事，积水的故事，这些都是活灵活现中医思维的产物。

老师说，知道这些取象比类的医理很重要，但掌握这种思维方式更重要。所以在任之堂学中医的人，一方面学习脉法，另一方面就是学习这种活泼的取象思维。而宏姐也是善于观察自然、观察生活的人。她有好多取象思维得到老师的肯定。

有一次宏姐劳累过度，清晨醒来后，动辄流清涕，活动练筋骨后，到 9 点左右，天气变暖后，就好些了，好多天都是这样。

宏姐就寻思：早上为阳气当升之时，且清涕在活动后转好，是因活动宣畅了身体的阳气，病机应当为阳气生发不利，这样就应属于内伤感冒了。

正气存内，邪不可干。此时正气已经衰弱了，易于感受外邪。而后来发展为不停地流清涕，活动后也不能改善，则是正气已虚，风邪盘踞上焦所致，正气已经不能托邪外出了。她便按自己的想法吃了点药，也是好了之后又反复。

某天早上，宏姐醒来，发现眼睛居然肿了，白睛也水肿，而且夜间睡梦之中眼中流水，白天仍然流清涕。这可如何是好？

水液全部在上焦，是肾气不固藏水液，随肝气的上升将水液带到上焦的吗？眼睛虽然属肝，可是眼轮属土，还是土不制水？或者两者皆而有之？

中午吃完饭，刷碗的时候，发现水龙头按下后仍在滴水。宏姐家是弯管水龙头，她调整一下弯管的位置，就不滴水了，但一会儿又开始滴水。看来水管已经关不严了。突然，宏姐脑中念头一动，水管关上了就不流水，关不上就漏水。那人体是不是也一样？我什么地方的"水龙头"松动了呢？

气血是构成人体生命活动的基本物质，流鼻涕、眼睛肿都是在上焦，应该属于气分范畴，而鼻涕、流水属于中医概念中"津"的范畴，津是指人体水液中比较清稀、流动性大的那一部分液态物质。气有温煦、凉润、推动、固摄、防御的作用，而人体体液有规律地排泄和分泌属于气的固摄功能，而当气的固摄作用减弱时，可以出现人体液态物质的排泄和分泌过多，气的推动和固摄作用之间的协调平衡能够保证津液的正常运行，这是我最近学习中医基础得到的对"气"的认识。气的固摄能力不就相当于人体的"水龙头"吗？

固摄能力减弱就等于水龙头松了，自然会出现"漏水"的情况，即人体水液排泄和分泌过多，如清涕、泄泻、遗精、遗尿和小便淋沥及常见的自汗、盗汗等。

人体与气相关的主要脏腑是肺、脾、肾，脾胃运化水谷，为人体之气的主要来源。肺主呼吸，所吸清气也是后天之气的重要来源。先天肾精转化的肾气是人体之气的根本。而津液的排泄也与肾、肺、脾胃的功能密切相关。

一方面，脾气将津液上输于肺并且散至全身，濡养肌肉筋骨；另一方面，肺气宣发功能将津液向人的体表和上部布散，肺气肃降功能将津液向下部和内脏输布。再加上肾气，将肺气下送的津液经过升清降浊，清者吸收，浊者排出体外。而且在津液的输布过程中，肾气的蒸化起着主导作用。

中医把人体的五脏六腑作为一个整体来看，是因为人体一些活动的实现不是某个脏腑单独完成的，各脏腑之间需要协调完成。除了脾、肺、肾三脏的协同作用外，水液还需要肝的疏泄作用来调畅气机、推动水液的运行，并且经由我们人体重要的一条水道——三焦的通利，保证津液的正常输布。

宏姐想通这个道理后，外在看似简单的流清涕，内在也是不简单的，于是便处方如下：白参 2 克，白术 10 克，茯苓 10 克，山药 10 克，山茱萸 10 克，巴戟天 10 克，桑叶 6 克，杏仁 10 克，麦冬 10 克，五味子 3 克，防风 5 克，甘草 3 克。两剂。

宏姐服用后眼睛水肿褪去，流清涕明显减少，仍在起床后有少许清涕及打喷嚏、咳嗽。她考虑上方宣通之力不够，补益之力稍强，在接下来的用药中，酌加麻黄 3 克，川芎 3 克，黄芪 15 克，去掉麦冬、山茱萸，遂愈。

宏姐在重庆的时候曾经治过一例盗汗如雨、湿透衣被的患者，而用药也是兼有补气固气治疗，一剂见效汗止。方药就以黄芪、红参、五味子补气固摄为主，体现了中医阳主固密的用药思路。所以，但凡阳虚不能固密津液，就像水龙头关不紧会漏水一样，这时增加阳气，就能很快气化固密津液，使津液不外溢。

宏姐在博客上写的几篇文章，如《谈谈炒菜与胃之腐熟水谷》《湿热生虫》《清涕与水龙头》《从熬粥想到的瘀血的另外一种形式》等，即是用中医思维方式取类比象所得。

有些人觉得这些不过是推理、想象，甚至觉得荒诞可笑。这是因为我们很早以前已经抛弃了这种形象思维，并与之背道而驰太久了，已经失去了观察自然、观察生活的能力，而这一点，恰恰是中医人应该具有的思维方式。

◎ 久违的牛头山

宏姐多次来任之堂，但时间都有限，她说最希望跟大伙儿一起进山采药，这次余老师组织大家一起入深山采菖蒲，宏姐都高兴得跳了起来。

采药归来后，她便在博客上写了一篇采药记：

一直很羡慕余老师带领学生和患者上山采药、放松心情、锻炼身体，让久在俗世的身体能在大自然绿色的怀抱中尽情地放松，无限地吸收自然界赋予的厚爱。让身心在这一刻真正与天地交融在一起，这是多么令人神往而惬意的事情啊。因此，去十堰爬山是我由来已久的一个愿望。

到达十堰的第二天，天气晴朗，早上跟诊的时候余老师就说下午去爬山，采挖菖蒲。这一消息着实令我雀跃。其他的学生都已经爬过好几次山，采过好几次药了，也认识了几十味野生药材，对于他们估计进山采药已经不那么新鲜了，而对于我，那是绝对的新鲜和期待。

下午 3 点在任之堂大药房集合，大队人马在离药房不远的公共汽车站坐车前往，几站地而已，很快便到了山脚下，这是滟湖公园，不需要买门票。进入公园不久就有一个大湖。这次爬山是走普通小道，小道很窄，崎岖不平，有的地方是土路，而更多的是砂石路，很多学生都学习余老师赤脚接触大地的习惯，把鞋子装到背包里，赤脚爬山。我也脱鞋尝试了一下，没走太远，实在有点咯脚，我便穿了拖鞋。

满山全是绿色植物，一眼望去，青山、青谷、青草，满眼皆绿，呼吸着清新的空气，聆听路边汩汩的水流声，叫人的心灵顿时静下来。似乎大自然有种无形的力量，在这里，人是渺小的，大自然是宽广的、包容的，我们都在她的怀抱里，感受着她无私给予我们的一切。

为了准备下午采挖菖蒲，师兄弟们已经准备好了四把药锄和几把剪刀，还有一些袋子、药篓子，用来装菖蒲。大家心情愉悦，边走边认药。弯弯曲曲、绵延不尽的小路最多只能容纳两个人并排走，我们一字排开，在蜿蜒的小路上前进。爬山不累，调整气息很是舒畅。结果我们最后六个人还是远远落在了余老师带领的一波人之后，他们在菖蒲喜欢生活的小溪边等我们。

啊，原来这就是菖蒲，一种菖蒲科的水生草本植物，有香味。菖蒲喜生于沼泽、沟边、湖边，温带地区基本都能找到它，全国各地也都有分布，牛头山里有很多。

大家兴奋地开始用药锄采挖，分工合作，一些学生采挖，一些学生在溪水里清洗泥沙，把洗干净泥沙的菖蒲抛掷到岸上，另一些学生就地剪掉茎叶及细根，保留其根部，并再次在溪水里洗净。

菖蒲的细根很多，包裹着泥沙，我也不知道要洗干净到什么程度，没想到小师弟说：师姐，你的菖蒲都没洗干净，害得我们还要重洗。

我说：好吧，就让我来欣赏你们干活吧。这也是一种享受，师弟们把菖蒲洗干净后，去掉茎叶，用剪刀剪掉细根，只保留粗大的主根。

这些菖蒲色泽鲜艳，长短不一，3～10厘米不等，散发着阵阵清香。有些挖出来的菖蒲没有主根，余老师说不要浪费了，留在小溪边让他们继续生长。有一些根须粗大的菖蒲，余老师说它们已经在这里生活了很久了。

为了保护菖蒲的正常生长，避免采挖过度，我们一般都不会把一片菖蒲密集的生长地全部采尽，而是留给它们足够生存的空间，以再次造福于人类。这其实是深含寓意和道理的，不管做人做事，都要留有余地，对自己和别人都有好处。

今天收获的菖蒲不少。天色渐黑了，我对这里流连忘返。回到药房，我们接着把采集的菖蒲进行再次清洗（泥沙），剪切成小块，放在簸箕中等待明天的太阳将它们晒干后，即可入药。这个剪切的工作量超过我的想象，师弟们一根一根地用剪刀剪，望着满满一簸箕菖蒲，我想，这需要剪到什么时候？

这时候余老师拿出了铡刀，可以一次铡一把菖蒲，我在一旁把大约同等长度的菖蒲收集在一起，够一小把就递给余老师切铡，这样能提高效率，缩短时间。一直到晚上八点多我们终于干完了。把水沥干，等待明天的太阳让它们变成真正的药材！

任何事情都不是想象的那么简单！有一种东西叫执着，有一种东西叫热爱，有一种东西叫舍得，有一种东西叫锲而不舍……如果把这种东西赋予任何一件事情之中，它们都会变得不那么简单！

◎ 伯乐的《相马经》

伯乐善于相马众人皆知，他在《相马经》里对好马有三种特点评说，一是额头高，二是眼睛亮，三是蹄子大。

伯乐的儿子便拿着《相马经》去认马，他看到一只癞蛤蟆，高兴地对父亲说，我找到一只好马，额头够高，眼睛够亮，就是蹄子不够大。伯乐很无语，先是一怒，但知道孩子的天真，便转而为笑说，你相中的马，就是太爱跳了，不能骑啊。

古人把这个故事叫作按图索骥。相马理论搞得再熟，但没有实际的经验，也容易偏差，很多人因此就否定了《相马经》。其实不是《相马经》的错误，而是执行的人没执行到位。

这个现象在我们中医里也很常见，很多患者是中医爱好者，他们有时会按照医书上说的方子去治自己的病，这样可不可取呢？

我们认为，刚开始最好是有老师或医生指点，对于猛药毒药不要轻易去试，对于平常符合病因病机的药，在实践过程中，可以不断地体验中医，增长见识。

中医的古籍是好书籍，至于能不能把好书籍转化成好疗效，这要看患者如何把医理和自身病理沟通，而不是用不好就去否定医籍。

所以不是中医古籍不行，而是人们会错了古籍的意，没有用好古籍。

自从《任之堂跟诊日记》出版后，不断有人给老师发邮件，给我们发短信，说是按照书里某某页的某某方子居然治好了我多年的病。

有些人居然一下子买了好几套《任之堂跟诊日记》，我们问他，好书一本就够了，买那么多干什么？他们说，正因为是好书，值得让更多的好朋友拥有。

◎ 三思而后行

今天来了一位患者，他就是按照《任之堂跟诊日记》里的方子治好了自己长期的胃溃疡、十二指肠溃疡。他高兴地把方子写给我们说，以前我胃老反清水，不舒服，看过很多脾胃科的专家，都没治好。我喜爱看书，关注身心健康，一看跟诊日记上写的这个方子治好了其他人的胃病，我看到上面症状跟我的对应起来，基本都符合，便毫不犹豫地抓药来吃。谁知越吃越舒服，吃完几剂后，胃再也没反酸水和不舒服过了。我就想这药对证了，比专家开的方还好用啊！方子如下：黄芪 30 克，桂枝 15 克，白芍 20 克，生姜 20 克，大枣 5 枚，炙甘草 10 克，焦大米 30 克，乳香 5 克，没药 5 克，延胡索 20 克，金果榄 10 克，淫羊藿 30 克，红景天 20 克。

老师也看过这个方子，说，这是黄芪建中汤加味，加了些行气活血、化瘀止痛的乳香、没药、延胡索，对于虚劳胃寒、久病夹瘀的各类脾胃病都有效果。

黄元御在《长沙药解》中讲到，甲木之升（胆汁反流上逆），源于胃气之逆，胃气之逆，源于中气之虚。原来，这就是老师用建中汤健脾土，治疗脾胃中虚、酸水上反的道理。

中医看起来很复杂，典籍汗牛充栋，让初学者似乎无所适从。老师说，其实你只要明白了基本的寒热虚实，抓住大概的病机，便不会有偏差，用药就会有效果。

中医看似难学，主要难在至精至微，如有一本书叫作《此事难知》。但中医也有它简易之处，如也有医书叫《医学实在易》，说明中医是很好学的，很容易上手的，它是道法自然、取象生活的。

哪个出名的医家不是通过反复读书，然后观察自然生活，自己去实证书中的方子，而获得宝贵经验的。所以说，按图索骥可不可取，照书治病有没有用，这些都是外在的形式，无所谓是非对错，关键是我们按图、照书时，需要多思考，多请教别人，这样就更能够把理论和实践结合在一起，才会出效果。

所以古人说，三思而行，再思可矣。不管是处方用药，还是处事做人，都需要这种精神，要能辨明是非黑白，分清对错真假，在大道上走，这样就不会偏离太远。

◎ 治人一时以药，治人一世以书

当《任之堂跟诊日记》被很多中医爱好者认可后，很多人用里面的方子治好了自己的病，我们听过后，既高兴也担忧，高兴是传统的中医还是很有民间亲和力的，担忧的是照书治病不能盲目照搬，最好是咨询一下周围的医生朋友，如果辨证准确，大方向没错，效果就更理想了。

我们回家时，当地的一位大叔找到我们家，感谢我们治好了他的病。

家人不解地问，孩子在湖北学医，相隔千里，怎么会治好了你的病呢？

这大叔笑着说，我看到《任之堂跟诊日记》里一个治脚痹的方子，我的脚就是痹痛，走路一跛一跛的，好多年了，一直没治好，我按上面的方子重用黄芪居然治好了我的脚，你看，现在走路都正常了。原来他是重用黄芪治好自己虚损脚痹的！

俗话说，一个医生开一个方子，只能治一人一时，但是一个医生写了一本好的著作，可以救一个时代的人，甚至这种利益是世代相传的。故曰：治人一时以药，治人一世以书。

对于过来交流的很多有经验的医师，他们一般只是忙于诊务，很少抽出时间来整理医案，写些医学心悟。当我们跟他们说这方面的道理时，他们都很接受，而且乐于在诊病之余多写点心得体会。

这样更多民间中医好的经验，能够以书籍的形式传承下来，相信中医的推广就会更加深远了。在《石室秘录》的序里有句话，叫作"习医救一人，不若救一世也，救一世，不若救万世也"。故而古人有广大心者，都会走著书立说这条路子，因为这样就能够带起更多的医子，让更多的患者受用。

◎ 不要折腾自己

有个患者，心慌心悸，医院检查是冠心病，老师摸脉是阳微阴弦，给他用瓜蒌薤白桂枝汤。吃了几剂药后心气就顺了，他就想到外地去旅游。

老师一听就说，你现在心脏功能那么差，还玩啊。舟车劳顿，你受得起吗？

患者听后才没敢去。老师随后说，我们给患者的建议都不是随便说的，都是从临床实践中得出来的经验教训。就像没有哪个老师不希望自己学生好一样，也没有哪个医生不希望自己的患者迅速痊愈。

上次，有个东北来的老太太，也是心脏病，吃完药后挺舒服的，身体好了，想法就多了，就想到武当山去玩。从紫霄宫要爬到金顶，不到半路，心肌梗死就发作，还好及时救过来了。所以人越是得病，越是要静养，不要折腾自己。

还有一个患肝病的老爷子，是晚期肝癌，本来这老爷子调理得好好的，并没有特别的恶变，他也觉得身体还可以，医生叫他要少同房，他没把这句话当回事儿。后来就一次同房过后，没几天就感冒不舒服，卧床动不了，一个月左右就走了。

然后老师说，你们可以去悟《道德经》，为什么说"治大国如烹小鲜"，为什么古人说"理身如理国"？你调理自己的身体，像是在烹小鱼一样，稍微不小心就弄烂了。

还有一位患者，周身痛重，怕凉，一触冷水就加重，好几个月都不缓解。老师给他开了桂枝加芍药生姜各一两人参三两新加汤，用《伤寒论》的原方原剂量。患者吃完后，立即身暖痛除，本来身体不舒服的时候根本没想到同房的事，而身体稍微好点了，欲望就来了，回家后一同房把肾又伤了，怕冷，周身痛加重了。

患者就想，搞些人参、鹿茸服，结果吃了又上火，一上火马上就想到要去喝凉茶，搞点下火的来泻一泻，下火茶一喝下去，马上败胃。脾胃主四肢，这时手脚又更冰凉、更痛了。又听人说，可以去泡泡脚、刮刮痧、蒸蒸桑拿，这样他又去蒸桑拿、拔罐、刮痧，搞得身体热乎乎，出了很多的汗。

当时觉得有些舒服了，但一回家周身痛得更厉害。因为本身里气不足，强行把元气津液调动出来，表面上是驱逐了风寒，但同时也消耗了大量阳气。这样旧病没有祛除，新病又添加了，头又痛，腰又酸。

老师摇头说，现在很多有钱人就是这样搞，不把身体静养当回事，只是去享用最好的药，最高档的服务，压根儿不明白身体真正需要什么？如果元气不足，这些疗法都是在加重身体负担，身体哪经得起反复汗蒸、拔罐、刮痧，反复纵欲、壮阳、泻火，最终患者痛到骨头都是凉的。

老师跟他讲明白后，他才醒悟过来说，我知道错了，我悔改，我以为多管齐下才会比较好，我立即悔改。

◎ 手淫把疾病打回原形

有个小伙子，长期手淫，先是得了反复感冒，后来又得了头痛，再后来腰酸，背也痛。老师用五通汤帮他把阳气振作起来，把风寒发出去，他很快就舒服了。但回家去又免不了手淫。没几个星期，又病了，他拖着病快快的身体又来到任之堂。

老师摇头说，小伙子，你要痛下狠心，戒除坏习惯，早上起来多做广播体操。杂念纷飞时就去跑步，把冲动的能量用来锻炼身体。你现在不锻炼，反而是在消耗生命的元气，到三四十岁你就后悔了，他点点头说知道了。

老师就说，知道还要做得到，不要折腾自己，你们就像幼嫩的树苗一样，反复地去拔它，还没长成参天大树就枯萎了。不把坏习惯戒掉，以后就别过来看病了。

这类年轻人越来越多，受网络不良信息的影响，好的没学到，不好的沾得满身都是，父母管不到，老师也鞭长莫及。这样长期自我残害、自我折腾，没法摆脱恶习。所以虽是年轻人，看起来气色和身体状况还不如老年人了。

这也是疾病多样化，人提前衰老的重要原因啊！

老师说，看似这么多疾病，这么多患者，其实只要静下来去思考，去想为什么会病，去参这疾病的根源在哪里，去悟为何《黄帝内经》说"生病起于过用"，为何《道德经》里说"治大国如烹小鲜"？说白了就是人不能自己折腾自己。大病初愈就要懂得去静养，心静则火气自降，欲寡则肾水自升，水火升降顺畅，周身百脉通调，不仅治病有本钱，而且修道延年益寿也有望。

朱丹溪曰："学农未便妨书读，观物时常识化机。"

老师带大家到山里去农耕，开垦良田，种了一些药和瓜果蔬菜。像种的南瓜，长得遍地都是。种植的时候，偶尔浇浇水，也没怎么去管它，结果这些南瓜、紫苏各得天机各成长，两三个月下来，就蔚为壮观。

老师便说，这治病养生就如同老农植树种菜，播种下去了，只需要管好水，拔好草，松好土。不要再去折腾这些瓜果菜苗，不要今天摇摇它，明天拔拔它，你只需让它们静静地生长，不去破坏它们的生机，就是对它们最大的关怀。

现在很多病之所以难调，不是因为病复杂，而是因为人心复杂，接受的各类信息太多了。一会儿听这个专家说，要一天一个水果；一会儿听那个专家说，要一天一杯牛奶；一会儿又听另一个专家说，要服某某保健品。

这样把自己身体元气阳气反复地戕伐折腾，本来很简单的病，就变得越来越复杂，本来精神还可以的，就变得越来越差。

这万病之源在哪里呢？众里寻他千百度，蓦然回首，病根还在自身处。

◎ 种树郭橐驼传

老师说，人只要懂得放下、静养，疾病都可以往最好的方面转化，你只要不糟蹋自己的身体，就是对身体最大的保养了。身体的自愈能力，就像树木瓜果一样，没有见过哪个善于种菜的老农种完菜后，反复地去施肥浇水，摇动树干。

在树苗还未充分得地气的时候，还不适合浇太多水，施太多肥，不然浇水多，施肥过度，反而容易烂根。就像很多患者本身阳气不够，根基不牢，就听某些专家说一天要喝够八杯水，他明明大便稀溏，舌苔水滑，心也慌，手也凉，这就相当于下过雨的土地，水汪汪还没干，你还拼命地去浇水，这不是要把树苗的根泡烂吗?

老师买来岳美中老先生的医籍,叫大家好好地去琢磨,特别是岳老调慢性病有防有守的思路,这是岳老从老农种树悟出来的用药治病之理,岳老特别喜爱柳宗元写的《种树郭橐驼传》,自称"一生揣摩此文数百遍,获益匪浅"。

这篇文章表面上是写郭橐驼种树的经验,实际上揭示的便是养生的大道啊。其中,最重要的一条便是"能顺木之性",顺应树木自然生长的规律,只要不去破坏树木的生机,树木就能茁壮成长。

这就是为何郭橐驼种的树要比其他人更高一筹的道理。岳老因此深受启发,认为"种树之道可以通于医,尤其是治疗慢性病,更应取法于此。要重视扶住人体之自然,顺应人体生生之气",不要去戕伐生机,折腾元气,因此树立了培土运脾为本的治疗思想,在临床上大受裨益。

◎ 生命在呼吸间

《黄帝内经》说:"余闻上古有真人者,提挈天地,把握阴阳,呼吸精气,独立守神,肌肉若一,故能寿敝天地,无有终时,此其道生。"我们再读《黄帝内经》这段话时,又有新的感悟了,呼吸精气这是养生最重要的一条。我们来看一个故事:

有个大智者对他的弟子说,你们说说看,生命是怎么个状态。

有弟子说,人生百年。

大智者摇头说,你还没有觉悟。

又有弟子说,人生在昼夜间,今朝上床,不知明日能否醒来。

大智者说,你还没有觉悟。

又有弟子说,生命在呼吸间,无常迅速,一息接不上来,生命就终结了。

大智者笑着点点头说,没错,你很精进,你觉悟了,生命就要活在当下。

我们再从呼吸之间来切入中医,会发现《伤寒论》里的很多方子都是在调心的舒张与肺的开合。心主血脉,肺主皮毛,肺开窍于鼻,像麻黄汤、桂枝汤这些调心肺的汤方用得非常多。很多人看到方子是调风寒,那是表面的,而调心肺开合升降,才是仲圣方子的实质。

仲圣也把里面的加减法用得活灵活现,人每天在呼吸,很多人却不知道呼吸的重要性。老师常对我们说,你们别小看那些举手投足的小动作,对于那些病重垂危的人来说,想要轻松地做到,那都是相当奢侈的。

鱼活在水中不知水，人活在空气中不知空气。百姓日用而不知，这里面就有大道理。聪明的智者很重视他的呼吸之间，活在当下。迷茫的人，愤怒之间，身体可以闭气十几秒都不知道；吃饭之间，谈天论地，身体处于缺气缺氧状态，也不知道精神内守；思虑过度，消耗大量气血，也止不住思想。真是断妄念如断四十里流啊！

我们想到这里，不禁惊喜非常，因为很多方子通过调呼吸吐纳，毛窍开合，居然可以达到强壮身体治病的效果。人体本身正气充足，又何患疾病呢？以前我们还有些疑惑，对于不少伤寒大家，一辈子就善于加减变化使用桂枝汤、麻黄汤或小柴胡汤，现在通过呼吸这个角度来去体会思考，似乎又有柳暗花明又一村之妙。

人活着就是要呼吸，呼吸质量的高低决定生命质量的好坏，用药来调呼吸，或者通过锻炼来调呼吸，这些都是医家、养生家及所有关注健康的人的人生必修课。

古代道家讲究服气导引就是在给我们表这个法，只是我们还一直认识得不是很深刻，不是很透彻而已。

《阴符经》里说："人知其神而神，不知其神而所以神也。"古医家说："天下无神奇之法，只有平淡之法，平淡之极乃为神奇。"这呼吸就是最平淡的事了，也是最容易令人忽视的事。

◎ 调呼吸和美容

有个鼻炎的女孩子，脸上有些淡斑。她说晚上睡觉时鼻子不通气，想先治鼻炎。

老师摸她脉后说，双寸不足，心肺气血不够。阳气虚，则邪害空窍，于是给她开了桂枝汤合麻黄附子细辛汤与鼻三药。

她吃完药后，高兴地说，我吃完这药不单鼻子通气了，人也有精神了，这中药是不是可以抗疲劳啊？连我的脸色都比以前好了。

老师说，调好你的心肺，你整个上焦就都好了。《黄帝内经》曰："五气入鼻，藏于心肺，上使五色修明，音声能彰。"这是说当你的鼻子能够很好地跟天地之气沟通时，心肺功能一加强，整个脸部暗斑退去，声音都比以前明亮。

所以肺活量好的人，身体健康；抑郁、呼吸细腻的人，健康系数就没那么高。

我们治疗脸上长斑，经常会从强心活血入手，容易忽略了开肺盖，你再怎么去活血，都是药物和水谷之气在转。打开肺盖之后，是借天地之气灌到你的体内来，帮你行气活血。这就是为何调肺呼吸开合、毛孔舒张的《伤寒论》能成为后世经典。

明白了这个道理，你还会怀疑经方有强大美容的功效吗？所以从人活在气中不知气，你能否体会到这气对我们的生存有多大影响？中医调的就是这口气。

◎ 养生三十二字警语

林语堂写的《苏东坡传》，里面讲到苏东坡在被贬谪期间，生活清苦，出入没有大车大马，也没有太多的妻妾随从，更不会有丰富的美味饮食，人皆以为其苦闷。但乐观的苏东坡却潇洒地在墙上写了三十二个字，给自己昼夜观看，还告诉世人该如何去养生。这三十二个字为：

> 出舆入辇，厥痿之机。洞房清宫，寒热之媒。
> 皓齿蛾眉，伐性之斧。甘脆肥浓，腐肠之药。

这三十二个字，把现代人的养生弊病都挑出来了，我们用现代的语言来描述，就是说：一个人上下班，外出，都是坐车或开车，连上下楼梯也离不开电梯，这样是在让自己的腿变得衰老无力，提前报废。长期待在冰冷的空调房里，又不节制房劳，这些是各种寒热病的原因啊！平时沉溺于女色，留恋于花花世界，这都是砍伐自己性命的斧头啊！饮食上，喜欢吃各类煎炸烧烤、甘美爽脆、肥腻、浓厚的食品，这就像腐烂肠道的药物啊！

这三十二个字，真是把现代人的养生误区点到根子上了。苏东坡当时在京城时看到大部分富家子弟过的就是这种生活，看到他们体弱多病，夭折短命，便摇头叹息。所以他在失去了很多看似别人认为是美好的东西之时，却能够甘于淡泊，认为这样的清福才是真正的福气。

故这三十二个字，既可以看成是苏东坡被贬谪后的幽默之言，其实也是养生延命重要的三十二字警语啊！

◎ 出舆入辇，厥痿之机

有句俗话叫作，竹从叶上枯，人从脚下老。

可见，人老都是先从离心脏最远的脚部开始，所以脚部的保养锻炼通常比各种养生之法都要重要。因为它是基础，就像房子的地基一样，地基牢固，高层建筑才有保障。有句俗语叫作，走为百练之祖，百练不如一走。我们在日常生活中也可以看到那些长寿的老人几乎都腿脚轻健，行走有力。所以说，腿有劲，延寿命。

而在当今时代，我们发现很多人都变得不喜欢用腿走路了，他们来任之堂看病，经常抱怨自己病情多么难缠，病程多么长久。

我们总会跟他们说，不要把注意力放在这病痛上面，要多去爬山多走动。你的腿脚越灵便，身体就越强健。

他们还以为腿脚老没劲是因为长期生病导致的。老师却反过来说，你们颠倒因果了，你们在认果作因。你们是因为长期腿部缺乏锻炼，身体才亚健康，才失眠烦躁多病，而不是因为失眠烦躁多病导致腿部没劲。你们要主动去锻炼，而不是被动地挨病。

所以老师开始带他们去爬山，而且还赤足在牛头山里奔跑，让他们接地气。他们爬山虽然累了，但身体却很轻松。第二天欢喜地说，我的腿脚没以前那么沉重了，我的脚不那么凉了，我的腰和脖子比以前轻松了，我昨晚没吃安眠药，竟然睡了个好觉……

老师总是笑笑跟他们说，你们保护你们的腿，就要像养护自己的车子一样。如果有一辆宝马，放在那里，一年不开，车胎都瘪了。同样，你们的腿脚老不喜欢活动，长期下来，体质会变得越来越差。中医养生讲究天地人合一，你的鼻子、肺不到山里去呼吸新鲜空气，脚部不去踩黄土地接地气，你们的身体怎么能够健康强壮呢？不要做温室里的花朵了，到大自然里去锻炼吧！

想想为什么现在五六十岁瘫痪的患者那么多？

老师说，现在很多人过于享受科技带来的便利，他们以车代步，以电梯来代脚踩楼梯，这样表面上看似轻松舒畅了，实际上是在慢慢地残害自己。

就像苏东坡所说的"出舆入辇，厥痿之机"一样。古人都看到了这个苗头，你出入老是骑马坐轿，这就是让自己变瘫痪、痿弱的征兆啊！

是啊，生物进化论里有个深刻的观点，叫作用进废退。这四个字很适合我们养生锻炼的原则，我们这双腿，你一段时间不去活动，功能就不如以前，你经常锻炼它，它就能够保持有劲健康的状态，腿一有劲，五脏固密平衡，就不容易受病邪干扰。

所以，针对当今人们坐电梯、开车的生活习惯，导致长期腰酸背痛，腿脚沉重，老师建议他们尽量做到两点。

一是上班时，坐公交车可以提前两站下，多让自己的脚活动活动。单位离家不远时，多以步代车，而不是以车代步。记住，车子代替不了我们的健康，我们的双腿得靠我们自己去锻炼。

二是当你回家上楼时，虽然坐电梯可以图一时之快，但不要经常有贪图便利之心，事事图方便，便会把人养懒了，养安逸了，懒和安逸的背后就是病痛，所以尽量坚持多走楼梯。放心吧，爬楼梯多出汗，不会累死人。你不运动，长期养尊处优，安逸懒惰，才是真正的幕后健康杀手。

所以，老师常说福中藏祸要警惕，苦中有乐须先知。

◎ 洞房清宫，寒热之媒

十堰当地有个高中生，他母亲带他来看病，他两个眼圈都是黑的，面色苍白，完全没有年轻人的朝气。

老师摸完脉后说，那么年轻，脉就这么没神，这是怎么回事呢？

他母亲在旁边说，这孩子不爱说话，近几年得了过敏性鼻炎，到处治也没治好，天气稍微一变化就怕冷，打喷嚏，特别是早上起来打个不停。

老师便问他，小伙子，不要上网了，你这身体精血消耗得厉害。

他母亲说，以前他经常上网，现在不上网了。

老师跟他说，年轻人养成网瘾后，身体的精血被掏空了，影响发育。

他母亲说，这过敏性鼻炎怎么治？

老师说，你们关注的是疾病的表象，我们医生更关注疾病的根。这孩子一是不能再手淫了，二是晚上空调不能开太低。

这孩子说他以前有手淫的习惯，但现在好多了。

老师说，人之年少，血气未定，戒之在色。你这不是好多了，是根本没好。以后碰都不要去碰，手淫这东西有百害而无一利，年轻人最忌消耗折损。

他又说，医生，我老怕冷是怎么回事？老师说，手淫过度，你的阳气都外泄了，加上平时不爱运动，身体阳气又发不出来。所以你晚上不要开空调了，手淫要戒掉，要多运动。然后老师给他开了桂枝汤加玉屏风散、麻黄附子细辛汤加鼻三药。

后来他母亲过来看病时，反映说，孩子鼻炎好多了，现在流清鼻涕比以前少多了，也没有以前怕冷了，但还没有断根。

老师跟她说，把网瘾和手淫的根断了，就是断疾病的根。

特别是手淫，直接亏损肾精，而且家里一般都有空调，孩子们习惯把空调开到很低，这样再手淫，寒邪就直中到腰肾筋骨里面去了。

南怀瑾老先生在讲《黄帝内经》时说过一句话，现在很多年轻人都无知，开着空调做爱，只有四个字——包死无疑。

老先生没有继续再讲为什么"包死无疑"，其实学医的人都知道，里面肾阳外泄，外面寒邪内侵，这样一伤寒，就是最严重的少阴伤寒。寒邪伏在骨节里，得病就是最顽固最难缠的。

现在各类鼻炎的年轻人很多，为什么呢？本来金水肺肾是相生的，下面的肾水被频繁手淫抽走了，它就不能和肺金相互濡养，这样肺金不足，正气就不能够往外布散。五脏六腑是靠吃金气饱的，如果它们都吃不饱，还不断地手淫消耗，那肺怎么有战斗力去分布到皮肤和鼻子呢？

所以，年轻人容易患反复感冒、过敏性鼻炎、皮肤湿疹等常见病，缠绵不愈，如果往深处原因去找，很多都和手淫分不开。

只是很多医生不方便多说，而患者也羞于正视自己而已。大家都在逃避疾病的真正原因，又怎么能够把身体从病态中扳回健康呢？

苏东坡那句话，叫"洞房清宫，寒热之媒"，说得太到位了。你开着很低的空调，像是在冰天雪地里手淫，不就是将自己往恶病深渊里推吗？这样人体的元阳一点一点地亏，就变得越来越怕冷，越来越容易感冒，记忆力减退，手脚越来越冰凉，这都是身体严重透支的信号啊！

所以说，年轻人和你们的父母们赶快觉醒吧。这个误区一日没有拔除，就一日都活在疾病的阴影里。正视它，让年轻的幼苗活在阳光雨露之中，健康地茁壮成长吧。

◎ 皓齿蛾眉，伐性之斧

《道德经》里说，五色令人目盲。色彩缤纷的网络世界、电视电影，确实让人眼花缭乱，尤其是各类黄色网页，更是毒害青少年心灵和盗取青少年肾精的"罪魁祸首"。

苏东坡在千年前就认识到了这种现象，说皓齿蛾眉，伐性之斧。说白了就是那些美丽的少女图像，就是砍伐青年人心性和肾根的斧头啊！让他们沉迷于其中，从此心智不坚，变得软弱，肾功能减退，发育不好。

我们发现，很多父母带着十八九岁的儿子来看病。奇怪了，正常应该是父母带着老人来看病。年轻人怎么了？营养不缺乏啊，教育条件也好，为何病怏怏的？

有个小伙子，19岁，才读高二，在家里痴迷玩电脑，连来看病也还用着高档手机。他母亲陪着他来，轮到他看病时，他才把手机放下。

老师没有先摸脉，而是问他一天上几个小时的网？

这个男孩说，三四个小时吧。

老师说，你要让你的神静下来，不要老上网，少玩手机。

他似乎没把老师的话听进去，说，医生，我头晕眼花，不想吃饭，身上没力气，晚上睡不着觉，走路觉得腿沉重，以前还经常遗精……

我们在旁边听，这怎么像是一个年轻人呢，那慢条斯理的语言，完全像是一个老头子了。

老师耐着性子跟他说，小伙子，老玩手机、电脑会玩出病的……沉迷于网络，你怎么会有兴趣读书呢？心是散的，上课注意力怎么能集中呢？精力都在这些事儿上面消耗了，平时干活、走路怎么能有劲呢……你现在要想办法减少你的内耗，在日常生活中要检点些，不然永远治不好病，而且还荒废了自己一辈子。

他母亲听后，点点头，不断地劝他孩子要听医生的话。

◎ 甘脆肥浓，腐肠之药

农村有句老话，叫衣食足，肠道腐。就是说，丰衣足食的年代，人们总容易得各类结肠炎、肠痈、痔疮。不妨看我们当今时代，正是如此。

《黄帝内经》说，饮食自倍，肠胃乃伤。现在很多人都过量饮食，肥甘厚腻。人们的生活水平高了，爱到外面下馆子，吃大餐。这种现象的背后，反映的却是日益增多的消化系统疾病、癌症。故老师乃见当今时代之弊病，而立通肠六药之法，欲图以针砭时代弊病，救治民生疾苦。

但老师却说，通肠六药之法，只能救疾病之已成。对于疾病萌芽初起，各种饮食不节，却非药物所能。只有在观念上纠正过来，管住嘴，才是防范各类胃肠道疾病的有效办法。

有位患者，36岁，长期慢性腹泻，直肠黏膜炎，医院又诊断出肠道多发息肉。住了八天院，仍然没有彻底解决腹痛腹泻的问题。

他到了任之堂，老师给他开了通肠六药加味。吃完七付后复诊时，笑容满面，给任之堂带来大量家乡土特产。

老师问，你这是干什么？他说，医生，你医术高明，我要感谢你。我吃了你的药，现在大便成形了，刚开始吃药时，排出大量黑褐色的大便，后来慢慢变淡，腹痛的症状也减轻了。以前心中烦躁，爱发脾气，现在也好多了。

老师跟他说，你下次过来，不要再带任何特产了，再带来我就要发脾气了。

他笑着点头说，好。但这次我开车来，坐满了一车人，要过来看病。其实，我们整村的人都想过来看病，只是我的车子坐不下。

患者说，我以前饮食也是没有节制，吃了不少海鲜、鱼类，现在听余老师说，要少吃荤，多吃素，饮食便慢慢清淡了，身体果然好多了。

老师跟他说，你这肠道多发性息肉不是一天两天形成的，是长期饮食没有节制、酒肉无度造成的。所以病去如抽丝，继续守方用这通肠六药吧。你这拉肚子，本身就是身体在自救。肠道长期受各类肥甘厚腻污染久了，排不清爽，它就会腐败产生各类毒素，所以很多医家就用大黄来败毒，治这些肠道息肉、各类肠炎。

而我们用通肠六药，发现效果也不错，组方是用推陈出新的理法，特别是鸡矢藤，能把肠道壁上的积给化下来。但这药物虽好，根治还在嘴上。病从口入，这是千古的良训。想要不病，必须要少吃荤、多吃素。少吃甘脆肥脓，多吃粗茶淡饭。不要吃得饱胀打嗝，要留得三分饥饿。

这位患者欢喜而归，来这里既能治病，又能得到很多重要的养生之法。诚如苏东坡所说，甘脆肥浓，腐肠之药。如果不远离甘脆肥浓，就会让自己的肠道长息肉，甚至长癌瘤啊！

◎ 肠道是健康的晴雨表

便秘并不是什么难治的病，可有些顽固性便秘却也不容易调理。

有位女患者，多年排便不正常，经常三五天一次大便。老师治疗这样的便秘通常是重用白术、当归，配上紫苏叶、杏仁。患者反映说，吃药时排便就好，可一停药，过几天就又恢复老样子。

老师说，肠道是健康的晴雨表，如果便秘就说明你以前大部分生活习惯都是错的。于是老师问她晚上几点睡？她说 12 点多。

老师说，熬夜会盗用肾精，肾精不够，就直接向大肠索要津液，所以肾精亏虚大肠就干燥。熬夜的人，大便不通畅，因为你熬的是津液，应该早睡。

患者说，没事，我白天睡到 9 点、10 点，每天有八九个小时的睡眠保障。

老师说，这更不行，该起床不起会伤身体，该睡觉不睡更不对。你把睡觉时间推后，耗伤了阴液，又把醒来的时间推后，阳气不能得到及时升发，这样反而把身体搞乱了。不是说睡够时间就行了，身体没你想象的那么简单。就像种小麦一样，你冬天种，才有收成，你推到春天种试？该什么季节种，老天早就定下来了。

我们想到《孟子》里有句话说，不违农时，谷不可胜食。这是说不违背时令而去种庄稼，那么你就能得到很多收成。

在南方种水稻也一样，有经验的老农都知道，只要错过了种植水稻的那一两周最佳时间，就很有可能颗粒难收。万物的生长要不违天时，人体的健康也需要顺应天时，该早睡时早睡，不该晚起就不应该睡懒觉。这样阴阳调和，才不容易生病。

其实，老师在帮患者治病时，也在帮他们纠正养生理念，破除养生误区，许多疾病缠绵不愈，如果去找原因，往往都可以找到错误的养生理念。

下面谈一下重用白术和当归治便秘的经验。很多有经验的医家都知道，白术通便是通过健运脾胃除湿实现的。患者便秘日久，肠道动力不足，白术能够直接健运脾胃，令津液运动流通起来。

《伤寒论》说，脾能替胃肠行其津也。津液在胃肠里流通起来，大便就像胃肠河道里面的舟一样，得到水力的推动而下来。一味当归专治便秘，这是赵绍琴老先生的经验，特别是针对中老年人或妇女因为血虚阴伤，大肠失润，引起的便秘。赵老常用一味当归50克，浓煎频饮，收效甚佳，这是因为当归质润。古人云，津血同源，津液者血之余也，当归能养血以生津，故滑肠润通之力迅速也。

以前看老师通便的方子还看不懂，老师常在通便方中加荆芥、紫苏叶或杏仁，后来一想到肠腑相表里通应的道理就明白了。大肠的传导和肺的宣发肃降相表里，肺气开合力足，大肠传导就顺畅，所以在通肠治便秘的药中，常加上一两味宣降肺气的药，能起到宣上以通下的效果。

唐宗海在《医经精义》中说，大肠之所以能传导者，以其为肺之腑，肺气下达，故能传导，这个道理中医叫作提壶揭盖。

泡过功夫茶的人都知道，茶壶盖盖得很紧密，不留缝隙，茶水就很难从茶壶嘴里流出来，所以茶壶盖上往往都会开一个小口，或者泡茶时，稍稍把茶壶盖揭一揭，水就流得很顺畅。

也有一些顽固性便秘的患者，用过一些通便药效果都不明显。后来因为感冒了，吃感冒清热冲剂，里面含有杏仁、荆芥、紫苏叶这些宣散肺气的药，发现吃了后，不仅感冒好转，而且大便也非常顺畅，从此感冒药居然被当作他的通便药使用了。

你说中医是不是很奇妙，很不可思议？如果让西医解释，可能搔破头也难说出个所以然来，这不是在乱用药吗？

其实，只要明白脏腑互为表里的道理，不单感冒药可以通便用，逍遥散可以治男子病，完带汤还可以治前列腺增生症，防风通圣散可以治痤疮，诸如此类还有很多，都在于明白脏腑表里，对证施治。

◎ 马车不能没有缰绳

经常有儿女带父母来看病，或者父母带儿女来调身体，他们最常问的就是，大夫啊，该吃什么好？什么要多吃一些？

老师跟他们说，你们应该问什么不能吃，什么该少吃一些。任何东西吃多了都伤人，白米吃到撑了，打呃，伤胃，水喝到饱了，咽不下，伤心，这都过了度。

凡事都有一个度，过了度就麻烦。

有位荨麻疹的患者，女，32 岁，皮肤风痒，有六年了。

老师说，脉细，阴血不足，血虚生风，右边肺胃不降。于是给患者开四物汤，加丹参、菖蒲，养其阴血，再用中空三药，紫苏梗、竹茹、芦根，降其肺胃之气，配点防风祛风于外，小茴香、泽兰散寒除湿于下。

吃了几剂药后来复诊，她说，比以前好多了。以前吃西药片都吃麻木了，不管用，现在不怎么吃西药片都好多了。

患者又说，前几天嘴馋忍不住吃了些烧烤，又熬夜，有些复发的迹象。

老师就叫我们给患者按原方吃。荨麻疹在中医看来是风邪，治风先治血，血行风自灭。所以我们用养阴血的思路，再加上顺降胸胃之气。也是养左路之阴、顺右路通降之性的思路。

老师说，风疹患者都要慎风寒，不能穿裙子，爱美的女士穿惯裙子了，都不怕冷了，不怕冷并不是好事，就像温水中的青蛙不怕热一样。

她们冻得久了，内脏冻病了都不知道。血脉、肠道都被冻得流通不畅，蠕动变缓而便秘，这样什么病都来了。

患者说，我听了你的话后，注意忌口，注意保暖。但有时确实忍不住嘴馋，熬夜，上网，有的时候身不由己。

老师说，你这个病反反复复，肯定就有原因。水果、鸡蛋、海鲜、烧烤，这些都得忌。我跟学生们讲行为约束力，你要学有所成，就要学会控制自己的性子。你要身体健康，同样需要控制自己的性子。马车为什么要缰绳？没有缰绳去控制马就麻烦了，信马由缰，马车就会翻车。什么事情该做，什么事情不该做，你都清楚，你要能管住自己。

患者问吃什么好一些。老师说，你这病就是吃出来的，少吃对你身体好。晚上不要吃夜宵，晚餐要少吃一点。唯虚而能容，饱食非所宜。保持六腑通畅，饮食不饱胀，比你吃药都重要。

◎ 损谷则愈

《伤寒论》最后一条，虽然没谈到具体的辨证论治，却很重要。张仲景提到"损谷则愈"四个字，不单是治病妙法，更是养生良方，堪称养生四字箴言。

因为人已经生病了，本来脾胃就弱，消化食物也需要能量。少吃就等于让脾胃休息，恢复元气。就好比国家政策"退耕还林，与民休息"一样。

张仲景认为大病过后的康复，想要防止疾病的复发，就不应该饱食，不要吃补，反而应该少吃或不吃，饮食以清淡为妙。

北京胡希恕名家研究室的冯世伦老师，读到《伤寒论》"损谷则愈"这段话时，感触很大，而且用这句话治好了两例疑难病。一个是反复发热的六岁男孩，治了一年多病情都不见好转。冯老发现这些方药，既有清热泻火，还有补中益气，甚至有六味地黄滋阴的作用。

冯老就改换用小柴胡汤的思路，用后热就退了，但几天后又发热。冯老就琢磨这汤证对应，怎么好了又反复呢？于是问家长才知道，家长担心孩子久病体虚，也听西医说免疫力低，抵抗力弱，所以经常让孩子吃各类补品、鱼肉。

冯老马上想到《伤寒论》里"损谷则愈"这四个字，于是叫患者少吃肉，晚餐只能吃个五到七分饱，这样再用药调理，结果发热就没有再起。想不到治了一年多的病，就是因为没有忌口，反反复复，都是因为没有健康的常识。

中医常说，患者不戒口，忙坏大夫手。冯老就让小孩子吃东西要忌口，很快就药到病除，可见医嘱是多么重要。

古人说若要小儿安，三分饥与寒。又曰，忍得三分饥，胜服调脾之剂。耐得三分寒，赛过发表之方。正常的小孩都要保持适当饥饿，更何况是生病的孩子脾虚体弱，怎么能耐得住各种肉类、补品的消化压力呢？

现在很多父母表面上是很关心孩子，很疼爱孩子，但他们不知道无知的爱等于伤害，随意地给孩子吃各类肉食、补品，小孩子就养成小胖子，这是在残害孩子的健康啊！

◎ 不要让补品代替我们的功能

无独有偶，小孩常因为喂养过度而生病，老年人也有担心自己身体亏虚，服用各种补药、壮阳药反而搞出病来的。

冯老又看了一个 70 岁的男子，前列腺炎，服了各类西药都没有效果，不得已找中医，用温肾壮阳法没效，晚上每隔一个小时就要夜尿一次。于是叮嘱他把晚饭量减下来，按《伤寒论》所说的"损谷则愈"的思路，想不到多年的前列腺病痛不药而愈。

很多中老年人，以为晚上要吃饱才是大补，不知道晚上阳气本来就弱，再加上饱食，根本运化不过来。所以高血压、高血脂、冠心病、糖尿病，纷纷都来了。

老师常给患者用通肠降浊的方法，把这些积滞排空，并且叮嘱患者少荤多素，晚餐减半。用药是治其标，管住自己嘴巴，形成行为约束力，才是治其本。

国外研究表明，哮喘的患者，除了药物治疗外，同时采取控制饮食，发现其临床治愈率从百分之二十多一下提高到百分之七十多，且不少国家也有饥饿疗法，比如瑞士，他们认为一定的饥饿，可以令风湿、类风湿患者的症状明显减轻。可见，身体要好，病痛要少，并不是要高营养、高蛋白，相反吃的东西要容易消化，要吃得少。因为，彻底充分地消化，比消化不良更有营养。真正的中医都是教人损谷则愈，而不是教人大补特补。

中医认为补品是在替代人的功能。身体的气机条达时，即便粗茶淡饭也是最好的补品。就像我们去买鞋一样，并不是买最贵最好的鞋，而是要买最适合自己脚的鞋。吃东西也一样，不是选营养最高的，也不是喜欢吃的就吃个大饱，而是选择最适合自己身体的，最利于脾胃消化的，最好能够保持肠胃七八分饱，有饥饿感。饥饿不可怕，身体健康才会饥饿，生病的人想要饥饿都不容易。

所以说"损谷则愈"，不仅是愈病之术，更是获得健康长寿的秘诀。我们发现那些健康长寿的百岁老人们，虽然各自的生活习惯、养生方法不同，但有两点都是共通的，一个是心胸开阔，有自我约束力；一个就是饮食量少，不让自己撑着。

◎ 吃水果的大学问

在老师博客上写着这样一篇文章：

我经常建议患者不要吃水果，很多患者持怀疑态度，问为什么！这个问题我每天都要回答好几遍，今天抽空写一段博文，希望大家阅读后，对水果有新的认识，对自己的养生保健有所帮助。

《黄帝阴符经》有一句话，叫"食其时，百骸理"。仅仅六个字，就将饮食讲得很清楚了，大道至简啊！这六个字可以理解为：食这个地方、这个时令本身具有的东西，绝对是最好的。遥远的山珍海味，都没有本地的"它"好。

我们再看看目前市面上卖的水果，具备了上面的条件吗？

第一：必须是当地产的。目前物流发达，很多水果都是外地的水果，不是本地的水果。正所谓"一方水土养一方人"，外地的水果最适合产地的人食用，因为当地的气温、土质、环境造就出来的东西，就是养当地人的。吃异地的水果，就容易伤身体，比如海南冬天产西瓜，湖北冬天不产西瓜，如果将海南产的西瓜运到湖北来，在大冷的冬天食用，就可能损害身体。

第二：必须符合时令。秋天天气干燥，大自然赐给我们雪梨，滋阴润燥；夏天天气炎热，大自然赐给我们西瓜，清凉解暑。如果将雪梨保存到第二年夏天食用，就算是当地产的，也不适合食用。因为夏天潮湿，食用雪梨会加重体内的湿邪。

目前市面上的很多水果都不是当令的，苹果一年四季都在卖，圣女果一年四季都在卖，香蕉也是……这些水果吃起来自然对身体是不利的，因为首先它们不符合时令，其次在保养这些水果的过程中，人为地使用了一些防腐剂之类的化学制剂，两者都对身体不利。

另外，很多水果为了卖个好价钱，提前上市，常常使用一些激素，加速水果的成熟，比如市面上卖的"桃"，外表看起来红彤彤的，很漂亮，好像是熟了，其实吃的时候发现核还很嫩，这说明桃没有熟，只是打了催熟剂之类的化学制剂，让它的表面看起来像是熟的。这样的水果目前很多啊！它们也不符合"时令"。

第三：是否符合身体的需求。水果中有很多是寒凉的，久食、大量吃会损伤脾阳。现在很多人，心浮气躁，心气沉不下来，形成上热下寒的状态，上面燥热，下焦却寒凉，吃了寒凉的水果虽然当时心里舒服，但牺牲的却是自己的肾阳，时间久了会导致脾肾阳虚，女的会月经不调、子宫长肌瘤、脸上长斑；男的会腰痛、腿沉、腰椎间盘突出。很多患者长期大便稀溏、冬天双脚冰冷、下肢静脉曲张等，无不与进食寒凉的食物有关。

民间有句俗语：病号不忌嘴，大夫跑断腿。

寒凉的水果天天吃，服用再多的药物也是枉然啊！

患者会说：水果加热了吃行吗？加热了不就不寒了嘛！

寒性水果加热了改变不了水果的寒性，就比如我们喝菊花茶，虽然是用开水泡的茶，喝起来烫嘴，但它还是下火的、寒性的，因为它的药性是寒凉的。除非你放一些生姜、黑胡椒、肉桂、八角之类的温性调料，与水果一起加热，但这样的水果还好吃吗？

第四：建议患者少吃水果、戒掉水果的原因。少吃水果、戒掉水果的出发点是希望如今"把水果当饭吃"的饮食习惯回归到以"五谷为养"的饮食基础。

首先，宣传吃水果对身体好的多为西方人，他们是吃肉长大的，他们的膳食以各种肉类、奶制品为主，而且喜饮酒、咖啡之类，蔬菜吃得少，所以卫生舆论呼吁多吃水果、蔬菜来减少肥胖，使身体更健康。

而中国人是以吃素为主长大的。现代中国人父辈中，有谁听说是吃肉长大的？那时候菜里有点肉都是奢望。中国人的体型相对于西方人而言，多偏瘦小，既不适合大量吃肉，也不适合把水果当饭吃。尤其是现代女性，为了苗条、美丽，使劲地吃水果，结果把皮肤吃得发黄、无光泽，还长雀斑。

《黄帝内经》里讲："五谷为养，五果为助，五畜为益，五菜为充。"这四句话是饮食养生的关键。"五谷"指的是稷（小米）、小麦（面）、稻（大米）、黍（黏黄米）和菽（豆类），都是"种子"。

什么是种子？种子是植物特有的繁殖体，种子都有生发之力、繁殖之性，人类就是依靠这种具有生长之性的谷物才能存活、繁衍的。粮食作物、五谷才是人体必需的培养"后天之本"的基础，五果、五畜、五菜都是调剂之品。

20世纪80年代以前物质比较匮乏，吃不到肉，喝不上奶，也没有水果零食可吃。现在生活富裕了，物质丰富了，大家都希望能把以前没吃到的加倍吃回来。疾病从没得吃"饿出来"，变成了"吃出来"。如果想追求身体更健康些，那在吃的问题上就要"悠着点"。

◎ 感冒咳嗽反复案

老师每天都要嘱咐很多患者不要吃水果，这些患者都觉得不可思议，常会问为什么？老师一解释就得好几分钟，有时比看一个病的时间还长。甚至有些患者还听不进去，他们认为水果能美容，能通便，维生素含量高，营养价值高。其实，他们只看到表面有利的东西，没看到后面的弊端。

老师说，要端正一个人的思想，有时比移一座山还难。人们平常生活之中有很多健康误区，才会使自己身心健康受害。这些误区如果没有在思想源头上端正过来，疾病就会没完没了。

于是，老师叫我们一定要整理出临床中关于误服水果而导致疾病或加重疾病的医案，让大家明白哪些疾病要少服慎服水果，这样才能使更多人防病于未然。

这种案例在任之堂见得非常多。

附近的一个小孩子，5岁，她母亲带她来看病，反复咳嗽久不愈，以前吃了止咳药，没治好。老师给她开常见的咳七味——麻黄、杏仁、炙甘草、枳壳、桔梗、木香、凤凰衣。没有给她止咳，而是给她通宣肺气。

一剂药喝三天，第一天喝完，咳就止了。老师交代她一定要戒掉生冷水果。

一周后，这母亲又带小女孩过来看，原来咳嗽又复发了。老师问她，有没有吃水果啊？她母亲说，在家里没有吃水果，但在幼儿园，老师经常发水果吃，不是苹果就是梨。

老师说，你要和幼儿园的老师沟通，她这身体怎么能吃水果呢？现在她吃一个苹果或梨，相当于大人吃五个苹果或梨。你试试吃五个，能不生病吗？不把水果戒了，她还会反复发作。小孩子就是一股嫩阳，受不得生冷。

这家长经历过这一次反复后，才吸取教训，跟学校老师沟通，孩子咳嗽就不再反复了。如果老师没把病因说出来，教她怎么去预防的话，她这个咳嗽不知道要反复到什么时候。可见正确的养生知识是多么重要，有了正确的养生知识，可以少吃很多药，身体会更健康。

《黄帝内经》说，形寒饮冷则伤肺。张仲景治疗外感病，第一忌的就是生冷，生冷包括水果、冰冻饮料、凉拌菜、凉茶等。因为这些东西会让上焦的心肺阳气不能很好地宣发，导致抵抗力降低，邪气排不出去。肺的邪气排不出去，就会反复咳嗽不愈。

◎ 痤疮变黑案

每天都会有来任之堂治疗痤疮的患者，而痤疮患者基本上都有吃水果的习惯。

有位女患者，脸上的痤疮特别严重，瘀得局部都变黑了。

老师给她治疗的第一步就是要戒一切生冷水果。

她惊讶地问，为什么要戒水果呢？我每天都把水果当饭吃。

老师说，你为什么要吃水果呢？

她说，水果美容，水果通便，还能减肥啊。

老师说，那你吃这么多水果，为什么不能美容呢？告诉你吧，痤疮本来就是肌肤的一堆垃圾，它要靠气血推动把它排出来。气血喜温而恶寒，水果是寒凉的，你吃得越多，那痤疮变得越黑越硬越难消，是不是啊？

她说，是啊，以前我脸上的痤疮没这么黑硬。

老师说，你结婚没有？她说，还没有啊。

老师说，那你赶紧把水果戒了，这水果吃得多了，脸上长痤疮是小事，子宫还长肌瘤，以后生孩子都困难。这些案例我们见得太多了。

谈到结婚生孩子的事，她算是有些警醒了。于是，老师给她开了活血和透邪的药，老师把张锡纯的灵效活络丹，如丹参、当归尾、乳香、没药，引到治疗痤疮，效果还不错。患者吃了十几天的药，痤疮逐渐消退了。

她也很高兴，因为以前她吃了很多清热解毒药，消退得都没有这么彻底。老师说，痤疮不是纯粹的热毒，它是一团垃圾瘀在那里，我们很少用清热解毒，反而多用疏通血脉，透热外出。按照《黄帝内经》里"其上者，因而越之"的思路去治疗，发现效果还不错。

我们再看张仲景在《金匮要略》最后一篇中提到的果实禁忌，其中第一句就是，果子生食生疮。看医圣当时写书，用的是竹简，它为什么还要费大量的笔墨来描述这些饮食禁忌呢？因为他知道，治病是医生的事，但防病保健却是患者的事。不把这些生冷瓜果忌了，这些痤疮还会再长。

或许患者会问，为什么果子生食生疮呢？道理很简单，人体的郁热要通过汗孔泻出去，但前提是人体阳气要足。如果阳气不足，透发不出去，瘀在局部，就成了各种疮或包块。医生用药就是顺其性把它透出去。但患者吃水果生冷之物，却是逆其性在做悖功，阳气一伤，推动不了，就把痤疮留下来了。

◎ 胃痛发作案

很多老年人就不愿意吃水果，不是为了省钱，而是吃了就不舒服。因为老年人阳气本来就少，不足以消化水果。但有些中年人却不知道这个道理。

一位胃痛反复发作的中年妇人，她每次来看病，老师都是按桂枝汤加附子理中汤的思路，胃痛很快就好了。她说，怎么中药不治根呢？老师说，治根要忌口。医生只管药物，管不了你的嘴。

她说，我已经很谨慎了，很少吃水果，偶尔心烦时就吃点雪梨，但一吃胃就痛。

老师说，你这老胃病，就是吃水果吃出来的。你的身体不适合吃，就一点都不要沾。她笑着说，好，好，我下次再也不吃了。

多年的胃痛，都是吃生冷诱发的，经过反复折腾，她这次算是真正长记性了，果然以后把水果戒了，胃痛就很少发作。

我们看张仲景在《金匮要略》里说，梨不可多食，令人寒中。这是苦口婆心地交代医嘱，因为医圣在临床上也见过很多吃错东西而导致疾病复发的。在这一篇里，交代了很多饮食禁忌，值得医生和患者去研究学习。

就拿这位胃痛的患者来说吧，她心烦时想吃点梨除烦，结果烦没有消除，反而加重胃寒，因为梨乃生冷之物，令人寒中，就是让人的中焦脾胃变寒凉。

变寒凉了会怎么样呢？《黄帝内经》认为，寒主收引，寒性凝滞。中焦脾胃的血脉，因为受寒，立即收缩，气血郁滞不通，局部马上作痛。就好像突然把一个人放到冰冷的南北极，他会冻得打哆嗦，浑身收缩成一团。

所以老师用桂枝汤和附子理中汤，把她中焦的阴寒散开，这两个汤方一组合，就相当于在人体上、中、下三焦制造出一个夏天温暖的场。

古人说，制阳光，才能消阴翳。因为吃水果导致中焦寒冷，就像阴翳一样，我们要消除这种阴翳，靠的就是阳光。把阳光制造出来，不用怎么治胃痛，胃痛也很快就会好。这就是中医治病的内环境学说，调的是环境，而不是病名。

所以，如果那些胃痛、口泛清水，舌苔根部偏白腻，因为吃水果而加重的，用了这个汤方组合，很快就改善了。

◎ 生冷瓜果，不能多食

十堰当地有位老人，是任之堂的老病号了，有冠心病、肩周炎、胆囊炎，平常没有什么症状，与疾病相安无事。

有一次，她从外面散步回来，觉得有点热、有点渴，就吃了一个苹果。她想，医生嘱咐我不能吃水果，我就少吃点试试看。结果她就吃了半个，不到一个小时，就觉得心慌，身体发凉，背痛，赶紧来任之堂。

老师问她，怎么回事？她不打自招说，刚吃完半个苹果，浑身不舒服。

我们问她，为什么不先去医院呢？她说，我有病，先找中医，先找余医生。

老师说，别找我，要找你自己，下次别这样了。你本身年纪大，心胃火力不足，苹果是生冷的，你哪能消化得了呢。

我们大家都去把她的脉，发现老人家的脉又细又弱，细是因为寒气收引住了，弱是因为阳气伤了。老师叫我们先帮老奶奶按按足三里和阳陵泉，把胆胃之气降下去，很快老人家心胃慌闷感就解除了。然后，再帮她拍拍内关，背部的胀痛感也消除了，呼吸也顺畅了。

老师给她开的方子是瓜蒌薤白桂枝汤，这是治疗寒气伤了上焦引起胸痹的方子。瓜蒌、薤白把痰浊往下导，再通过桂枝把阳气发出来。这样阴浊排出去，阳气升发，就好比阴云退尽、离照当空一样，患者身体就好转了。

这个误食生冷苹果的教训，给她上了一课。也因为她的现身说法，让大家都见证了老年人确实阳气火力不够，消受不了生冷之物。有不少人心脏病的发作，回想一下，都和吃生冷分不开啊！为什么呢？

我们看张仲景在《金匮要略》里说的，生冷瓜果，不能多食，令人百脉弱。

什么主血脉？《黄帝内经》里说，心主血脉。百脉为什么会弱？因为生冷瓜果伤了心脏阳气，心脏阳气一伤，推动不了，脉就弱了，就好像以水浇火，其火必消。

我们看古代本草书中对苹果的记载，往往会提到久服束百脉、细百脉。这是很经典的说法。我们去把那些常吃水果的人的脉，很多都是细而弱的。《发现中药》的作者钟老师说，大家不妨吃上一年苹果，然后再去把脉，你将会发现，怎么脉弱了那么多。

原来，就是这些生冷之物，把血脉收缩起来，就像这个老奶奶一样，吃完半个苹果后，不单心脉弱，而且背部也觉得凉飕飕的，整个肩膀约束展不开。

身体的气血就是这样，只有温暖的环境才能够通畅，寒冷的环境就把它们束缚住了，流量变小，细涩不通，百病因之而生。

台湾的谭杰中老师说，苹果是一种没有子房，而直接从花托长成水果的东西，所以它在生长发育过程中就缺了一股能量。

我们中医认为它缺一股气，故而在众多水果中，苹果最容易被氧化而腐败。你削完苹果，就看到它开始变色。所以当你吃苹果一口时，同时苹果也吃你一口气。

我们可以明显感受到，这生冷水果进入胃中后，要把它们腐熟，成为能消化吸收的营养，首先就要身体付出阳气的代价。就好比要做一顿饭，首先得消耗燃气，消耗柴火，越生冷的食物，消耗的柴火能量就越多。

对于阳气足的青少年来说，他们或许感受不到，但对于阳气弱的中老年人来说，他们就很敏感了。故曰，贪得一口食欲，损却一息阳气。

◎ 抽筋案

有位老爷子，晚上抽筋，令他睡眠难安，安眠药、钙片都不管用。因为这几天抽筋得厉害，他来任之堂找老师。

老师说，最近吃水果了吗？他说，吃啊，现在樱桃上市，吃得多一点，我这抽筋是不是缺钙啊？

老师说，如果是缺钙，你吃钙片早好了。你这抽筋是生冷的东西吃多了，水湿停在里面，伤了阳气，治疗起来也简单，把阳气提起来，把水湿疏利出去。

老师给他开了淫羊藿、小伸筋草，这两味药堪称抽筋的专方专药，不管是单独用，还是加进复方里，当天吃，当天就有效。抽筋患者，吃了这药后很少有再复发的。

老爷子吃完药后，腿不抽筋了，睡眠也好了。可见治疗睡眠，不一定要围绕着安神来治疗，得把引起失眠的原因找出来。

但为什么抽筋呢？因为生冷的东西吃多了，伤了阳气，这样通过小伸筋草把寒湿生冷之气一除，筋脉一疏通，再通过淫羊藿，把阳气扶起来，就真正把抽筋解除了。

我们看张仲景怎么说的，樱桃、杏多食，伤筋骨。很明显，这生冷水果就是伤筋骨的罪魁祸首。

《黄帝内经》里说，阳气者，精则养神，柔则养筋。我们的筋骨就像树枝一样，它要有阳气的温暖，才会柔软。如果在冬天，树枝被冻得硬邦邦的，没有柔缓之象，一拗就断，这就是缺乏一股阳气。而老年人抽筋、骨质疏松的象，就跟冬天的树枝很接近。所以，老师用淫羊藿一味药，就是助阳气以柔筋骨。

至于为什么用小伸筋草，是因为多余的湿要除掉。《黄帝内经》说，诸痉项强，皆属于湿。水果容易生冷生湿，生冷的话就用淫羊藿，生湿的话就用小伸筋草。湿冷都有才会抽筋，用上这两味药，湿冷一除，抽筋就止住了。

◎ 月经量少、闭经案

来任之堂看病的妇女们有很多月经量少的，甚至有的来一个月，停一个月。也有很多人自己买阿胶、当归来补血调养的，发现没什么效果。

有个大学生，本来就月经量少，回家待了一个假期，月经突然没了，连续两个月都没来，非常着急。

老师问她，你以前来月经期间有没有洗过冷水、受风寒，或者生气了？她回忆说，没有啊，我很谨慎的。

老师又问，那你有没有吃水果？她说，我经常吃水果。

老师说，为什么吃水果呢？她说，水果吃了能美容啊。

老师说，水果吃多了，就变成冰美人了。你月经由量少到闭经，就是水果吃多了。她说，怎么可能，不是说水果有营养吗？

老师说，你冬天手脚是不是很冰凉？她说，是啊。

老师说，这就是问题所在。吃得手脚冰凉了，还有什么营养；身体都冰冷冷的，还谈什么美容。我这里见多了，女的吃水果，吃到子宫长肌瘤，吃到不能生小孩。

她说，有这么严重吗？老师说，古书上说，水果、生冷的东西是闭百脉的。你听清楚哦，是闭百脉。你月经是要把百脉开通，这水果一下去，就是把百脉关闭。月经怎么来得了呢？来不了，瘀在那里，肚子就经常痛，久了还长包块。你是不是还经常痛经啊？

她点头说，是啊。老师说，那你更不能吃水果了，你脉都细涩成这样了，身上阳气少了。涩脉是主血少或精伤的，还主瘀血。你血本来就少，生冷的东西一下去，立即就把它闭住了。

这脉涩、闭经可以取一个象，就是冬天山沟里的水结冰了，水流得不顺畅，而且量少。按《琵琶行》里说的，叫作"冰泉冷涩弦凝结，凝结不通声暂歇"。

这身体的精水和大自然的江流是一样的道理，遇到春夏的阳气，冰融雪化，流通得就很顺畅，遇到秋天的冰雪，它流通得就很艰涩。如同《脉书》上说的，往来艰涩，如轻刀刮竹，病蚕食叶。甚至到最后气血彻底闭住了，如同大雪彻底封山一样，根本没有水流了，这就是过食生冷引起寒凝闭经的机制。

她问，那我平时该怎么办呢？老师说，平时嘴馋了，喝点姜枣茶，比吃水果好百倍，姜枣茶才能真正给你美容。

这些大学生缺乏中医养生的基本知识，小小年纪都不把健康当回事，即便身体搞坏了，也不知道原因出在哪里。然后老师给她开了艾附暖宫丸，喝完药后，她月经就来了。这艾附暖宫丸，正如其名，就是让子宫进入春暖花开的状态。子宫阳气足了，纯阳才能够融雪，雪融经水自然就顺畅了。

不知道她有没有把老师的这番话听进去，但她这个例子却能够让所有月经量少，甚至闭经的女子警惕吃水果之弊啊！

◎ 子宫肌瘤案

十堰当地有位妇女，几年前就查出子宫肌瘤，医生说要动手术切掉，她不想做手术，一直拖到现在，越长越大。她就来到任之堂找中医调理，问老师这瘤子能不能靠中药消掉。

老师说，中医以前没有子宫肌瘤这种说法，中医把这称作积，就是积块。你得先知道这些积块是怎么产生的，才能知道消除它的办法。

老师说，你平时吃水果吗？她说，吃啊，天天都吃。

老师说，你不把水果戒掉，做手术也没用。你这瘤子就是长期吃水果吃出来的。别以为吃水果就是美容，是瘦身，吃出瘤子来，这病态美算什么？

她不解地问，怎么可能，没听说过吃水果会长瘤子的。

老师说，吃水果是不会长瘤子，但你长期吃水果把身体阳气伤了，令自己的下半身处于寒湿状态，你现在冬天手脚是不是冰凉的？

她点头说，是啊。老师说，冰凉了，你还敢吃水果。这子宫肌瘤，叫作积块，积块怎么形成的？《黄帝内经》中说，积之所生，因寒乃生。没有这个寒邪，积块成不了形，就好像水一样，放在冰箱冷冻室里，就变成了冰块。凉冷的东西，就是一个阴成形的过程。身体所有有形的积块，都是一个阴成形的过程。阴阳是一个消长平衡，阳消了阴就长，水果伤了身体的阳气，你阳化气的功能减弱了，这些阴邪积块物质就纷纷长出来。她听后，才算明白了。

老师给她开了桂枝茯苓丸合己椒苈黄丸，再加了些破积的三棱、莪术，吃了几十剂药，才把子宫肌瘤消掉三分之一。整个人气色变好了，手脚也不冰凉了。

可见，这长期阴寒所致的积块也不是靠吃中药就能很快消除的。但患者从此知道忌生冷后，最起码肌瘤不会再长了。这样靠药物去冲击它，把阳气培养起来，再慢慢把它消磨掉，真是病去如抽丝啊。

◎ 习惯性便秘案

有位老爷子，习惯性便秘十来年了，蹲在厕所里一两个小时，都排不出大便，而且一便秘就是三五天。对于年轻人来说，一天不排便都不舒服，何况是一个老人。

道家认为，若要长生，肠中常清，若要不死，肠中无滓。这肠道里经常留宿便，既是在增加病痛，也是在折损寿命。

老爷子说他什么麻子仁丸、润肠丸、三黄片都吃过，而且天天吃香蕉，并且问老师，还有什么他没有试过的方法？

老师跟他说，有一样你绝对没试过。他问，是什么？

老师说，把香蕉戒了。老爷子苦闷地说，戒掉后，我不便秘得更严重。

老师说，你不戒掉，才更拉不出来。

老爷子说，为什么，不是香蕉含有很多粗纤维吗？

老师说，粗纤维在蔬菜里更多。香蕉乃大寒之物，年轻人吃了，表面上看可以通便，但实际上是以暗伤阳气为代价。老年人吃了，搁在肚子里运化不了。

寒主收引，你的肠道被收得紧紧的，没有动力，怎么能排便呢？你平时是不是觉得连上楼梯的力气都不足啊？

老爷子点头说，是的。老师说，你连上楼梯的力气都不足，肠道怎么有力气排便呢？本来肠道的阳气就不够，再加上寒凉的香蕉，它就更动不了了。好像冬天里的车一样，很难打火。

老爷子听了，觉得有道理。于是老师给老人家开肉苁蓉、巴戟天、当归、白术、杏仁、火麻仁、郁李仁这些温润散寒通肠的药，和常规的清热泄腑思路完全不同。

结果吃药后效果很好，保持两天一次大便，上楼也有劲了，高兴得不得了。是啊，肠道里的东西排出去后，那叫肠通腑畅一身轻啊。

老师说，这种便秘现在很多，叫作寒秘，越吃水果，秘得越厉害，得用温通柔润之法。我们以前配的古方半硫丸效果不错，对于阳虚便秘是专方，就半夏和硫黄两味药。

可见治便秘只考虑到积滞，用通腑法，还是浅了些。我们再深层次地去看这些积滞是怎么形成的，它背后就有阳虚肠道动力不足的原因啊！

◎ 提前绝经案

现在，月经量少的妇人很多，而提前绝经的妇人也不少，我们见过 45 岁就绝经的。按正常来说，《黄帝内经》认为，女子二七天癸至就来月经，直到七七天癸竭，地道不通才绝经。现在人们生活水平好了，营养也比以前好了，为什么反而提前衰老了呢？常见的有两个原因：一个就是缺乏运动，因此血脉不通，中下焦瘀滞；第二个就是很多妇女都喜欢吃水果，而且晚上吃对身体的损伤更重。

这位妇人，是来治少腹疼痛的，四十来岁就绝经了。她说，既然来不了，就不让它来了。大夫，帮我把这小腹凉痛调好就行了。

老师说，你早绝经和小腹凉痛是一个道理，就是经脉瘀滞不通。

她说，我也知道，但为什么我吃了很多三七粉也没管用。

老师说，三七活血化瘀，能把脉道里面的瘀血疏通，但脉道外面的寒气它却散不开。你这血脉瘀滞不是单纯瘀血的问题，你的整个腰部、子宫寒湿都重得很，你有没有觉得背凉，好像坐在水中一样？

她说，是啊，经常腰酸，小肚子也凉飕飕的。

老师说，你还吃水果吗？她说，现在吃得少了，偶尔晚上吃一点。

老师说，你现在下焦都快没阳气了，舌苔也水滑，还晚上吃水果，简直是不知死活。晚上是阳气最弱的时候，这时再吃寒凉水果，无异于雪上加霜。而且你平时又不爱运动，这些阴寒物质根本化不开，你的病就是这样得来的。

老师给她开了少腹逐瘀汤，加上肾着汤的思路。这样腰府很快就暖过来了，不痛了，但月经却一直都没再来，因为冰冻三尺，非一日之寒，多年的恶习让下半身冰凉，不是一时半刻能够温化开的。

可为什么常年吃水果，月经量会由多变少，最后提前绝经呢？

老师叫大家到生活中去悟。冬天的时候，我们抄方用的水笔，明显感到出水很艰涩，根本没法和夏天那种圆滑流畅相比，所以写得很不顺手。当我们把笔拿到炉火上烤几秒，写起字来就顺畅了。从这里我们就可以看到，当笔置身于寒冷的环境下，水就出得少，不顺畅；置于温暖的环境下，水就出得流畅，量大。

人的月经也一样，得温则行，遇寒则凝。在温暖的腰腹环境下，月经就通畅；在寒凉的腰腹环境下，月经量就少，痛经，甚至闭经，提前绝经。

最典型的就是一支水笔，还有半截水，冬天却被冻得不出水，就像提前绝经的妇人一样。其实不是说妇人没月经可来，而是周围的经脉完全因为寒邪而被闭塞住了。

诚如古医籍里所说，水果能够弱百脉，细百脉，束百脉，闭百脉。百脉闭塞，经水就没办法，这也是老师一直强调妇人要忌生冷的道理。本身妇女就属于阴性，平时缺乏运动，阳气不够，更不能多吃寒凉的东西。否则经水一乱，一闭，什么毛病都来了。

这也是为何少腹逐瘀汤在任之堂使用的频率那么高的原因。因为它不单逐的是子宫血脉里的瘀血，还有小茴香、肉桂、干姜，能把少腹周围的寒气散开，把造成瘀血的背后原因——寒气，给消除掉。

老师说，治病就像下棋一样，要看三步远，还得有大局观。看三步远就是从痛经看到瘀血，看到寒气，大局观就是统观患者的生活饮食习惯，如果寒气是吃生冷水果引起来的，就必须从嘴巴上下手；如果寒气是穿短裙子引来的，就得提醒患者。

◎ 腹泻案

有位小伙子，二十来岁，有些消瘦，经常大便不成形。有一次，同学过生日，多吃了些水果，回家拉了两天肚子。所谓好汉敌不过三泡屎，本身就瘦弱称不上好汉的他，拉了两天，脚就像踩棉花一样，眼袋都出来了。

他来找老师看，老师第一句话就问他，你手这么凉，吃水果吗？

他说，前两天吃了，拉了两天肚子。

老师说，你身体脾阳不足，湿邪下注，生冷水果就不要吃了。

他说，那我身体好了以后，能不能吃呢？

老师说，你吃坏了，再来我这里吃药。我这里的药，你一辈子都吃不完。你本来大便就不成形，这和长期吃水果分不开。

他疑惑地问，不吃水果，会不会维生素不够？

老师说，蔬菜中就有大量维生素。你吃水果，吃到大便不成形，连一般的营养都吸收不了，还谈什么维生素呢？

老师只给他开了两剂荆防败毒散，不单腹泻止住了，大便也成形了。这荆防败毒散堪称是治湿泻的妙方，用的是一派风药，把水湿往四面八方疏散。这样肠道寒湿得到气化，大便自然成形。周身因为风药气机得到疏通，人的精神自然舒爽。

老师在荆防败毒散中还常加白术和干姜，以振中焦脾阳，标本兼治，阳动寒散，脾运湿化，泄泻自除。

人的脾胃就像炉灶一样，肾就像灶下的火，周身的营养都是从脾肾里面出来的。脾胃属土，为火能生，它的本性就是怕寒凉而喜温暖，就像炉灶经常要保持暖洋洋，而不能用凉水浇一样。如果拿水去浇炉灶，把里面的柴浇湿了，不单点不着火，整个炉灶也凉飕飕的，而且炉灶上面的食物也煮不熟，人体也吸收不了。

小伙子本身脾肾阳火就不足，再吃生冷瓜果，就相当于往自己炉灶里浇水，把柴给淋湿了，这样火怎么也旺不起来，更无法把食物煮熟了。

所以，小伙子拉出来的大便都是完谷不化的。老师通过用风药，把柴吹干，再用白术、干姜把火给点燃，使脾胃重新恢复正常运化，腹泻、大便不成形就好了。

昔有柳公度者，善于摄生，有人问其长寿之术。他说：我无他也，但不以气海熟生物，暖冷物，亦不以元气佐喜怒耳，此得善养脾胃之道，所以便能长寿。这是一位高寿者的养生之道，言简意赅，意蕴无穷。

说穿了就是一句话，叫大家要少食生冷之物。而张仲景在《伤寒论》饮食禁忌里就提到忌生冷。为何要忌生冷呢？这其实就是在保护我们先天肾阳之根和后天脾胃之本啊！

柳公度说他不以气海熟生物，暖冷物，就是指他从来不吃生冷之物，不让自己丹田气海的元气因白白地用来煮这些生冷之物而耗费掉。人体丹田气海那点暖气很重要，是人体性命之根，如果常因为这些生冷之物去耗损它，按《黄帝内经》的说法，就叫作"逆其根，则伐其本，坏其真矣"。

人体的真元都遭到破坏了，还有什么健康长寿可言呢？我们经常说，要保命要养生，又有多少人能够从这些细微的日常生活饮食起居里挖掘出道理来呢？正因为很多人不懂才处处触犯这些养生误区，有了这些源源不断的养生误区，才有了源源不断的疾病。

所以老师说，善于治疾病者，不单要以药物的偏性来纠正疾病的偏性，更要去扭转患者思想观念的偏性。有一种误区就有一种疾病，当你把这种误区消除后，疾病也就自然瓦解冰消了。

◎ 阿发的学习总结

很快就到过年了，在任之堂学医的时间过得飞快，正如古人所说，才觉池塘春草绿，阶前梧叶已秋声。刚到任之堂，牛头山边嫩草才冒芽，到年底武当山脚已经飘起飞雪。

王蒋、阿发、向辉都准备回家过年了。老师说，给你们两个作业，一个是写一下年终总结，另一个是回家后你们要多拜访些当地医生，向他们学习些好经验。

每位学生都用心写总结，我们从中挑选出阿发的一篇总结，看看这位热爱中医的小伙子是如何一步步走进中医殿堂的。

1. 学医缘起

自从家里的亲人在去年得了肾衰竭，我及家人都很担心，但又无能为力。虽然后来换了肾，但医生说也只能活个十来年。

从那时起，我开始担心身边的亲朋好友。因为不管是父母，还是周围的亲朋好友，他们的生活习惯都很不规律。虽然大家都知道身体健康才是最重要的，但是面对现实生活中的种种诱惑，仍抱着置之不理的生活态度。而我却不想亡羊补牢，我开始在现实生活压力和学习中医这两个想法之间犹豫不决。

在 2012 年年初的时候，我在图书馆看到余老师写的《一个传统中医的成长历程》后，回家就上百度搜到了余老师的博客，就好像找到一个宝藏一样，里面有太多的很好的学习资料，如养生体会、临床经验、生活感悟等，字里行间都能看出老师对中医的远大抱负。而里面有一篇博文让我下定了决心，一定要学习中医。那是余老师在 2011 年 9 月 5 日发表的一篇文章——《想好了就去干，别留下遗憾》。那时我还在现实生活和学习中医之间犹豫不决，但在看了这篇文章后，心里一激动，就像吃了定心丸一样，回到家就马不停蹄地开始为前往十堰学习中医做好准备。

2. 初到任之堂

3 月 14 日，坐火车到了十堰，下了车第一感觉就是天寒地冻，对于一个南方人，这样的气候真有点令人吃不消。出了站口，按来之前准备的路线，我很容易就找到了任之堂大药房，然后在旁边的餐馆一边吃热干面一边等待。

过了一会，余老师来开门了，看到老师的第一感觉就是朴素、亲民，我很顺利地挂了号后就在一旁等待，不一会培杰师兄就喊了我的名字。

我面对着余老师，余老师如往常一样把脉，当我把手放上去，顿时感觉到一双温暖的大手，心里想天气这么冷，老师的手怎么还这么暖和啊。

随后老师问了我一些问题，还笑着对我说，你的脉属于长寿脉，看得开。

我也开玩笑地说，我能不能活到 120 岁啊？老师说，只要生活规律，不要欲望太多，活到九十岁没问题。接着让培杰师兄把把我的脉，随后就为我开了方子。

因为下午才能拿药，我就去了车厢宾馆安顿下来。

午饭后，我休息了一会儿就去了药房，刚好老师在跟大家讲养生。他说，人进了山就成仙，人要经常爬山，亲近大自然，现在的人经常整天待在家里不外出活动，就容易因气机不流通而导致生病。

老师接着还用了个很幽默的比喻，一个人在家里放个屁，满屋子都能闻到，在山里的话，一下就烟消云散了。意喻是：如果人经常爬山，亲近大自然，呼吸新鲜的空气，能把体内的病气和浊气排出来，这样就能预防生病，使人更加精神。

老师说着兴起，就带着我们上山去了。到了山脚下，老师把鞋子脱了，记得当时我问老师，为什么爬山还要脱鞋子啊？

老师说，这样脚才能接地气，还有上山时不要说太多话，要将心专注在脚步上，这样整个人的心气就会沉淀下去，呼吸的气也会藏纳入肾里，这样上山就不会累，而且还会越来越舒服，我们不要把爬山当成是任务，而是要当作享受。

后来下山时，我们还大声喊了自己的名字，喊了之后觉得一直闷堵在心里很久的郁气也跟着出来了，看了看周围的山还是原来的山，但是感觉就是不一样了。

3. 我的梦想

几天后的一个下午，我和老师说了想留在任之堂学习的想法。一提到学习中医，老师就严肃起来，问我，为了什么学中医？来任之堂想学习什么？

而我的回答却和心里想的不一样，在这时我欺骗了老师。

每个人学习中医的初衷都不一样，而我是为了心中那个让人觉得可笑的梦想。记得第一次接触中医，是因为小时候无论吃什么都长不胖，但有一次看了电视剧《神医喜来乐》，里面讲了一位悬壶济世的民间郎中喜来乐，他善用各种偏方、怪招治好了很多患者的疑难杂症，赢得了神医的美誉。我当时就觉得中医像超人一样厉害，这是我对中医的最初印象。而随着人渐渐地长大，开始懂得关心身边的亲朋好友，自己的喜怒哀乐逐渐被身边的人所影响甚至占据了全部。就像治国者"先天下之忧而忧，后天下之乐而乐"一样，如果把这原则放到一个家庭，则是"先爱人之忧而忧，后爱人之乐而乐"，我希望身边所爱之人都健康快乐，因此就有了学习中医的想法。而让我从想法升华到梦想也是因为我的偶像——迈克尔·杰克逊，他是一个有大爱之心的人。我希望能以这种大爱的精神，使这个社会更加和谐，这是我的梦想，以医入道则是最好的办法。

但是面对老师的问题，我却违心地说道，我想在任之堂学习中医，想识别中药材，以后回去开个药铺，一边经营，一边学习。因为我觉得这个现实的回答说服力更大，但是老师听完后没答应，这让我很后悔说了谎话。

后来我消失了几天，因为我想开了，就在附近找了一份兼职服务员的工作。然后又去找老师，老师看到我有点惊讶，应该以为我走了，毕竟这几天没有出现过。我和老师说，我在这里找了份工作，白天在这里学习，晚上再去工作到十点。

老师好像忘记了那天的事，很祥和地说，那就留下来好好学习吧，你先把《药性赋》背会。就这样，我开始了在任之堂学习中医的生活，早上背书，下午熬药，晚上工作，日复一日……

不知不觉间到年底了，在这一年的学习中，虽然经历了很多酸甜苦辣，但是我觉得比以往的每一年都过得更充实更快乐，而且还认识了很多良师益友，获得了很多经验教训，同时老师在年底还给我们布置了寒假作业——学习总结。

4. 熬药中自有大学问

不要小看熬药，其中大有学问。著名医学家李时珍说："凡服汤药，虽品物专精，修治如法，而熬药者鲁莽造次，水火不良，火候失度，则药亦无功，熬药之法最宜深讲，药之效与不效，全在乎此。"

熬药只能用砂锅、搪瓷锅或不锈钢锅，而铁锅、铜锅和铝锅乃医家熬药大忌。因为，中草药中含有一种叫鞣酸的化学物质，它遇见铁和其他贵重金属会生成不溶于水的鞣酸铁或其他鞣酸盐，是对人体有害的物质。此外，中草药中具有治疗作用的生物碱因得不到鞣酸而不能溶解于水，会降低药效。

而中医对熬药的火候和时间，有着近乎苛刻的要求。药有可以久煮，有不可以久煮者，有宜急火，有宜温火者，此煮炼之节也。特别是对于有毒性的药物，如附子、川乌、草乌等则应先下久熬，以减轻毒性；还有解表类、滋补类等中药的火候、时间都不一样。

这一年熬药期间，我犯了很多错误，导致每次都要把药再重新熬，浪费了很多药材（真是罪过啊）。虽然每次犯错的原因都不一样，但是追究其原因则是太掉以轻心，没能时时刻刻保持专注。

就像老师说的，你犯过的错误我都经历过，错误的发生往往都是在你认为不可能的时候发生，有些时候，一次错误就完蛋了，没有第二次机会。

这些话我一直铭记在心，并指导着我的行为。

5. 不知疾苦，无以为医

说起背书，很多人都觉得枯燥无味，我反而有种不背书就心里不踏实的感觉，不知道是不是因为从小读的书少，还是怕被师兄们越落越远。

今年背的书有中医基础的，如《药性赋》《病因赋》《黄帝内经》前十篇，以及《治病主药诀》《青草药歌诀》等。道和德方面，如《道德经》《阴符经》《心经》《金刚经》前十品，以及《弟子规》《朱子家训》《文昌化书》等，让我的心性得到了成长。其中，几次背书的经历也让我亲身体会到了中医和传统文化的魅力。

刚开始背《道德经》的时候，总是背了后面忘了前面，很是令人着急，甚至导致虚火上攻牙痛，痛了好几天，最后还哭了起来。老师给我开了个牙痛方，很快就不痛了，脸上的笑容又回来了。事后师兄跟我说背书不要那么急进，有时候多就是少，《道德经》说"少则得，多则惑"。背书要少而精，不要多而乱。

还有一次睾丸疼痛，痛得走路都觉得难受。后来老师给我把了脉，让我吃龙胆泻肝丸，吃了两天就好了。

之后我问培杰师兄病因。师兄说，因为你背书一坐就是一上午，脑子里又在想东西。久而久之，湿热下注导致身体不舒服，以后你背书要常走动，跺脚，还要摇头晃脑，不然久了还会长痔疮。要记得摇头晃脑，不得牙痛，口腔溃疡；边走动边背书，不会湿热下注，阴囊潮湿。

经过这几次的病痛，让我对疾病有了更多的体会。我开始知道什么叫作虚火上攻，什么叫作湿热下注，原来过度劳心也会上火，或者老是坐着运动少，就会有湿热下注。

师兄说，"九折肱，三折臂，得而为良医"，自己得病，对疾病深有感悟，才能学好医。不知疾苦，无以为医。你只有刻骨铭心地体验，学医才来得深刻。你不在病苦中体会，怎么能够体会到健康的可贵。有了病苦，你就会珍惜学医，珍惜药物，所以古代的智者，他们都是以疾苦为良医。

我第一次听到这种说法。师兄见我有些疑惑，便引用《孟子》里面的话跟我说，"人之德慧术知者，恒存乎疢疾"。并解释说，一个人有道德、智慧、知识、技术，都是源自各种灾难与疾苦。既然学了中医，就要学到中医阴阳理论的精髓。有阳光快乐，就有阴影潮湿。相反，有病苦才有寻求解脱病苦的办法。

说得也是，如果不是病苦，我怎么可能接触中医呢？

6. 收瓜蒌记

经历过一次采药后，就知道药农采获药草太不容易了。我跟老师采了一个下午的瓜蒌，帮忙切洗，十多个人才搞了几大桶，不过挺开心的。

还有几次去山里面采药，那真称得上是深山老林，进去后不经老师指点还真不知道，老师一说，那全都是药啊！路边的野草如马齿苋、昏鸡头、鬼针草，哪怕是树上长的疙瘩如松节，还有树底下一些阴暗潮湿的地方，长得像大蘑菇一样的马勃，都可以治病。

进山采药就像是探宝一样，跟在老师后面总是充满了惊喜，而且回来还亲自教我们怎么洗药、切药、烤药、晒药及临床用药。

比如一位肘部风湿痛的患者，老师叫他拿两块松节回去加点生姜熬水，然后熏洗痛的地方。患者第二次来复诊就不痛了。

看到自己采的药把患者的病治好了，觉得很神奇也很高兴，原来人食五谷杂粮会生百病，但天地间的百草却能够医好百病。

瓜蒌的种子炒过后，叫作瓜蒌仁，老师说，吃了通大便效果好。我们几个学生吃了自己炒的瓜蒌仁后，确实大便很通畅。师兄说，这瓜蒌仁是仁类药，仁类药比较滋润，是药草的精华，它们有润通的功效，比如杏仁、火麻仁、郁李仁、松子仁、芝麻仁、柏子仁等带仁的都含有比较多的油脂，可通大便，大肠干燥的都可以用。

师兄说，老年人很多肠燥津枯便秘，头发因为便秘而焦枯了，用这些仁类药，既能通肠道，也能濡养头发。

7. 清静、素食即素心

今年背的书很多，但让我体会最深的则是《清静经》。

十堰的夏天很热，如果是在广东，这么热的天气，我心里会很烦躁，中午犯困。而在十堰，每天还要在如火炉一般的熬药房熬药，简直是火上浇油，但是看着每天都湿透的衣服，我心里却没有感觉到一丝的烦躁，也很少犯困了。后来，我觉得是因为每天都坚持背诵《清静经》，还有餐餐吃素。

老师说，素食不仅能够让人身体干净，血液更流畅，还能够让人心气平和，素食的目的就在于素心。

9月份的时候，我每天早上和师兄们对背诸葛亮写给儿子诸葛瞻的《诫子书》，里面说到，"夫君子之行，静以修身，俭以养德。非淡泊无以明志，非宁静无以致远。夫学须静也，才须学也。非学无以广才，非志无以成学。淫漫则不能励精，险躁则不能冶性。年与时驰，意与日去，遂成枯落，多不接世，悲守穷庐，将复何及！"

师兄跟我说，这段文字虽然少，但却可以一辈子去践行，而且受用终身，还可以作为传家之宝。师兄说，这些千古名文，真正价值不在于它的文学艺术，也不在于它能够让人想到什么，最大的价值是让人切切实实去做，就能体会到。

通过素食，进而素心，就是静以修身，俭以养德；就是淡泊而明志，宁静而致远。师兄也常跟我说，把心静下来比学到其他任何东西还重要。

在这大半年里，我慢慢学会把心静下来。以前在一个地方呆不到多久，我就想要跑到另外一个地方去了，现在在药房里一待几个月，也不想到外面去逛街，也不觉得有什么难受，反而喜欢上了这种平静。

人生真是奇妙，想不到年初空手来到任之堂，年底却带着无比丰厚的收获回广州去，明年我将再来任之堂。

最后给想学好中医的人一句话：想到的就去干，就不会有遗憾！就像打桌球一样，珍惜你手中的每一杆！

◎ 参访民间郎中

随着南下的火车，我们回到了广东，为了交上一份令老师满意的作业，我们选择了参访当地镇上一位民间郎中。他叫瑞杰，业医三十余载，愈人无数。杰叔平生用方，多效仿张锡纯，用石膏百克，治伤寒温病重症、神昏谵语，能起死回生。

杰叔擅长医治中风后遗症，瘫痪在床。如果治疗及时的话，他接治后往往不出十天八天，患者竟可以起来走动，家属大呼其神。

杰叔说，我们民间郎中，多是捡破烂。我们有些不解。

杰叔笑笑说，就是指大医院治不好的病，或患者到处求医，效果不理想的，才会找到我们。我们就很奇怪地问，杰叔怎么能够治疗他们呢？

杰叔说，这就必须另辟蹊径，不能按常规出牌。

我们说，一般中风后遗症常用的就是补气活血化瘀，或者选择虫类药，疏通经络。难道这思路有错吗？

杰叔说，这中风后遗症看似病在脑，瘫在四肢，而治的切入点都在脊柱上。人的脊柱，就像国家的南北运输大动脉——京九铁路，这条大动脉若阻断了，国家经济必为之瘫痪。人的四肢手脚，乃至皮毛脏腑，都是由这条脊柱分布的神经所支配的，故关键要通畅这条脊柱。

我们说，《黄帝内经》讲经脉者，所以能决死生，处百病，调虚实，不可不通。通畅这条脊柱要如何用方呢？

杰叔笑着对我们说，无方药可用，有的话，他们早就治好了，也轮不到来我来治了。作为内科医生的我，十多年前，也是走你说的这条路子。研习古医籍，从方药上下苦功夫。大小续命汤、活络效用丹，说得是如何的神乎其效，如何通则不痛。医理滔滔，但一临证却眉头紧皱，何也？脊柱关节与脑，是药物罕能到的地方，况且患者多血脉壅塞，肌肉粘连，骨质钙化，连屈伸都不利了，又怎么妄想用药将之行通呢？很多患者，长期服药，胃肠早就不受药了。

而且是药三分毒，病毒未除，又添虎狼之药毒，所以有很多病越治越坏，不得不承认是我们医生之过。病源性、药源性的疾病，一年比一年多，搞得医生自己都不自信，患者也不怎么相信医生了。

我们疑惑地问，不用方药，那怎么办呢？

杰叔叹了一声，说，我走弯路走了十几年，直到前些年，我才悟通一个理，是一个真正能让医者增强自信，不再茫然的理。这个理给我现今治许多病增添了底气，也看到了医学的曙光，也给患者以真正的希望。

这个理就是四个字——内病外治。这四个字，还是从我们老祖宗那里得到的启发，我这几年真正尝到疗效甜头后，才大加惭愧，发觉多年的业医生涯不过是从老祖宗的宝库中得到一鳞半爪而已。

传统中医，博大精深，非上根利智之人，鲜有不误人者。回想我多年的业医经历，触目惊心，患者吃药吃到掉眼泪，医生用方用到心寒。这样经过了多年后，直到我悟到内病外治的道理，并从实践中尝到甜头后，方才敢说，不被病转，而能转病，方才有足够的信心治病。

我们又问道，那又怎么内病外治呢？

杰叔喝了一口茶，娓娓道来，中医叫理法方药，若病理不顺，药理永远无法用顺，药方是从疗病之理和医治之法中走出来的，故未言药，先议病。

脏腑是看不到摸不着的，要从外面的骨、肉、皮、脉中去细察病因。从外观的虚肿赘肉与行动不利，便知肌肉黏稠、骨质钙化，进而知血液壅塞黏稠，流行不利，可见脏腑的运作是何其辛苦。

这就是先议病，是身体内在病理。而如何外治呢？外治之理，亦离不开内治之理。内治是由药使之行气活血，畅通脉络。外治便是用手法使之行气活血，这是要用硬功夫的，是将无法用药通活的粘连肌肉、钙化骨质，从根本上将它们通活了。真正做活了的手法，是药物药不活的，甚至许多拐弯抹角是药物根本到达不到的地方，都可以用手法去松通柔顺。

所以这个外治之理，是一切慢病的统治之理。从我治愈八十多岁中风瘫痪的老人来看，从此更是坚定了我内病外治的硬道理。当时，医院已放弃治疗了，我耐心地帮他做了一周手法，竟然可以下地行动，生活可以自理了。

我们接着又问，这与一般医院的理疗又有何不同？

杰叔说，第一，着重针对的是脊柱。

第二，用手法推通做活后，还要加跌打药膏，煮熟热敷，所谓血气遇温则行，最好的用药火候是热敷到整条脊柱通红通红的，患者汗渗渗的。

第三，有些还要配合刺络放血，药水泡足。

最后，才在饮食上把关和用内服中药辅助。

若无先前那些外治工作，试想，几十年的老病顽疾，僵硬不利，药物能治到转动筋骨吗？即使仙丹，也恐不及。

归根结底，人的百病都是经络堵塞引起的。而人的背脊正是人体最长最大、最多穴位的上下通路，不可不通。患者粘连，板直的身板，是长期的习气使然，冰冻三尺非一日之寒，岂是几剂药物能疏通柔顺，只有干活才是硬道路。

用手法做活关节，松通肌肉，正如户枢不蠹，流水不腐。背脊一通，自然周身上下，一通百通，四肢为之流利。若再加些内服药，这时如虎添翼。按这样的思路，外治手法为主，中药为辅，医生才不会茫然，不至于开口动手便错，患者才不至于反复吃药，徒劳无功。

◎ 核桃——补钙之妙物也

老年人骨质疏松要补钙，钙从何处来？三方面：一是要呼吸有阳光的空气，阳光是生化万物的根基；二是要服用有补肾作用的食物，如核桃；三是要有必要的运动锻炼。

我们问，为何杰叔主张缺钙服用核桃？

杰叔说，核桃有外壳，如人之有骨骼，核桃有内核，如人之有骨髓，故核桃可以补肾壮骨，乌须黑发，而且种子的核部如同人的肾。你看核字，木加亥，亥属水，肾主水。而且，果核之中，核桃最大，色褐多油脂，故补肾壮骨非它莫属。

有一老阿婆，走路无力，需拄杖行走，后来听人说吃核桃可以壮腰骨，于是每天服用核桃五枚，数月后，行走有力，遂将拐杖丢弃，故曰：一枚核桃实乃弃杖丹也。

我们问，大家都知核桃好，为什么服食没有特别明显的作用呢？

杰叔摇头道，暴殄天物也！他们不懂得服食核桃，亦不懂得适可而止，又不懂得持之以恒，天生的好东西就被糟蹋了。

我们问，何以见得？杰叔说，核桃乃果中之王，王中之王，服食要极其讲究。一次吃得太多，脾胃运化不过来，反而伤了胃气，引起气塞，这样补了反堵，补等于不补。吃得太快，没有经过口腔的充分咀嚼，难以彻底吸收。三天吃两天不吃，犹如耕田种菜者想浇灌就去浇灌，不想时就不去。这样，最容易种的菜也难以存活。

我们问，照杰叔这么说，就是服食核桃要注意三方面：一是要定量，如每天 3～5 个；二是要细嚼慢咽，使核桃能充分与口中的金津玉液混合，这样核桃的精气神才能彻底地被分解出来，才能被充分吸收；三是要持之以恒，或一个月，或三个月，不轻易中断，这样补起肾精来，就犹如春日之苗，日有所增，虽不见其长，数月后，蔚然茂盛矣。

杰叔笑笑说，总结得好，但还有一个，食疗要配合运动疗法，吃进来的营养，你不去运动消磨，就不能彻底转为身体的精华。

◎ 温阳利小便加退热散治陈年腰痛

我们问，杰叔，您行医几十年来，现在有哪些主要的治病思路？

杰叔说，以前我重视开汤方帮患者调理，学习张锡纯的《医学衷中参西录》，五经富镇认识我的都叫我"龙牡先生"，我开龙骨、牡蛎一开就是 50 克，不用 50 克就不过瘾，这都是受张锡纯先生的影响。

我们一想，余老师也喜欢用龙骨、牡蛎，他说龙骨、牡蛎要用的话，一是要用真的龙骨、牡蛎，现在一般药房卖的十几块钱一公斤的真货少；二是龙骨、牡蛎是矿石类药物，一定要粉碎，粉得越碎，药力煎熬出来越多，现在一般药房都打成粗块，50 克的粗块比不上 20 克的细末。

杰叔说，你老师也是中医的有心人，能把矿石药物打成细粉，可见你老师很会替患者着想。我无经营药房的经验，在这方面就做得不够。

我们问，杰叔，您把整部《医学衷中参西录》看得那么熟，对用药应该很有心得，能不能讲一下您行医的病案呢？

杰叔说，我在深圳时治过一例腰痛的患者，医院拍片说是严重的腰椎间盘突出，治了七八年，不但没有减轻，反而加重到不能下床行走。他请我过去，我一把他的脉，就说，你这身体不会因腰痛而致命，但却会因长期卧床而把身体搞坏了。

患者说，没有办法了，我想站起来，但腰像断了一样。

我问他，以前你做过相关理疗吗？

他说，做过。做的时候稍微减轻，但迅速又痛起来。拍片肾没有问题。

这样我就先帮他刮痧。我们问，杰叔，为什么不先给他用药呢？

杰叔笑着说，按我十几年前的风格，肯定是会先给他用药。但现在，我反而不轻易用药了，因为患者全身多是浑水，药物下去不但难以发挥功用，反而会增加脏腑负担。这时，要先给他的身体排排毒，我帮他刮出来的痧是乌黑色的，两边膀胱经和脚部尾中穴周围刮出鸡蛋大的痧点，周围的人看了都心惊。但我见惯了，就不以为然。他这病非得重刮痧排毒不可。

我们问，杰叔，您不是有通肠排毒散吗？给他通肠不是能排尽痧毒吗？

杰叔说，你想想，身体这么多污浊之物，靠药物能清理干净吗？肠道可以排，但是肩背手脚这些痧毒要转到肠道排出来是那么容易的吗？

中医有种说法叫作"因势利导"，看邪气在哪里，在肠腹的可以荡涤以为泻，在皮肤肌肉表面的就应该发表以为汗或刮痧以为毒。

我们问，杰叔，这患者后来怎么样呢？

杰叔说，我帮他做完后，他说以前刮痧都没有这次舒服。两个肩膀原来像背包一样束得紧紧的，刮完后松弛了，像是放下了重物。可一周后，患者的腰痛又复发了，又请我去。我说，这次要给你开剂汤方调理。

我们问，杰叔，您怎么处方呢？

杰叔说，他这个腰背寒湿极重，上次帮他刮痧刮出来后好转，但身体内部阳气不足，结果寒湿除去，随即又回来了。这时，我们要通过内调脏腑以壮气血，从里到外把寒湿托出。

我们问，怎么托出来呢？

杰叔说，这患者脉象沉、迟、涩，浑身多酸痛不舒服，不止腰痛，这是内寒外湿相互搏结，这些寒湿最怕阳光，我用的就是制造阳光消除阴湿的思路。用附子30克，干姜15克，炙甘草15克，熟地黄20克，白芍20克，川牛膝20克，炒薏苡仁50克，茯苓20克，萆薢15克。三剂。

每剂药都叫患者加一包退热散服用。患者当时对开的方子不以为然，也没有抱很大的希望，以为能够缓解就不错了，毕竟之前喝了那么多汤药都没有好转过来。

我们问，后来呢？

杰叔说，这患者当天喝完药后，出了一身大汗。第二天，下床后说，我这七八年来从来没有这么轻松过，腰不痛了，背部很轻松。

我们问，杰叔，您怎么会想到退热散呢？

杰叔说，我用这个方子也是经过深思熟虑的，用附子、干姜把阳气扶起来，用退热散这是受到张锡纯的启发，退热散能止痛发汗通筋骨，解决皮肤表面的风寒湿。

我想到单用调理内脏的药或单用发散寒湿的药都不能将这寒湿根除，于是内外结合起来用。方中还用到萆薢、薏苡仁、茯苓这些利湿下行的药，这样温阳发汗利小便，多方面进攻，就像打仗一样，治好这个病我也像打了一场胜仗一样。

我们问，杰叔，中西医结合用的还是中医的灵魂思想。

杰叔笑着说，是这样的。药理你熟了后，中药、西药你都可以用。看似没有固定的方，但你满脑子都是方。古代医生的处方你可以借用，现代好的药物你也可以借用。所以学医要学活法，不要执死方。

我们听后，会心一笑，看来这民间真是藏龙卧虎，民间医生都不简单。

很多临证实用的方法，在书本上很难看得到，在参访这些民间郎中，听他们口述行医治病过程时，我们领会得更深了，看来这次老师布置的参访民间医生作业，让我们收货颇丰。

◎ 血海、太冲刮痧治闭经

我们继续问，杰叔，前面二十年您行医主要开内科药方。而这十年来，您开始重视外治法，如按摩、整骨、刮痧，是什么原因导致您开始重视外治法的？

杰叔说，懂得用药物内调是半个医生，懂得外治法也是半个医生，内外都懂才叫作一个医生。有些病中药内调好得快，有些病还真得用外治法，比如皮肤肌肉血脉不通，药物要经过肠胃脏腑再到表皮，药物下得轻了，效果出不来，下得重了，患者受不了。等到药物通过重重吸收，作用到病灶上，力量都弱了，还不如直接用外治法直接疏通他的筋脉。

我们问，比如呢？杰叔说，前段时间我治了一个闭经半年的妇女，三十来岁，既吃西药又吃中药，没有治好，找到我。一把她的脉弦紧，肌肉也刚硬，我笑着说，你这身体像水泥板一样硬，经络能不闭塞吗？现在我先帮你刮痧。

刚开始她痛得不敢刮，我说，有病治病怕什么。我重点帮她刮血海，这个地方刮起一个大包，如鸡蛋大，血海这个地方是脾经藏血最丰富的穴位。

然后，我再帮她刮太冲，太冲是肝经疏泄气血最重要的穴位。我们问，后来呢？

杰叔说，当天晚上，月经就来了，如涌泉般。她来谢我，说我是神医。

我说，我不是神医，老祖宗的刮痧才是神奇的疗法。血海一疏通，太冲一疏泄，水满沟渠通，何患月经不来？

我们问，杰叔，难道您没给她用中药吗？

杰叔笑着说，在中医传统六大疗法中，中药排第四。刮痧之法，古代称之为"砭石疗法"，既然简验的疗法能把她的病治好，何劳费药呢？

我们问，杰叔，您说的中医传统六大疗法都有哪些呢？

杰叔说，一砭，二针，三灸，四药物，五按跷，六导引。

我们问，杰叔，刮痧是民间老阿婆都会的，听起来有点难登大雅之堂。西方人甚至还认为这是中国人自残的一种行为，您怎么看？

杰叔说，治好病才是真理！几千年来老祖宗传下来的好东西，居然被医界人士作为辅助疗法，何其肤浅！虽然民间的老阿婆都会使用，但真正精通起来可能连学院的教授都未必做得到。

我们问，刮痧是很好的疗法，现在很多医院也用，为何效果却没有那么好呢？

杰叔说，刮痧疗法好不好，不在刮痧柄上，而在刮痧的人。用药如用兵，治病如打仗。战争能否取得胜利不是唯武器论，而是唯人论。这也是小米加步枪可以打赢飞机、大炮的道理。

说实在的，很多医生刮痧太随便了，轻描淡写，没有认真用心，在患者背上刮刮就了事，不知道这刮法里面的讲究很多。

首先，经络穴位就是一门学问；再次，刮的力度和时间长短又是一门学问；最后，刮痧用不用心是关键。我治疗一位患者通常需要两个小时，一日最多做2～5位患者就累得不想再做了。在医院，他们可以刮几十个，你说疗效能出来吗？

将一调羹的盐放在一盆水中，这盆水是咸的，但将一调羹的盐放在一桶水中，这桶水就是淡淡的。现在行医的人都面临着这样的问题，自身的力量有限，要救的患者却无穷无尽，又想要出疗效，又想要治疗更多的患者，数量上想要扩大，质量上又要提高，一心两用，所以效果自然下降。

◎ 心病有药医——火、炎、淡

我们问，杰叔，您觉得哪些病最难治，是肿瘤绝症还是乙肝传染病？

杰叔摇摇头说，绝症不是绝路，天无绝人之路，是人自绝其路。这些听起来很可怕的病名，实际上并不是最难治的。那些看似不怎么可怕的，如压抑、生气、忧愁却是最难治的。

我们问，您是说心病比身体的病更可怕、更难治？杰叔说，没错！

我们问，有没有办法治这些心病呢？杰叔用手在茶杯上蘸了茶水，然后在桌上写了三个字，一个是"火"字，一个是"炎"字，一个是"淡"字。

我们问，这三个字难道能治心病吗？

杰叔说，我给你们讲一个案例。我治了一个香港妇人，才四十多岁，头发全掉光了，检查没有什么问题，又不是肿瘤绝症，又没做放疗、化疗。她治了几年都没有治好。我一把她的脉，脾胃脉和肝脉弦中带紧，紧中带数。她看起来有点心高气傲，似乎不将我们民间郎中当回事，也不跟我说得了什么病，是怎么治的。

我们问，那杰叔您怎么治她的病呢？

杰叔说，我跟她直入主题说，你的脾胃土是硬土，是板结了的土，像水泥路长不起树木，你的肝是不疏泄的肝，干枯了的木，火气大得很。暴怒伤肝，思虑伤脾。肝火旺加上脾土抑，你吃再多的桑椹、何首乌也不可能把头发吃出来。你的病就要从这三个字来治理：一火，二炎，三淡。

她看我写的这三个字，突然笑笑说，你说对了。于是她就同我讲起她离了婚，后来被逼无奈又嫁人，焦虑忧愁加上愤怒怄气，不到一年，头发全掉了。

不管是肝火，还是脾火，一个火容易医，两个火就变成炎症，严重了。要治好她就需要加三点水，把过去的一切事情看淡放开，否则医生开逍遥丸给她吃也吃不好，开归脾汤给她吃也难见效。

开乌须黑发的药谁不会开，她过去吃了法国进口的生发药，一个疗程就八千多块，结果还是寸草不生。我们问，为什么呢？

杰叔说，我们中医老祖宗治理田地，要它生草木首先要松土，土松后万物才能生长。她脾胃板结得那么严重，你不帮她松开，可能治好吗？你想一想，豪门里面有大医，宫廷里面有御医，可为何《红楼梦》里的林黛玉会死？再高明的医生，再好的药物，能把心结打开吗？

我们问，杰叔，你是如何帮她调节的呢？

杰叔说，这个病例最终算治好了，但不是我的功劳，是她听得进我的话，把心结打开了。我们问，您给她开了什么药呢？

杰叔说，很简单，我给她开了玫瑰花、莲子、生地黄、板栗、生姜、红枣，叫她天天熬水喝，口感又好，又能疏肝调气健脾胃。不到半个月，毛发就长出来了。

我们问，杰叔，您开板栗这味药，真是奇怪，这不是食物吗？

杰叔说，现在的人嘴比较挑剔，我们开方用药可以开些好吃点的给患者做食疗，像我现在开一些方药，都偏重于平时食疗。古人重视药食同源，这里面有大学问，既有治病之效又有养生之功，营养在里面，药力又在其中。

这个汤方里面，我还叫她放一把糯米，这样熬出来的药汤更能养胃带补。《黄帝内经》曰：李为肝之果，杏为心之果，枣为脾之果，桃为肺之果，栗为肾之果。我开方调脾肾喜欢加大枣、板栗。

我们问，杰叔，这三个字也是智慧之源，单火就为热，双火就发炎。在发炎的心头上浇上三点水就淡化了，所以心淡则百病淡，淡则病痛减。

杰叔说，没错！小孩子心思单纯，他们一般是不会有这些顽疾的，因为他们没有这些心结，也不会有这些情志之火。古医家讲，五志过极，皆能化火。小孩子天真无邪，机体无染，骨节柔软，所以有病也好得快。成人后，心思多了，饮食污染，脾气刚强，筋骨板结，所以有病较难医。但不管如何，这个淡字里面都有道理。

人全身脏了都知道到淡水中去洗干净，衣服污垢了都知道拿到淡水中洗涤，至于身体内脏污垢了，心受到污染了，更应该知道去饮淡水，吃粗茶淡饭，将万事看淡了。故曰：浓于声色，生虚怯病；浓于货利，生贪饕病；浓于功业，生造作病；浓于名誉，生矫激病；浓于饮酒，生肝肾病；浓于肥甘，生三高病。此浓之为病也，惟一个字可解之：淡！

◎ 强直性脊柱炎——松土、施肥与浇水

我们问，杰叔，您还有哪些病靠药物、刮痧治好的？这些病最好是些医学难题。

杰叔说，今年我治疗了几位强直性脊柱炎的患者，效果还不错。这强直性脊柱炎叫作不死的癌症，我今年治好了两位，同时也收了两名义子。我治好了他们，他们两人都认我做义父。可以看出来，治病对他们的影响有多大。他们说有了杰叔后就不怕生病了。

我们问，杰叔，您是怎样帮他们治病的呢？

杰叔说，我治脊柱炎不治骨头治肌肉。现在，不管是吃西药，还是吃中药，很多人都走对抗性治疗的道路，结果关节僵硬，肌肉板结，肩背两条膀胱经像拉紧的绳索一样非常僵硬。他们的脉象有个共同点，既弦又硬还紧。弦，我们要令它柔软；僵硬，我们要滋润它；紧，我们要松通它，这样才能解决问题。

现在，很多人都在治骨头，壮腰骨，我治疗则独树一帜，认为肌肉松软，筋脉柔顺，其脊柱自然恢复，这也是正骨的一个心法，叫筋柔肉松骨自正。

我们问，杰叔，您是怎么令他筋柔肉松的呢？

杰叔说，先是用蛇式整脊法，再用我发明的三犁三耙法。

我们问，这些方法似乎没有听过，杰叔您能详细解释一下吗？

杰叔说，可以！只有人这样的直立动物才有脊柱突出、发炎、僵硬这些问题，爬行动物的脊柱与地面平行，不会承受那么多的重量，所以灵活得很，故没有这方面的担忧。我创造的蛇式整脊法，就是仿照灵蛇出洞的意象，让患者睡在地上帮他左右摇摆，使之看起来像一条蛇在游动。

我们惊叹道，妙！杰叔，医者，意也！善于取类比象，是中医的精华。

《阴符经》讲：观天之道，执天之行，尽矣！天地之间万物都有人学习效仿的地方，所以华佗仿五禽而创养生五禽戏。现在体会了您的蛇式整脊法，也很有感触！您这样巧妙地为患者康复，而且运用到这巧妙的意象，真是很有悟性啊！

杰叔笑着说，这蛇式整脊法对于放松筋骨很有帮助，还有更重要的叫作三犁三耙法。我认为人体像大地，肌肉是土壤，医生治病要善于用自然界的规律来调养自然的身体。患者肌肉板结就像多年未耕种的田地一样，这些土壤死气沉沉的，种什么都难有收获。不是土壤不好，是没有把它们翻松。

运用农民种地的学问，松土、施肥、浇水。这个松土过程就是要靠我们外治法，或刮痧或按摩，使他的肌肉柔软，肌肉不柔软，骨头能灵活吗？

我们问，杰叔，那三犁三耙法是怎么做的？

杰叔说，很简单，只要看过我做一次，就知道了，方法不难，难的是要细致耐心，每位患者都要做 2～3 个小时，而且要坚持天天做。我认为我的医术不算高，但这么多年来治病的经历培养了我充分的耐心和细心，特别是对这些慢性病，你要表现出超乎常人的耐心和细致。

刚开始做时，患者的肌肉硬得像木板一样，做了三天后就开始变软了。我这里没有摄像机，否则把这个全过程录下来给你们学医的人看，就能看到中医的真正魅力，中医的信心！

我们问，杰叔，这很容易，我们可以帮你把这些病例从治疗前拍照，到治疗后拍照，做个对比。并且，我们帮您整理成医案，让更多的人都知道这些简便易行的方法，不是能救更多的人吗？

杰叔说，好的！我的这些方法，只要有心，老百姓都可以学会。对于处理肩颈腰腿、脊柱方面的疾病，疗效很好，而且简便易行！不需要昂贵的仪器投资，只需要细致入微的一颗心！

我们问，杰叔，您刚才提到的耕种学问，叫作一松土，二施肥，三浇水。松土您说了，就是靠外治法，使板结的肌肉柔软。那么施肥、浇水又有哪些思路呢？

杰叔说，松土靠的是外治，而施肥、浇水要靠内调中药。

我们问，杰叔，那你用哪些内调中药呢？

杰叔说，我开药都是很平常的，以保健疗养为主。一是茵陈，利湿毒疏肝气；二是莲子，健脾胃固精气；三是白果，润肺，令肺能朝百脉；四是板栗，为肾之果，养其肾；五是薏苡仁，清热利湿；六是牛膝，活血强筋骨；七是川芎，上通下达，既到上面头顶，又到下面血海，还能够宽胸解郁，这味中药养中带补，补中带破，破中带调。

我们问，杰叔，您开这么简单平常的药，难道就能调好病吗？

杰叔说，怎么调不好呢？患者按我的医嘱去服食，原来不敢走路的，现在天天打乒乓球，治疗了半年，还能够游泳。我还叫他晚上服食核桃，按照我之前提到的服食之法，细嚼慢咽。

我们问，杰叔，您开的这些中药，都像是食疗，不难吃啊！良药又不苦口！

杰叔说，没错！你让人吃三五个月的中药，如果不是绝症的患者，一般很难坚持。所以要长期靠药物调理的，我必须考虑到汤药的味道，最好是有食疗的美味，又有治疗的效果。

我们问，杰叔，这些中药拿出来都难以让人相信可以治大病。

杰叔说，呵呵，什么叫作"高手出招"？武侠小说中的那些高手，都是拿树叶、竹竿的，那些拿大斧头、大锤子的，一般都不是真正的高手。看到那些拿树叶、竹竿，你就应该感到吃惊了！这些不是兵器的兵器，在他们手中能够发挥出比天下最锋利的兵器还锋利的效果，这也就只有高手可以做到。

所以，当我看到他们开方用猛药摧残时，我就想到，这时用张飞不如用小李飞刀。熬出来的药汤，人们容易服食起来，不会排斥，我们称之为顺势疗法、自然疗法。

这内服汤药就像灌溉庄稼一样，叫作施肥与浇水。外用三犁三耙法和蛇式整脊法就像松土。这样里应外合，治病就大有希望。

杰叔亲手在我们身上示范了他的蛇式整脊法和三犁三耙法。我们感受后，马上觉得身心舒畅，有些运动不到的关节也觉得气血对流，在发热，很舒服。试想一下，正常人做了都觉得精神振奋，患者做后，自然更舒适。

为了能够深入挖掘到里头的精髓，我们分三次参访了杰叔，并且做了一大本记录，这样又整理了一些文章。

◎ 一个中心，两个基本点

在杰叔的家里，我们边问边记，杰叔边谈边沏茶。

杰叔很喜欢打坐，他能轻松地双盘，跟我们谈医论道。他认为一个医生要平心静气，才能够领悟医道智慧，而打坐就是平心静气的一种最好的方式。

我们问，杰叔，您形成的这套疗法，既有内治法，又有外治法，能具体说说吗？

杰叔说，我现在用的这套疗法，是将中医简化了。这样，患者不头痛，医生也不头痛，学生更不会头痛。这个治病的体系，可以概括为"一个中心，两个基本点"。

我们好奇地问，什么是"一个中心，两个基本点"？

杰叔说，一个中心就是养心法。我说的火炎淡这个过程，就是帮助患者看淡一切，一生淡泊才能养心。

我们问，那么"两个基本点"是什么？

杰叔说，分为内基本点和外基本点。内基本点是内服中药加食疗法，我一般先叫患者服食排毒散，等患者清洗干净肠胃后，才建议他们服用食疗方。就像一个家庭一样，把它打扫干净了，即便是食粗茶淡饭，也很快乐。

我们问，排毒散有哪些组成呢？

杰叔说，大黄这味药不可少！

我们问，让患者吃大黄，他不会腹泻吗？

杰叔说，我每年用一百多公斤的大黄，十几年来都是这样用的，我可以大胆地说，这个经验是可以传世的。不用怕大黄的泻，你怕它就用不好它。

大黄这味药叫什么呢？叫作将军。你想一下，我们用药是帮别人治病，治病就像打仗一样，你不用将军，老是去选用小兵小卒，有什么用？

所以我讲，一个医生如果不懂得运用大黄的话，多半是不能称作真正的中医。这个排毒散我公布出来（排毒散组成为大黄、山白芷、白花地胆头、白面风。大黄占 3～5 份，余三药占一份），让医学同仁们去变通使用。

这个由大黄组成的排毒散，不单二三十岁的年轻人能用，八九十岁的老人也能用，用得合理，它的效果远胜于人参、海马。

杰叔认为五脏六腑当中大肠十分重要，也只有大肠才能称得上是大，而大黄乃药中将军，药中猛将，药中英雄，是英雄才重英雄。通过大黄"通秘结，导瘀血"，使将军之官肝与大肠都通达，这叫以将军治将军，可以达到一通百通的效果。

杰叔又向我们推荐了一本书，叫《本草害利释义》，杰叔说书里面都是五脏六腑用药的猛将、次将，将它们用好后，治病不出其右。

我们问，另一个基本点是什么？

杰叔说，是外治法，如刮痧法、热敷法。很多患者长年累月地吃药，不管中药、西药都吃进无数，百药难医，那些药毒、病毒全都堆积在肌肉、血脉中。谁都知道要用桃仁、红花、桂枝、丹参去通血脉，壮心脏，但这些药进去，能通得了吗？

试想一下，水沟都拥堵了，就像公路堵塞了一样，交警的车要进去都进不了，怎么指挥？所以我采用刮痧法，刮一个患者用两个小时，刮出来的那些痧毒，一般人看都不敢看。但患者经过刮痧后，效果却出奇好。

这个刮痧法加热敷法，唯一的缺点就是费时费力，可一旦将经络、肌肉刮通刮松后，就犹如水渠通了，浑浊的水就会自然流出来。脏腑的那些瘀积，自然也会浮出表面，中医认为内脏的病气外出是好转，外面的病气内攻是加重。我会通过刮痧将病气拔出来，还用到热敷法。

我们问，杰叔，您所说的热敷法是怎么做的？

杰叔说，我这是民间怪招：将打好的药粉装进袜子里，药粉里面有干姜、川乌等温阳通脉的药，然后加酒蒸热后敷在患者背脊上。袜子里面的药粉看似不烫手，但患者敷后会觉得骨头内都有热气蒸出来，这就是由里到外运用阳气将阴邪托出来。如果按照西医学的说法，那就是加速身体新陈代谢，推陈出新。

我们问，杰叔，照您这样说，一个医生就要学会这几方面：一是帮患者调心，做心理辅导，这是一个中心点。一个基本点为内服排毒散，给患者通肠去积，然后再辨证运用食疗方，患者就能够巩固疗效；另外一个基本点就是通过外治法，将经络、肌肉这些沟渠打通，脏腑、骨髓这些池塘里面的水才能变清。

杰叔点头说，没错！我也是走了几十年弯路，现在治起病来才越来越觉得有简易的门道，不管患者是什么病，我们都守住这一个中心、两个基本点，我把这个疗法称为新时代的草根中医疗法。

我们向杰叔请教热敷的中药方，杰叔把他用了多年的经验方毫不保留地告诉我们，并且说这个方子你们可以向大家推广。

热敷中药方的组成为川芎、透骨消、艾叶、干姜、生半夏、大黄、川乌、草乌、砂姜、栀子，等份晒干后打粉。凡是周身酸痛僵硬、跌打肿痛、骨质增生、肩周炎等一切风湿酸痛及各种经络、血脉瘀塞的内科杂病，用此中药外敷都有良好效果，使用的时候要加入米酒或五十度的高粱酒，将药粉调得干润恰当，然后再用袋装好，隔水蒸热，热敷在患处。药凉后，再换药，轻者一次一个小时，重者一次两到三个小时，每包药粉可用三至五天，反复利用。

◎ 通肠法——排毒散

我们问杰叔，是什么原因促使您创排毒散呢？

杰叔说，我用排毒散十几年了，这个药散功不可没。在我看来，不管是内伤饮食，还是打骂怄气，这些积毒最终都会积在五脏中排不出去。人体最大的排毒场所就是大肠，五脏六腑中唯有大肠能够称之为"大"字，它是毒邪的出口。

养过猪的人只要留心观察，就会知道这样的一条养猪法则，那就是看猪拉的大便。如果猪拉的大便又大又快又松软，这样的猪面色都是红润的，很健康。

我们问，如果猪病了，是不是首先反映在大肠上呢？

杰叔说，当你看到猪拉的大便变小了、变少了或者变硬、变稀烂，这时稍不注意猪就要生病，甚至死亡。所以，你想要知道猪的健康与否，就要看猪的大便。

庄子说，道在屎尿。《黄帝内经》说，治病必须检查下焦的降浊功能。所以，大肠的功能是人体健康的晴雨表。

这就是告诉患者和医生，大肠要正常地排浊。如果猪大便偏于稀烂，农村就用一种叫苎麻的叶熬成水给猪吃；如果猪的大便偏硬难排，就用大黄苏打片喂猪吃，既简单又有效。等猪的肠道一转气，胃口、气色就恢复过来了。

我们问，杰叔，难道五脏的病也能通过排毒散排六腑的浊气治病吗？

杰叔说，比如心脏病。心脏的力量是非常强大的，中医认为心不受邪，心包代受，这就告诉我们治病不是在治心，要治周围的心包。很多心脏病，不是心脏功能本身出问题，而是心脏的外周循环阻力变大了，就像汽车一样，发动机本来可以用几十年的，但是你天天超载超速，就是慢性地报废车。

所以，心脏病的患者我们要考虑他心包积液、积气，要用三犁三耙法疏通心包经，这就是给超载的汽车减负。所以心脏病，你要减它的心包，要减它的大、小肠。

我们问，为何心脏病要疏通心包经及大、小肠的积便呢？

杰叔说，你可以观察心脏病的患者，生气后容易胸闷、心痛，或者饱食，或者大便不通，心脏病就很容易发作。所以，治心脏，第一步就是要给心脏减负，减轻心包的负担，减轻大、小肠的积便积渣，我们用的刮痧法和排毒散就有这样的效果。

◎ 心动过速调肠胃

我们问杰叔，能介绍一下您运用这个疗法治疗的案例吗？

杰叔说，有位四十多岁的患者找我看病。他什么话都不说，想试我的医学水平。我一把他的脉，脉跳一分钟至少95次以上，这种脉象反映了他容易心慌、心痛，并且心痛会连到后背去痛。他听后点点头，算是对我的默许。然后对我说，没错，我背痛多年了，心脏病也多年了，经常失眠，一吃冷东西，我就不舒服。

我按照外治法加内调法来帮他治疗。外治法主要通过刮痧帮他把心包经、大肠经刮开，这两条经脉刮开，有利于心脏的恢复，然后再帮他刮背部的肺俞和心俞，这样做了一个多小时。做完后，他整个人都放松了，我称之为一松百通。

他又叫我给他开个处方，我开了党参、白术、茯苓、黄芪、甘草、生姜、大枣、木香、砂仁、山楂、山茱萸、干姜、川椒。

他服用后，又来找我说，吃了你的药，有效果，人没有之前那么怕冷了，心率也由95次/分钟降到了85次/分钟，每天心慌的次数也减少了。

第二次，我又帮他刮痧，针对太冲穴。调理后，他整个人的精神面貌焕然一新。他竖起大拇指说，你这个医生有本事！并且诚恳地问我，怎么养生。

我跟他说，养生很简单，不需要看太多的书，也不用听太多的讲座，你只要去看大自然的动物就可以了。兔子、鸟，一分钟的心跳几百下，而乌龟的心跳一分钟才几下。它们的心跳决定了它们的寿命，所以养生的道理，不用讲，大家都知道。

我说，你的身体就是要养心，心养不好，将来会出大问题。你的心脉抚顺了，没那么亢奋激动了，身体也就容易治了，甚至不用去治，它自然就会康复。

◎ 三十多年的低热自汗案

我们问杰叔，您行医这么多年，能给我们说说您运用方药帮患者调理的典型案例吗？杰叔说，那些一般的病，没什么好说的，要说就说一些疑难怪病。

我们问，哪些疑难怪病呢？

杰叔说，所谓疑难怪病就是疾病时间长，经过很多医家治都治不好的。

有位七十多岁的老人，自汗盗汗三十余年，从三十多岁就开始有这毛病。

有一次，我看完病到公园去休息，他是一个退休老人，也在学习打坐，凑过来和我聊天。我说我是一个医生，他就把他几十年久治不愈的老毛病告诉了我。

我们问，自汗盗汗是很平常的病，有哪些奇特之处呢？

杰叔说，奇特之处就在这里，他白天容易出汗，晚上一睡下，出汗更厉害，根本不敢盖被子。一旦盖上被子，全身都出汗。身体感觉从里面会发热，透到表面来。

我们问，原来如此！难道这是"骨蒸劳热，阴虚盗汗"？

杰叔说，似是而非！医院给他用了大量止汗的药，也用了滋阴的药，反复不愈，他都不想再治疗了，对医生和药物都失去了信心。

我对他说，药物没有对准病因，就像子弹没有瞄到靶心一样，怎么打得中？你的身体至少有三大问题，不是简单的自汗盗汗。

我们不解地问，一个自汗盗汗有三大问题，杰叔是怎么看出来的？

杰叔说，他的脉沉细数，脉沉是病在里面。他的发热是从骨节间蒸发出来的热，是风寒暑湿进入到筋骨中去了，与阴液相搏，源源不断从里面发出热来。所以，脉象偏数，长期炼熬阴血，就像用锅来烧水一样，下面的火烧得越大，水耗得越多，这样久而久之，就显出一派气阴不足，脉细数的情况。

我们问，原来如此！杰叔怎么治疗的呢？

杰叔说，病因明白了，治疗的方法就不难。气阴不足要补其气阴，骨节间有风寒暑湿要透其风寒暑湿，里面还有内热，要清其内热。

我们问，那么杰叔用的大理法就是清、透、滋了。

杰叔说，是的，我给他用青蒿、鳖甲、地骨皮、白芍、银柴胡、党参、黄芪、藿香、山楂、砂仁、川芎、山茱萸、生姜、大枣。

我们问，就这些平常的药吗？效果怎么样？

杰叔说，他吃了十剂药，回来告诉我，三十多年的汗病，从来没有一日不流汗、发热的，喝完这十剂药后，发热消除了，汗也退了，这是一张极效的处方。

我们问，杰叔，这个方药就像青蒿鳖甲汤治疗低热汗证。

杰叔说，这个汤方稍微变通一下，可以治疗各种低热不退，汗出不愈。我用这个方治好了数十例，亲自试用过了，你们可以大胆运用。对于低热不退、汗出的，我有信心，但像地骨皮、鳖甲、银柴胡、青蒿这几味药，一定要重用。

如果患者病久了，就容易气阴两虚，就可以加入生脉饮或玉屏风散，这样一方面可以补其耗散的气阴，另一方面可以巩固皮肤表面的正气。

还有好几个例子，如红斑狼疮低热不退、热入骨髓的，我也用这个方子治好过。

后来这位老人找到我说不知道怎么感谢才好，于是，把他家里的一个养生酒方告诉了我，说这个养生酒方他介绍给了很多人服用，能强身健体，不管是风湿痹痛，还是虚弱劳损，能够防身治病，药物又平和。

◎ 换来一个药酒方

我们说，杰叔这是治好一个人，换来一张药酒方啊！

杰叔笑着说，是的，这张药酒方，我看着不错，你可以抄走，这些老百姓都称赞好的药方，那是真好，不用做广告。说完，杰叔翻出他随身带的记事本，这本记事本记载了杰叔多年治病的经验方、有效方及部分临证总结。看来，杰叔也是一个有心人。

于是，我拿起笔来，杰叔边说我边记，泡酒方为：黄芪 12 克，茯神 12 克，白术 6 克，熟地黄 6 克，当归 8 克，生地黄 8 克，党参 8 克，麦冬 6 克，茯苓 6 克，陈皮 6 克，山茱萸 6 克，枸杞子 6 克，川芎 6 克，防风 6 克，五味子 5 克，羌活 5 克，肉桂 5 克，龟甲胶 6 克，红枣 200 克，冰糖 200 克。

杰叔说，这个泡酒方，可以按照比例增加，一般用高粱酒泡半个月就可以饮用，用这个方泡三四斤酒都不是问题，我饮用过，非常可口。

杰叔说，看你对泡酒方这么感兴趣，我还有一个非常简单的酒方。

我们问，是什么酒方呢？

杰叔说，是用茵陈、枸杞子泡酒。如果想要这个酒好喝些，就可以加些大枣、冰糖。酒乃万药之首，它能够通上彻下，游动周身。枸杞子可以补肝肾，茵陈能够帮助肝排毒，令血液干净。

我很喜欢茵陈这味药，既能够凉肝减压，又可以解抑利湿。凡是肝有郁火，脾胃有湿热，茵陈都可以帮忙消除，加上酒力的作用，可以上达下走，将脏腑血脉的湿利出来，又因为方中有枸杞子和大枣，利中能带补，补中能排毒。

我们说，杰叔，我们不单对这些民间泡酒方感兴趣，也对各种偏方、单方、验方感兴趣，这些东西是中医流落在民间的宝贝，我们准备写一部《民间中医访谈录》。

访谈的目的是将这些散失在民间的效验方及有益于人们的奇招绝招，尽我们所能收集起来，然后公之于世，让更多学中医的人都能看到民间中医精彩的一面。

杰叔笑笑说，很好！很好！我第一个支持你！有了你这样的记录，将来我治病有好的例子，也会记录下来，发给你用。

以前，我偶尔会写一些东西，但这些东西无人赏识，所以随写随弃了。

我们问，杰叔，那您还有其他宝贝要献的吗？

杰叔说，多的是！我们可以慢慢来。杰叔也收集了不少好东西，但作为我们行医者，还没觉得满足过。

很多时候，我也像你一样，治一个患者就有一个患者的收获，有些民间单方，就像上面说的一样，不是我自创的，而是患者用得好，告诉我的。

◎ 铁锤方、斧头方

我们问，还有哪些患者传的效方呢？

杰叔说，我这里有一个单方，是专治耳朵流脓的，现在你记录下来给大家去用。这个方是我们岭南流民教传下来的，流民教因为终年战乱，所以一路流落，来到南方。他们懂武术、相术、风水、医术、占卜，特别是医术，他们的很多汤方都是铁锤方、斧头方。

我们问，什么叫作铁锤方、斧头方？杰叔说，所谓铁锤方、斧头方，是我们客家人的叫法，意思就是这个方用下去就一定见效。

以前人穷，连吃药的钱都没有，所以他们也养成了这样一个习惯，就是一定要最好的方，最有效的药，而且不需要多花钱的汤方，这样的汤方才可以传世。现在流民教里的很多方子都遗失了，因为治好病，却没有经济利益可言，人人都不愿意去传承，就算是在我们当地，也只有一些上了年纪的老人知道一些。我帮他们治病的时候，经常可以从他们的口中探知一二。

我们问，杰叔，那您说的这个流民教的方是什么呢？

杰叔说，治疗中耳炎及耳朵流脓，农村有一种药叫作大目藤，用它的根泡酒，往耳朵里点几滴药酒，很快就好了。

我们问，这么简单？

杰叔说，就这么简单，民间老人都会用。这个方就是一位老阿婆传给我的，她常年浸泡这种酒，治好的中耳炎不计其数。

她年纪大了，也不收钱，患者治完后为了答谢，都封红包给她。老阿婆见我是行医的，就对我说，这个方子你拿去济世救人吧！这个单方，我治了这么多人，没有治不好的。

我们说，原来如此！改日，杰叔一定要带我们去见识一下大目藤。

杰叔笑着说，如果找不到大目藤，还有一种办法，就是用鸡蛋黄炒出油来，这种油又腥又臭，滴入耳中，治疗中耳炎也有奇效。

◎ 伤水方

我们兴奋地说，好，杰叔，我们记下来了，还有什么单方？

杰叔说，还有一个单方，是民间治伤到水的，特别是妇女月经期碰到冷水，全身酸软，寒热不调，就用一种草药，我们客家人叫作老虎尿，书名叫作一枝黄花。

这味药材田野里很多，这个也是流民教的方，对于急性风寒湿入骨髓有独特的疗效。那些经常要与水湿打交道的妇女们，如洗碗、洗衣服，特别是冬天，她们逢到月经期，一碰寒水，就容易得风湿。这种情况，经常可以碰到。

这时候，就用老虎尿炖米酒，喝上一杯，再用另一杯擦身体，哪里有痹痛就擦哪里。这个方子是可以救人的，但现在很多人都上医院去治疗了，所以这个方用的频次也就少了。以前这个单方是秘中秘的，现在也不是什么秘密了。

我们说，杰叔，这些都是民间中医的瑰宝！

杰叔说，没错，我也想像你们一样，多参访多交流，但我现在岁数大了，也不能多走动了，其实真正的中医就是要集百家于一家，这样才能叫作中医的大家。

虽然，这些小方小药看起来并不怎么样，就像鸟的羽毛一样，多一片羽毛和少一片羽毛，在冬天就可以体会出来，多一片羽毛始终多会温暖一点。你这个《民间中医访谈录》，思路非常好，我也希望你们能够坚持将它做下去，到民间收集更多的羽毛。这样学中医的人看后，对中医的信心就会倍增！

我们这部《医海点滴》，其实就是集滴水于大海，而从这些民间中医师学到的宝贵经验，也是一滴滴水，滴水虽然微小，羽毛虽然轻飘，但汇集多了，可以盈满大器，可以集腋成裘。所以，我们随时准备好记录中医，收集滴水的经验智慧。

◎ 谁关闭了肝脏的窗口

老师说过，思想引领行为，有一半以上的疾病都跟不健康的思想、不良的生活习惯分不开。所以，医生要负起两大责任，一个是用药物治疗疾病，调理五脏；另一个是用言语劝化患者，把健康的生活观念传递给患者。

每每看到老师苦口婆心地反复强调，要少熬夜，要少喝冷饮，少玩手机，要多跑步运动，少闲居在家里，我们都烂熟于胸了，可很多患者还不知道。

古人讲劝人一时以口，劝人百世以书。嘴巴再会讲，只能一个个地跟他说，说到口干舌燥，但听到的患者毕竟有限。

于是我们想到，倒不如老师每讲一个健康话题，有针砭时弊意义的，我们就记录成一篇醒世时文，这样老师苦心劝化患者的成果就可以得到巩固，甚至出成书籍，让更多的人看到，这种劝化可以复制，受到影响的人就会更多。所以下面的内容就是我们在跟诊期间积累的一些醒世时文，希望有裨于读者。

很多二三十岁的女孩子过来看病，她们普遍都有一个现象，十个手指甲都涂了各种颜色的指甲油，有些人的脚趾甲也涂上了五彩缤纷的指甲油。

我们先是不在意，但后来老师发现，这些涂指甲油的女孩子来看病，大都有烦躁、胸胁胀、失眠、脾气急，或者眼睛胀、头痛等气机郁结的特点。

有个女的，26 岁，长期焦虑紧张，头痛，伴心烦失眠，脚却发凉，晚上多梦，情绪不稳，还有胃胀满，胁肋不舒，是她的同事介绍她过来的。

老师说，你这是肝气郁结化火，郁热在里面疏泄不出去。然后，老师又看到她十个指甲上都涂满了指甲油，便说，回去赶紧把这些东西都刮掉吧。

她问，为什么呢？

老师说，这些都是重金属，人体的指甲是肝之余气所化，肝其华在爪，指甲是肝的窗户，你把窗户都闭得死死的，肝气能不郁结吗？在家里你都知道要开窗户通通风，人才不闷热，为什么就不知道让自己的身体自然一些。你们买食品都担心重金属超标，有没有添加剂，为什么就不去思考思考抹指甲油对健康有多大害处？

很多高血压、情志紧张、胆结石、胆囊炎、乳腺增生都是肝气郁结所致，你把它的排气口给闭住了，它能不郁结吗？她若有所思，点点头说，对。

老师又跟她说，人活在世上，首先要活得健康，其次才是活得漂亮，把自己的身体搞坏了，就没有漂亮可言了。

国外有个化妆品公司，在狂欢节的时候，他们用指甲油在一个小伙子身上作画，没想到还没有画完，小伙子就呼吸急促，胸闷缺氧，在送到医院途中，就呼吸衰竭死了。医院诊断认为人体皮肤毛孔也会开合舒张呼吸，指甲油阻隔了大片的皮肤呼吸，导致了小伙子窒息缺氧而死。

这女孩子听完老师的话，才意识到问题的严重性，便说回去一定把指甲油刮掉。

然后，老师给她开了丹栀逍遥散加胸三药。这女孩子再来复诊时，说，大夫，我吃了你的药，晚上睡觉好多了，胃也不胀了。

老师跟她说，我看你的指甲油刮干净了没有？

她伸出手来说，我听你的，回去就把它刮掉了。

老师点点头说，现在爱美不爱健康的人越来越多了，要写一篇博文，让大家重视健康啊。生病起于无知，长寿源自觉悟。当你自己都觉得不舒服了，就要懂得去舒解压力，释放郁结，不要把自己闭得死死的。打开窗户，多呼吸自然界的清气，而不是闷在家里，拉上窗帘，把指甲油涂满，让自己的郁热不得疏泄。

我们发现那些爱涂指甲油的女孩子，没有哪个心不烦、气不躁、脾气不大的，她们大都适合服用丹栀逍遥散。

这些肝经的郁结热毒疏泄不出去，轻则烦躁失眠，头痛胁胀，重则乳房容易长包块，容易得子宫肌瘤、卵巢囊肿。因为郁结刚开始只是气不得疏泄，时间久了无形的气机和有形的痰浊瘀血就会搏结在一起，容易变成包块。

可见，健康与疾病就在一念之间，你是放开身心，投入自然，还是郁闭自己，不与外界沟通呢？人不应以颜色鲜艳而漂亮，但应以内心气机顺畅为美丽。

◎ 无知的爱等于伤害

我们虽然每天待在任之堂里，看到的却是天底下的社会百态。

有位女患者，为了减肥，天天喝大量冰凉水，吃凉性水果，一两个月后，本来大便正常的，现在每天早上四五点钟就开始拉稀，也睡不好觉，胸前区明显刺痛，到医院一检查，居然有心律失常。

老师说，你才三十多岁，减肥把自己给减病了。你的寸脉都陷下去了，心阳为寒凉水饮所伤，于是给她用温阳通心脉的药，帮她调理过来了。

随后告诉她饮水也要注意，水进入人体、排出体外是要阳气去代谢的。你看一杯冰冻的凉水要把它加热到人体的体温，它需要多少能量啊。进去的是凉水，排出来的是热尿，所以饮水要注意原则，不渴的时候不要去饮，渴的时候要喝温热的水，喝的时候要小口小口地喝个三五口，等再渴的时候再喝，而不是牛饮。

有一个来自美国的小男孩，额上青筋毕露，食欲不振。

老师一摸他脉，也是心阳不足，便说，你们平时喝什么呢？

他母亲在旁边说，喝冰水、冰牛奶。

老师就问她，那你们没有喝热水的习惯吗？

她母亲说，美国人都是直接从冰箱里拿出来冰水就喝，没有喝热水的。

老师说，小孩子这样下去还得了。

孩子母亲说，好像美国那些年轻人身体也挺健康的。

老师摇摇头说，你看国外什么药用得多？止痛药，还有抗过敏的药，因为痹证和花粉症特别多，到了二三十岁，就容易得过敏性鼻炎或者关节痹痛，这就是寒凉伤阳的代价。

孩子的母亲一想，恍然大悟说，是啊，那边是止痛药卖得最火。我这小孩子额上的青筋是怎么回事呢？

老师说，额上的青筋反映他消化不好，受凉受寒了，以后要少吃冰的，多晒太阳，把寒气发出来就没事了。

孩子母亲说，是啊，外国人很喜欢晒太阳，而且越是太阳毒，他们越是喜欢到太阳底下跑步，或者在沙滩做日光浴。

老师点点头说，原来如此，如果他们不爱运动，不晒太阳，这么多寒凉的东西进去，就容易得心脏病，或精神抑郁，他们的这种行为也是在自救啊！

老师就给小孩子开了理中健脾的汤方，才吃了第一剂，小孩子就有了胃口，食欲大振，随之阳明胃气振奋，额上的青筋也就慢慢隐下去了。

这青筋为寒气所化，阳明胃经乃多气多血之经，整个头面前额都归阳明胃经所管，把阳明胃肠振奋过来，寒气消退，青筋自去。

复诊时，小孩母亲又问，如果以后回美国，又避免不了吃凉的，该怎么办？

老师说，第一，你可以给孩子准备一个保温瓶，让他有热水喝；第二，平时可以多吃姜，用苍术泡茶喝，既可以开胃，也可以散寒，但关键还是要多运动。

十堰当地的一个小女孩，只有六岁，得了过敏性哮喘，吃了老师的药，一天比一天轻，但隔一两个月又犯。

老师就很纳闷，这用药思路都没有错，怎么没把病给除根了呢？便问孩子的母亲，你有没有给孩子买水果吃啊？

孩子的母亲说，自从来你这里看病，家里都不再买水果了。

老师便问道，既然你没给她吃凉水果，为何她的手还冰凉，舌苔还是白的呢？

孩子母亲突然想起来说，学校每天都给孩子吃水果、喝牛奶。

老师摇摇头说，身体好时，吃吃可以，但你孩子的身体都是冰凉的，还天天这样吃，就容易吃出问题来。中医讲究辨证论治，怎么可以让所有孩子都吃同样的寒凉套餐呢？看似爱，若无知，便是害。

你看那些拉肚子的孩子，吃了水果，肚子更痛了。那些阳气不够的老年人，稍吃些水果，他就心慌，搁在胃里动不了，脚也沉重，不想走路。所以懂的老年人，你给他他都不吃，吃坏身体只能自己受。

老师就叫她到学校跟老师沟通，把凉的套餐水果、牛奶停掉，后来咳喘立即减轻了，这就是在根源上消除隐患，杜绝病源。

后来，又有一些小孩子犯同样的病，老师一问，基本都是学校特别制定了寒凉的营养套餐所致，这些水果、冰牛奶对阳火亢盛的孩子，伤害不大，但对阳气缺乏的孩子，却是致命的打击啊，如同嫩苗遭受严冰，发育便无从谈起。

随后，老师叹气道，身体的事就是家庭的事，家庭的事就是学校的事，学校的事就是社会的事，社会的事就是天下的事。医生关注身上的疾病，就要关注患者的家庭；关注患者的家庭，就要关注患者的工作、学习、生活；关注患者的工作、学习、生活，就要关注患者的社交应酬；关注患者的社交应酬，就要关注他所处的时代环境。

如果大家都由无知产生偏见，病痛就会越来越多，层出不穷。现在的很多大人都是在"残害"自己的幼苗，本来孩子们就天天郁在教室里，躲在空调房里，已经缺乏阳气了，还屡用寒凉之物去压，这样能不出问题吗？

很多青少年抑郁、过敏、心肌炎，到成年后不孕不育等疾患与日俱增。我们需要在源头上达成共识，不然舍本逐末，只知道依靠药力来控制，人迟早会出问题的。这些健康教育知识的普及，远比药物的开发要重要。

◎ 都是裙子惹的祸

现在秋冬天了，天气明显转凉，大地已成收敛之势，但还经常可以看到女孩子穿着短裙来看病，手指关节都是紫的，一搭脉，两手冰凉。

有个女孩子只有二十来岁，就是这样子。老师就跟她说，你容易痛经，小腹冰凉，月经量少，冬天手脚冰凉，没热气。

她惊讶地说，你怎么知道啊？

老师便跟她说，我还知道你将来容易得卵巢囊肿、子宫肌瘤。

她疑惑地问，为什么？

老师说，这都是你自己招的，天气凉了还穿裙子，你是爱美丽还是爱健康？

她说，我是来调月经的。

老师说，天气凉了，你还穿裙子就容易月经不调。

她不解地问，为什么？老师说，弱者先伤。你本身尺脉不足，下焦阳气不够，容易感冒，天气凉了，风寒就容易从下面钻进来，损伤阳气。你看你的手指关节都瘀紫了，将来还容易犯心脏病呢。

她说，大夫，你可别吓我。老师笑着说，这样的我见多了，跟你说实话，听不听得进去是你的事，这看病的事情能开玩笑吗？你下次如果再穿裙子，我就不给你看病了，我也没本事看好不听医嘱的人。

患者听后，才知道老师跟她说的都是真的。随后老师就给她开了桂附地黄汤。

她吃完后，又带了两个同事过来，老师问她咋样了？

她说，吃完药后，月经时不痛了，月经量也多了，手也暖和了。

老师再看她的手说，手上的青筋少了些，还有没有穿裙子？

她站起来说，我为了能来你这里来看病，从此穿裤子了。老师笑笑说，这就对了，健康比表面美丽更重要。女的不注意保暖，身体很容易损坏。

她带了另外两个女的，跟她一样，也是月经不调，量少，有血块，老师同样跟她们说，要把裙子换成长裤，都秋天了还穿什么裙子。动物都开始长毛了，人怎么还不知道保暖呢？同样给她们开了暖宫调经的药。

老师说，这衣食住行都关乎健康，不懂得如何穿着会招病，就像不懂得饮食会生病一样。中医认为风为百病之长，不管是风寒、风湿、风热，都要从外面侵袭人体，你如果时时敞开大门，让它钻进来，扰乱气机，身体会好吗？

现在的很多年轻人都没有这些观念了，以为注意防风防寒是老人的事，他们不知道老来疾病都是壮时招的。多少妇女都在后悔年轻时不懂得保暖，阳气一伤再伤，到了三四十岁，阳气后劲跟不上，百病就丛生。

所以，养生要从谨小慎微处开始，一个穿裙子不知保暖的观念，会带动你其他方面的坏习惯。熬夜、吃生冷，不知道节制，为了表面美丽、口舌之欲，不在意身体的真正感受。月经量少了，有血块了，也不去调整饮食习惯、衣食住行。病后知道反思改过的，就能迅速康复；病后不知道悔改的，将来注定要抱着药罐子。

可见，推广健康的理念远比使用药物重要。唯知疗人之疾，而不知疗人之观念，欲求急愈，安可得乎？只知用药去散寒暖宫祛风，却不知道把裙子换成裤子，注重保暖防风。这就等于祛除了贼寇，却不筑城墙一样，贼虽速去，旋即复来。

人不可能永远靠药物过日子，妇科病患大都病在子宫、月经，子宫、月经不正常，跟内在情志失调、外在伤触风寒是息息相关的。所以说，穿裙子爱美丽是一时的美丽，保暖穿长裤得到的健康却是一生的美丽。

切莫让外人的眼光来左右自己的健康，花朵都知道拼命用叶子、花瓣来包围保护花芯不受风寒，人更应该懂得穿衣保暖，防止风寒直中内脏。

◎ 跟着健康走还是跟着潮流走

一个小女孩，她妈妈带她过来的，边看病边咳嗽。老师问，怎么了？

小女孩的妈妈说，流鼻涕，又咳嗽，不爱吃饭，没胃口，都不知道怎么带了。

老师看她们母女都穿裙子，便跟她说，你不知道怎么带，我来教你吧。你做母亲的不爱健康，别把孩子的健康不当一回事。现在秋天了还有谁穿裙子呢？早上起来，吹着风都是凉的，你还受凉，能不打喷嚏、咳嗽吗？

小女孩的妈妈说，学校里很多孩子都穿裙子啊？

老师摇头说，看来醉者多而醒者少啊，带无知偏见的人越来越多，正知正见反而显得少了。难道真的要进入到靠药物来维持身体基本健康的时代吗？

然后，老师便不再多花心思去跟她解释，因为后面的患者都在催着等着，一张口，又能劝得了多少人，说一上午的话，又能有多少人听得进去呢？

小孩子的母亲又问，那该怎么办？

老师说，怎么办要问你自己，我说的话，你听进去一半，这病就好了一半。

随后，老师便开了小柴胡汤加紫苏叶、杏仁、苍耳子、辛夷花、木香、鸡矢藤、茯苓。三剂。

患者吃完药后，母女这回居然穿了长裤来复诊，母亲激动地说，大夫，自从我女儿吃了你的药，当天晚上就睡得很好，你这药真管用啊。以前半个多月晚上咳得没法睡觉，这几剂药吃完居然不咳了。我女儿的病，从三四月份送到托儿所，就反复咳嗽，没有安静过，这几个月我一直都在找医生治疗，终于让我找到好医生了。

老师跟她说，你还没有找到好医生，父母是儿女最好的医生，你找到药物，找到医生，还不找到根，找到你们身上，就找到好医生了。

小女孩的母亲再次疑惑了，老师笑着跟她比喻说，为什么给你的孩子放茯苓和红参，既用小柴胡，又用鼻三药，是强大她心脏阳气，化她肺中留饮，打开她肺盖，疏通她经脉。你女儿长期在学校穿凉饮冷，身上缺乏小孩子应有的阳气，就像河流里的水一样，源头没动力了，那些淤泥啊，沙子啊，沉在下面冲不走，堵在哪里哪里出问题，堵在肺里则咳，堵在肠胃则不欲食。

要推动它们，就需要阳气。阳气一边要靠药物来补，一边要靠保暖来补。你把身体稍微穿暖和点，把裙子换成裤子，再戴上帽子，这本身调整就是一种治疗方式。一个传统的中医，不仅要以药物为药物，更要以天地万物为药物，增衣避寒，戴帽防风，慎食生冷，保护阳气，这都是真正保护小孩子健康成长的良药啊！

小女孩的母亲感慨地说，谢谢医生了，我知道以后要怎么做了，在学校我是看其他家长都给孩子穿裙子，我就觉得自己孩子也不要跟不上，现在我想清楚了，要跟上健康的节奏走，不要跟着潮流走。

老师点点头说，这个要写一篇文章，人的一切言行举止、穿衣吃饭究竟是为了什么？是为了自己内心真实的感受，还是为了欲望做给别人看呢？怎样才能活得真正健康舒畅？小孩子为什么更需要防寒保暖，秋天了为什么不能再穿裙子？

大家回去都好好思考一下。

◎ 为何发脾气

有个女的，流产了好几次。她问老师为什么？

老师说，你脾气大，气血都往上走，就像火山爆发，地壳震动，山洪海啸，这些地方能住人吗？人一生气就像海啸地震，你即使怀上孩子了，孩子咋消受得了？想要养好孩子，首先要调好自己的脾气，要温柔，要和顺，气要能稳得住。不要因为芝麻绿豆大的事就焦急上火，要像老蚌怀珠一样，把所有的气都集中到肚子里。要像母鸡孵卵一样，把神都收到下面去，安安静静地，这样孩子才能发育好。

如果你老想发火，气往上冲，老年人容易得脑出血，年轻人腰脚容易供血不足。子宫一缺血，孩子得不到足够的气血供养，就像树木得不到水，就会干枯一样，所以你的孩子就会自然枯落掉了。

你要多从自身找原因，把自己的坏脾气改改，让身上充满一股祥和之性。诚如《菜根谭》曰："疾风骤雨，禽鸟凄凄，霁月光风，草木欣欣，是故天地不可一日无和气，人生不可一日无喜神。"

◎ 病从哪里来（一）

老师说，你们要经常去参医门话头，参名言名句，那都是从治病的角度切入。你们同时还要从另一个角度去参，人为什么会得病？病从哪里来呢？要去看看《诸病源候论》，要多挖掘起病之根源。

今天讲讲运动。

有个中年妇女，中焦脉关郁，腰间粗大，常年头晕，活动后更厉害。

老师说，你越不动，痰湿就堵得越厉害，堵得越厉害，你的头越晕。

她苦闷地说，我一干活就汗多，气喘，头更晕。

老师说，那你是没有勤干活，干活干活，越干越活，只听说干活的，没听说过干死的，你可以多找些农活干。

她叹口气说，我就找不到农活干啊！

老师摇摇头说，有心找活，没活也可以找到；没心找活，活在眼前也不知道干。拖地板、擦桌子是活，到山里背泉水是活，在寺庙里做义工也是活，扫大街也是活。

你这头晕是痰湿瘀堵在那里，就是人动得少了，血脉就动不了。你看那些瘫痪在床的人，越不动，肌肉萎缩得越快，就越是动不了，用进废退。你不可能让别人背着你跑，也不可能吃一辈子丹参、三七粉，医生更不可能帮患者一辈子。

上次，有个坐办公室的患者，上班就是一杯茶一张报纸，天天闲着，闲出病来了，头昏脑涨，吃饭不香，注意力不集中，晚上难以入眠。老师建议他多干些体力活，他就每天拿个桶到山里打水，回来分给大家喝。一个星期下来，那些苦恼了几年的病痛全都好了，人也精神了。本来多痰气短的，干活后，气一天比一天足，痰也一天比一天少。

现在的年轻人，没啥大不了的毛病，就是运动少。像你们跟我们去爬山，走几步路就气喘，太娇气了，身体能不弱吗？人体血脉就像山上的道路一样，你经常去走，没有路也能走出路来，小路可以走成大路，很长时间不走，大路会变成小路，小路会长满野草，最后会堵得没路。可见，常走可以养路，人体常运动也可以保持血脉、经络的通畅，这就是为何越干活越精神，越闲越堵得慌。

药不能保你们一辈子，你们的健康也不在医生手中，而是在自己的手中。

◎ 病从哪里来（二）

有个小伙子，眼花耳鸣，颈椎痛，脖子酸。

老师一问，原来他每天都要上好几个小时的网，一有空闲时间，就对着电脑或手机。他父母管不了他，现在疾病管着他了。因为再这样下去，身体的病痛就越来越多，他不得不在父母的陪同下来看医生。

医生的眼睛是很锐利的，看一眼大概就能够了知患者的基本性格心态，看这个慵懒的小伙子，老师第一句话就呵斥他说，坐直，年轻人要有年轻人的朝气，坐得歪歪扭扭像什么样子。

他马上挺直了腰，患者要求助于医生，所以医生的话有时还挺有威慑力的。他问老师，自己身上的病怎么越来越多？

老师跟他说，人这一辈子每一分钟都很重要，都很珍贵，你现在才二十几岁，这段时间人的精力是最充沛的，你如果在精力最充沛的时候，就把自己的身体本钱消耗光了，等你到了四五十岁，精力日薄西山，有心想干正事却没精力时，你就后悔了，所以听我的话，不要把大好的光阴精力浪费在网络里，网络只能当成查资料的工具，看看新闻，或偶尔娱乐娱乐，如果当成生活的寄托而沉迷进去那就把自己废了。

他父母听了很高兴，因为老师在帮他们教育孩子，古人叫作要易子而教。古人说，业精于勤，荒于嬉，行成于思，毁于随。疾病也是这样，你如果沉迷堕落，那就是万病之源；你如果把精力收归一处，拿去做正事，成为精进的阶梯，那就是健康的正道。

◎ 病从哪里来（三）

现在，不孕不育的患者越来越多，任之堂接的患者也越来越多，其中以痰湿壅堵少腹和子宫虚寒的最多，这是为什么呢？

有位妇人，32岁，结婚四年，还没有小孩，她就开始着急起来，到医院检查，夫妻双方都没问题，她希望老师帮她开药调经助孕。

老师跟她说，你的身体条件不好，要怀上小孩，身体首先要够强壮，否则就难怀上，即使怀上，也不容易长大，这也是你一直怀不上的原因。

她便问道，我是不是体虚啊？怎么补一补啊？

老师说，你不是体虚，是身体痰湿多，你越补越虚，这才是病根。你平时只动脑，很少动手脚，手脚少动，气血就不动，气血不动，那些代谢产物，痰啊，湿啊，就堵在那里，堵在子宫，子宫就排泄不畅，堵在输卵管，输卵管就不通，所以你的身体看似强壮，其实月经量是很少的。

她点了点头说，是啊。

老师说，现在很多人只知有补，不知有通，只知有劳，不知有逸，只知道自己身体是过度劳累造成的，却没有想过自己身体是闲在那里闲坏的。这怀孕就像种地一样，种子要种到地里，你这地不能板结生硬，首先要用锄头把土地翻松，在松土过程当中，也是在松自己的肌肉，你在干活过程中也是在出汗，流通自己气血。

你多年没有怀上小孩，并不是什么病，是你的身体没有进入状态。在爬山的时候，我观察过你，没翻几个山头就累得气喘吁吁，这是运动太少了。你的肚子里都是痰湿、水饮、瘀血，这种子在里面怎么能充分吸收营养呢？即使怀了孕，生的小孩也像豆芽菜一样，所以归根结底要多干活，多运动，没有听说过干活把人干坏的，只听说过很多人闲出一身毛病来。

她听后，感动地说，谢谢医生，以前我到处看，没有医生这样跟我说，都说我这不通、那不通，说我得这病、得那病，只有你告诉我我最缺乏的是运动锻炼。

老师说，你才三十出头，正是精气神最充足的年龄，能有什么病？只要放开手脚锻炼，把垃圾清理出去，气血强大了，它自然就能受孕。

◎ 百病皆生于气

天底下最难治的病是什么？老师说，是气病，怒则气上，思则气结，恐则气下。这三种情志是大部分气病之根。

怒则气上，当你摸到患者属于上越脉的，他一般心急易怒，说话快，耐性不足，容易激动。

思则气结，当你摸到患者关脉郁时，这种患者一般思虑过度，想得多，做得少，脑袋转个不停，脾胃功能不太好，中焦腰部容易粗大。

恐则气下，当你摸到患者脉象下陷时，他一般内心不够强大，容易对疾病产生恐惧。很多肿瘤患者，或做了放化疗的，脉象就呈这种气陷之势。如果他个人不能直面正视的话，这病就难治。正如《黄帝内经》里说的，精神不进，志意不治，故病不可愈。这患者恐惧的心态不改，脉就提不起来，提不起来就难以运药。医生如果有足够大的气场，能够给患者信心，帮他把神气调动起来，治疗起来就要顺利些。

《黄帝内经》里又有一个"勇怯论"，勇者气行，疾病容易治；胆怯者气陷，疾病不好治。但中医通过调气，把下陷的气机往上升举，运用风药，如羌活、细辛、桂枝，患者的勇气就会起来。可见，不单要治疾病，还要治患者的精神气质。

◎ 笑是美容药

在任之堂，每天都有不少长斑、长痘的人过来调理，年轻人容易长痤疮，中老年人容易长斑。有个女孩子经期感冒，咳嗽，声音嘶哑，脸上长了不少痤疮。

老师见她满脸愁容，便说，年轻人，有啥好忧虑的？

她说，我脸上长了这些痤疮，还有斑，怎么退掉呢？

老师说，长斑之人，必有心结。你越是犹豫，斑长得越多，痤疮越是难好。要多笑一笑，人一微笑，气机疏通，气血就容易布散到脸上、四肢，气色就好。笑是不老药，笑是美容药。所以女人天天上美容院，不如天天微笑开怀。

然后，老师就给她开了小柴胡汤，加上丹参、菖蒲和郁三药、凤凰衣、龙骨、牡蛎。三剂。患者吃完药后，就急着来复诊，说，大夫，这药真神啊，我吃了后感冒好了，也不咳嗽了，声音也不沙哑了。斑好像也消了一些，我想把它彻底治好。

老师笑着说，你要彻底治好，要用微笑来治，笑是世上最好的美容药，愁一愁白了头，笑一笑十年少。想年轻，容光焕发，就让自己多微笑吧！

◎ 有一种健康杀手叫应酬

有个老病号，搞服装销售的，经常有应酬。每隔一两个月，他就要来任之堂调身体。他经常胃酸胃胀，刷牙恶心，口臭。

老师说，你这个病很好治啊。他说，但好了不久又复发。

老师笑着说，是啊，我帮你把房屋清理干净，你又把垃圾搬进来，你这病不复发，才见鬼了呢。

他也笑笑说，没办法，有时我一个晚上要赶两场。

老师说，你这个应酬如果不断掉，你现在打呼噜，恶心反酸，口臭，将来还可能呼吸不畅，大脑缺氧，记忆力减退，心脏气血不足，容易心肌梗死。

他说，那我该怎么办呢？

老师说，其实健康的生活方式你们都知道就是不去做，不要到外面吃饭了，有一种健康杀手叫应酬。肥甘厚腻，吃得过多过饱，是在伤害身体，你现在四五十岁了，再下去身体怎么扛得住？

他听完后，深有感触，便说，好吧，我以后要减少这方面的应酬，我也知道应酬多了不好。

老师说，饭店里的食品口味太重，调料放得太多，加重胃胀、反酸、口臭，还容易不消化，拉肚子。真正的好食物是不加作料的，就清炒放点盐。

其实，你的身体需要的并不多，只是你的欲望太多了，所以才把身体搞坏了，悠着点用，省着点花，未来的日子还长着呢！

在节假日、礼拜天，任之堂经常加号，一个上午能看七十位患者，经常忙得大家连中午饭都顾不上吃，但大家一点都不累，反而很开心。

老师说，现在很多人都在谈修身养性，却不知道什么叫修身养性，是在违背真正的修身养性。一个会修身养性的人，越干活越精神，越过得充实。这修身养性，说白了就是要让身体忙碌起来，转动起来，而心却保持安然不乱。

人要活得有滋有味，要干自己真正喜欢干的事，让身体在忙碌中动起来，心灵却能保持着平和，这样人生就会过得越来越充实，长期保持这种状态的人都不容易生病，而生病的人就怕身体不好又不去活动，而心灵又焦急散乱，这是最致命的。

俗话说，顺则烦，逆则仙，只在其中颠倒颠。只需要把这种状态转变过来，患者就会过上一种健康的生活。只有健康的生活，才会带来健康的身体。所以聪明的人，宁可付出、奉献，保持心情的愉悦平和，也不愿意闲在家里，懒惰不动。

◎ 什么最补

患者问，吃什么最壮阳？

老师说，壮阳不是用补药，不壮阳反而寿命长。真正的壮阳，是要增加你的阳寿。人的寿命靠的是肾精，就像灯火燃烧得久不久，靠的是灯油。即使你油足，乱开大火，也燃烧不久。

患者又问，不是每家药房都有壮阳的方子吗？

老师笑着说，我们的壮阳方子就是清心寡欲。说完，老师在纸上写了一个"静"字，递给患者说，你去参这个"静"字最补了。这个"静"字比什么补品都强，心能静，吃萝卜、青菜都是在补肾，何必核桃、黑芝麻呢？心若不静，这些东西一进来，就引动你的相火，然后你又去消耗，这样补的还不够你耗的，人就会老得更快。

现在为何那么多人只活到七八十岁，活不到一百岁，都是在壮年时拼命地消耗所致，所以说补肾不是你给它多少营养，而是你不要去扰乱它。

你看那些出家人，就吃青菜、萝卜，还过午不食，饮食规律，每天还做那么多功课，精神状态蛮好的，而且他们很少有"三高"的问题，他们连肉都不吃，精神、精力那么足，靠的是什么呢？不是靠吃，靠的便是静。

所以，你现在身体不需要补，一补反而容易堵，像你吃的那些海狗鞭、鹿茸片，身体承载不了啊，转化不了，反而容易得高血压、卒中。

有位患者说，我儿子扁桃体老发炎，我想去给他切掉。

老师说，你咋这么糊涂呢？小孩子扁桃体是脏腑的防线，这防线一撤，敌人就直接进入脏腑里，你压根儿就没有反应时间，更麻烦，那些切除扁桃体的小孩子，容易得心肌炎，到时候更麻烦。他听后，若有所思。

老师说，一个病，你要多问为什么？不要只见树木不见森林。如果看到扁桃体发炎，就要把它切了，那看到心肌炎是不是要把心脏拿掉啊？医生不能见病治病，见病治病是最低层次的。就好像你开车，车胎破了，原来有个钉子扎了，但你只修补破口，不拿开钉子，这样修好了车胎又被扎破了，你只有把钉子取出来，再修补，这样就不容易破。

你必须找出孩子扁桃体发炎的根本原因，而不是把边防线给撤了，到时候敌人攻打进来，你连警报都没有，更麻烦。这扁桃体发炎，就像银行的警报系统一样，你不能因为烦它的声音，就把它的线路剪了，到时候贼进来了，什么都不知道，什么反应也没有。

身体几千年的进化，是非常精密的，它的每个病理反应都是在自救，要你去反思它传递的信息，而不是去把自救信号截断，表面上粉饰太平。

◎ 烟囱和气管

有位十堰当地的老爷子，一年多了，食欲减，没胃口，口中觉得吃起饭来像嚼木渣一样，没有半点香味，很苦闷，到处治疗都没见效。

老师一见他的指头是黄的，再叫他张开嘴巴，伸出舌头，牙也黄，舌苔黄厚腻。

老师心中便有数了，说，抽烟喝酒不？

他说，每天烟一包，酒几两，不间断。

老师说，那你这个病就不要治了。他说，为什么呢？

老师笑着说，烟把脏腑熏得烟雾缭绕，长期抽烟，那烟囱都堵了层厚厚的灰垢，这食管、气管就像烟囱管一样，充满了各种烟垢，堵塞在管壁上，把味觉都覆盖掉了，这些垢积不退下来，吃东西怎么会有味道呢？

他听后说，那我就把这烟酒戒了。

老师说，不单要戒掉烟酒，牛奶也要戒掉。

他又问，为什么呢？

老师打个比喻说，把牛奶倒到杯里再倒出来，杯壁上有一层厚厚的黏垢，干后，很难洗掉，这就是中医所说的腐浊之物。这些东西不去掉，胃口就开不了。

他听后，若有所悟。然后老师给他开了胸三药、开胃三药、通肠六药，重用木香、山楂 40～50 克。

他吃完后来复查,还把他的家人带过来,说,吃了这药后,虽然味觉改善不大,开始有些饥饿感了,而且饭量也增加了。

老师再看他的舌头说,还不够,等你舌苔的垢积完全退下去,味觉就有了,烟酒以后要少沾了,很多胃癌、食管癌就是这样吃出来的。

◎ 树木与花盆

有位患者,女,三十多岁,近一年来视力减退,睁不开眼。她也泡了枸杞菊花茶喝,改善不大。

老师说,这不单是肝的问题,是肝脾共同的问题。你看那些养花的人,他们把树木载到花盆里,如果花盆里种的是小树,那还可以,如果载了大树,那就成了问题了。为什么呢?因为大树需要旷野,花盆中的土太少了,它的根、枝叶不能尽情地生长,所以不久就蔫了。你这个眼睛的问题,在中医看来就是肝脾的问题。肝开窍于目,眼睑周围的肌肉归脾管,脾脏土壤支撑不了,长期过度用眼耗脾气,所以就蔫了。

患者问,那该怎么办?

老师说,一是培土,二是疏肝。培土要多运动,运动就像是在松土,在制造土壤,在健脾;疏肝就是要少发脾气,少过度用眼。像这种类型的人,大都个性强,脾气大,只要稍微收敛收敛,身体就应该向好的方向转。

她听了点点头,因为她就是这种性格,有这种性格就有这种疾病,真是对应上了。老师叫她回去吃丹栀逍遥丸,这比单用枸杞菊花泡茶强多了,因为丹栀逍遥丸能疏肝平肝,泻肝有余之火,同时能够补脾补土,健脾胃不足之中州,这样土木得宜,眼病可去。

◎ 春夏养阳,秋冬养阴

一位中医爱好者问老师,如何理解"春夏养阳,秋冬养阴"?为何有些医家说春夏容易上火,要用凉药,秋冬天气变冷了,要用温药,这不是与《黄帝内经》的条文不一致吗?

老师说,春夏养阳,是因植物的生长生发需要阳气,春天万物复苏,树木生根发芽,需要沐浴在温暖的阳光下,如果这时来一场冰雪或倒春寒,那今年就没收成了。

人体也是顺应这个季节特性,如果春夏当生发不生发,却用寒凉的药物去戕伐阳气，那到秋冬人的体力、精神就不够了。就像来了一场暴风雪，还有什么好收成呢？

而秋冬天，你看市场上盛产什么，梨子、大白菜、萝卜，大量的水果都是这个时候上市，这时空气干燥，身体需要滋养。你看我们熬膏方，都是秋冬天熬得多，这个时候，人吃了就合适，整个冬天手都暖洋洋的，不冰凉了。

学医要抛开局部的小问题，要放到大自然中去考虑。这就像两个人吵架，公说公有理，婆说婆有理，永远没完没了，你放到一百人、一千人里去评，放到大自然中去评，结果就出来了。

当然，春夏养阳，阳不一定代表附子、干姜温热，阳可以外散宣发升透，比如柴胡、羌活、升麻，还有茵陈、薄荷，也是这个季节盛产的，起到疏达气机的作用，都是在升发养阳，不要把眼光局限在阳热的药里头。

秋天养阴，不一定要用滋阴的药，顺其季节之性，帮助它收藏，像龙骨、牡蛎、枳实、竹茹、枇杷叶、桑霜叶、菊花等，把气机收住，往下降，都是在养阴，不是说滋腻清凉的药才养阴。

◎ 多辩不如实践

有位患者，头痛，颈僵，乳腺增生，小腹胀痛。

老师跟她说，要少生气，少吃水果。老师还没说完，她就打岔了，跟老师辩论，问为何不能吃水果？她天天吃水果，靠水果来美容。

老师说，我们患者很多，没法跟你解释太多，我们在网上写了几十万字的文章，有关于这些基本的保养之道。医生看到的都是疾病的本质，提出来的建议都是帮你把这病根子挖掉的，你这头痛、乳房胀痛、小腹冷痛，在中医看来，都是一回事。手脚冰凉，身体经脉受寒了，还天天吃水果，苹果是束百脉的，百脉一收束，不通则痛，浑身上下，没有一处是舒服的。心脏阳气受伤了，四肢当然温暖不起来，你不吃凉的了，身体自会慢慢热起来，手脚也会暖和起来，你这些病它自己都好了。治病很简单，就是你不要再去折腾自己。我今天说这么多话，你只要听进去一半，你的病就会比吃药好得快。

她听后，也不再说什么了。

老师说，多辩不如实践，聪明的人是在行动上去执行健康之道，不聪明的话就只停留在口头上去争辩。既然生病了，就要做一个聪明的患者，聪明的患者好得快。

◎ 皮肤皱与冷馒头

有个女孩子，还不到三十岁，皮肤就干皱，脸上也起斑，整个气色都是灰暗的。

她问老师，五白散能不能解决问题？

老师说，你这个皮肤皱，脸上长斑，是阳气不足，五白散管的是皮肤局部黑斑，对于里气不足的，还得靠内调中药。

患者说，我这是怎么回事呢？我用在护肤、化妆上的功夫还不少呢。

老师说，护肤品怎么能解决阳气的问题，那只是皮肤的装饰，而非五脏六腑的阳气。

她疑惑地问，什么阳气，这跟皮肤皱有什么关系？

老师说，看来，要写一篇博文了，关于这些中医的基本常识，很多人都还是迷糊的，生活在误区之中，所以才病痛不断。好，我跟你说吧，女的，秋冬天手脚容易冰凉，都不能吃生冷的东西，越吃生冷的东西，越容易长斑，皮肤气色越不好。那些长期吃凉性水果的女孩子，吃到月经短少、闭经，吃到腿上青筋毕露，静脉曲张，吃到脸上长斑、气色灰暗，都觉悟不过来。

这皮肤发皱，就像冷馒头一样。你想想，刚出锅的馒头热腾腾，饱满有光泽，而放了一下午的馒头，瘪下去了，干硬，没有水分，为什么呢？你有没有想过？

她摇摇头，表示不知道。

老师又说，这就是中医看病跟西医看病的不同。西医是去研究这馒头表面皱了，怎么把这局部的皱给扯平，或者补上水。但中医不同，中医看的是这馒头离开了蒸笼，到外面环境里一受凉，又缺乏热气蒸腾的环境，所谓寒主收引，所以就瘪了。

要让馒头重新充实起来，就要给馒头一股阳气，而不是怎么去扯皮、补水、化妆。同样，要让皱缩的皮肤恢复饱满富有弹性的状态，让晦暗之色变为白里透红，这身体就得从下焦把阳气往上蒸，层层温腾，使上焦开发，宣五谷味，熏肤，充身，泽毛，若雾露之溉，让整个肌肤都弥漫在阳气蒸腾的状态下，这才是美容养颜的根本。

学生们听后，思路大开。原来一个肌表皱皮，老师直接取象于蒸笼中的馒头和干硬的冷馒头的区别。整个中医的整体观立即起来了，治斑治皱，治脸色灰暗，不外乎就是要把身体的阳气制造出来，从下往上层层蒸腾，如同蒸馒头。

大家马上明白为何老师常用桂枝汤加白术、附子治疗这类手足寒、脸上斑、皮肤皱的女孩子。只要吃了药，手足暖和起来，皮肤表面气血开始活跃，往外蒸，气色很快就光亮了。

这简单的几味药，有附子从下焦往上蒸，白术、生姜、大枣从中焦往上蒸，桂枝、白芍强心，心布气于表，从上焦往肌表敷布。用这个思路再去看《伤寒论》，阅读医案，临证用药，悟境大为开拓，思路更加理顺。

从浙江过来的一位推拿按摩师在旁边坐着，听后感慨地说，我在这里几天，看余老师讲课、治病，从来不讲疾病，讲的都是宗旨，学生们听后，比听什么都受用。

老师说，我们按道家思路来看病，就是要这样，不能拘泥于一病一方，思路要开阔，你想通一个理，可以旁通一大片病。

然后就是交代医嘱了，既然知道皮肤皱跟阳气不足是息息相关的，那就明白为何皮肤皱的患者不能吃生冷伤阳之物了，更不能熬夜，吹空调。

你想一下，把热馒头放到冰箱里，馒头不就干硬得更快，不就更容易变得皱巴巴，这就是为何很多妇人老去美容院做美容都所愿不遂的道理，因为她在外面是不断地去装饰肌肤，而里面干的却都是伤阳气的行为。

> 熬夜纵欲吃凉果，穿短裙子吹空调。
>
> 这样反复损阳气，皱面长斑如何好？
>
> 欲求吃药延年寿，但看锅中冷馒头。
>
> 缺乏阳气的蒸腾，便得干硬又皱缩。

◎ 喝酒多了打呼噜

一位从西安过来的患者问老师，为何他酒喝多了，晚上打呼噜厉害？

老师说，酒能够发散，走肌表，对于脉势下陷的人，适当喝点可以壮壮胆气。所以当你摸到肺脉不足的人，这类人魄力不足，头部容易感风寒，适当喝点酒，能起到勇者气行则已的效果，对身体有好处。

但本身体内痰湿多，平时运动少的，喝了酒，就把脾胃中的痰湿往上面带，酒喝得越多，发散得越厉害，痰湿往上走得就越厉害。

这咽喉、食管、呼吸道，都是在上面的，属于清窍，什么叫清窍？清窍就是用来呼吸清气的。而尿道、膀胱是排浊气、浊水、浊便的。浊阴之物应该往下排，我们用温胆汤加龙骨、牡蛎就是加大胆胃肠向下排浊的力度。

而你酒喝多了，整个气机往上越，脾胃中的痰湿不能顺利往下走，都借着酒劲发到上焦去了。如果痰湿发到耳窍，人一着急，耳朵就嗡嗡地作响，甚至耳鸣耳闭。如果痰湿发到眼睛，一怒之下，视力就减退，整个眼睛是浑浊的，那里头都是痰湿，都是不流通的津液。如果痰湿发到食管、胃、鼻子，那就容易打呼噜、口臭、气息不通畅。

这都还是小问题，但中医从小问题里头却能看到大问题，你这痰湿如果发到心脏、脑就麻烦了，心梗、脑梗便是致命的，所以很多喝酒的人到最后都是心脑血管意外。不是说酒怎么样，而是酒性升散，把身体的浊阴之物都带上来阻滞清窍了。清窍为浊阴所蒙蔽，整个人就很疲倦，血脉走动就不畅，有发生梗死的危险。

患者听后豁然大悟，便问，那我该怎么办呢？

老师说，少吃荤多吃素，让血脉通透，痰湿往下排。现在秋冬季到了，可以多喝些萝卜汤，能顺气化痰，涤除身体污垢。你只要让身体通透起来，打呼噜、眼胀痛、耳鸣、口臭，这些浊阴上泛的症状都会慢慢消失。

古人说，天下无逆流水，人身不可有倒上之痰。故治痰不单独去治痰，而要善于治气，气顺则一身痰自随之而消化矣。

所以老师说，一味萝卜，药食两用，能排三浊，号消气汤，这就是秋冬吃萝卜顺气养生的道理。

◎ 肥人该如何减肥

有个小伙子二十岁还没到，身体就胖得惊人，将军肚也出来了。他妈妈带他来任之堂，想通过中药减肥。

老师给他开了三焦汤，吃了几次，他自己感觉说，肚子没那么堵了，轻松些。

老师跟他说，减肥是一个漫长的过程，必须通过改变饮食行为习惯和药物治疗的多方面配合，才能达到理想的效果。

他说，我已经按医生说的少吃肉了，天天吃水果减肥。

老师苦笑着说，怎么从那个极端刚出来，又走入另外一个极端。你这肥胖就不能多吃水果，水果在南方又叫作凉果。你想想这水果，都是水湿在里面，你本身人就胖，舌体淡胖，舌苔水滑，水湿就化不开，阳气就不够，脏腑自身都温煦不过来，怎么会有多余的阳气去温化水果呢？所以你越吃水果，身体越胖。很多女的，吃到脚肿了，都不知道问题出现在哪。

他听后，还有些不解。老师便跟他说，人体会自救，就像生长在南北极的企鹅、北极熊一样，因为天寒地冻，所以身体就长得肥墩墩的，长那么多脂肪，目的都是要包住内脏，使热气不外泄。现在很多人一边想减肥，一边又贪凉饮冷，躲在空调房里，吃冰激凌，喝凉饮，脏腑冻得哆嗦嗦，身体自然在肌表外面拼命地长脂肪，目的就是要包住身体，使热不外泄。

但你们都忽略了身体的自救，你只要纠正了受寒的坏习惯，身体肌肉脂肪自然会松通，慢慢会靠阳气搬运排掉。就像南方的鸟，羽毛相对自然会少些，这是大自然进化的结果，也是人体和动物的本能。

减肥就一个道理，要保护阳气，你必须靠阳气才能把肥肉脂肪消化掉。《黄帝内经》里说，积之始生，得寒乃生。这些寒性积块，一得到阳气的温化，它会就变水排走了。你越受寒，积块留在身体就会越多，越不利于搬运走。

你本身阳气虚，再吃凉果，吹空调，那就是雪上加霜，一层霜，再加上一层雪，如此反反复复地加上去，覆盖上去，这身体何时才能减下来呢？

但阳光一出来，霜雪一化为水，自然就瘦下来了。所以，你不单要远寒凉，还要近温暖。减肥除了这条路，再也找不到另外一条更合适的路了。把凉冷之物戒掉，晚上早点睡，白天多运动，晒太阳，自然阳动冰消，气通湿化，肥胖得减。

老师让大家参悟大自然中各类小动物的情况，为何生在陆地上的鸡，它就很清瘦，跑得很快？为何生长在水里的鸭鹅就很肥胖，羽毛丰满？

我们从动物本能进化的角度去思考时，思路就大开了。鸡在陆地上，经常见阳光，所以身轻体健，反应敏捷，而鸭和鹅经常跟水打交道，身上必须要有抗水寒的能力，身体不得不长得肥满，羽毛长，脂肪厚，说白了就一句话，要把自己包得严严实实，防止外寒入侵，里阳外泄。

那么胖人该如何减肥呢？华佗创了五禽戏，创出这个大法来，是叫我们去模仿天地万物，不独局限于五禽。那些胖人像鸭鹅一样反应迟缓，身体笨重，走路蹒跚，要想像鸡那样反应敏捷，身体轻快，动作灵活，那就从水湿环境里到陆地上来吧，摆脱寒冷的空调、冰凉的饮料、生冷的瓜果吧。让你的脏腑避免水寒弥漫，多接受阳光的普照，运动汗出的蒸腾，身体自然就可以往精瘦方面进化。

◎ 人因何而死

每天都有患者问，我该补什么好，哪些营养最好？

老师便跟他们说，好吃也不能多吃，没有最好的营养，清淡素食是最适合的。

很多患者都听不进去。老师便跟他们说，你看我每天吃啥，早上就吃点昨晚的剩菜剩饭，把剩菜剩饭倒到锅里煮开了吃，还美其名曰烫饭，我也吃得蛮好的，营养足够，味道好。我们都吃素，你看你们的气色，跟我们比差远了。所以说，人要随遇而安，有啥吃啥，不要搞特殊，挖空心思，去追求营养。殊不知你用这份心思，消耗的能量都比你补进来的要多，吃饭不能太讲究。

患者听后，算是有些明白了。老师又跟他比喻说，你看现在的肥胖症、高血压、高血脂、糖尿病、胆固醇偏高，哪个不是营养过剩导致的？你吃到身体里来，身体不能转换利用，就通通变成负担，变成垃圾、毒素，你们都不明白这些道理。究竟人是因为什么而死的，我们这个时代不会因为营养不良而死，都是因为营养过剩，经络堵塞，运化不动而累死的。

你们看，像路边的那些野菜，没有什么营养肥料，没人去浇水灌溉，它的抵抗力反而强得很。经霜打雪盖，还经雨水冲刷，依然顽强地活着，它们有什么好吃的？不过是贫瘠的土壤，加上白天阳光的暴晒与晚上露水的击打，但它们把这些都转换为存活的动力。田野的菜虽然肥料少，长得瘦些，但能健康地活着，而一旦你去施大量的肥料，想要它长得肥壮些，长得快些，反而加速了它们衰老，甚至把它们的根给烧死了。

人活着要有智慧，要多动脑子去想。这人呐，不要依赖保健品、营养品来替代身体功能，要靠自己身体的转化能力，把粗茶淡饭变为强大的精气神。多往这方面琢磨，人才能过得越来越舒适。

一个人健康生活很简单，只要适应粗茶淡饭，习惯家常菜蔬，那就行了。

◎ 心静自然凉

有位患者，头发油脂多，眼睛浑浊，发黄，口苦，尿也黄。

老师摸完脉，说，这是典型的粗浊脉，反映他体内血液、津液都相当浑浊，周身脏腑管道壁都很毛糙。

患者点点头说，没错，我有胆囊壁毛糙、高血脂、肾结石。不管春夏秋冬，两个手掌都很热，阴囊也潮湿。

老师说，这些都不重要，重要的是你要学会把心静一静，水澄则清，心静则凉，晚上不要熬夜。现在之所以那么多身体浊气弥漫、湿热熏蒸的患者，与熬夜打麻将、看电视、上网关系很大。

患者听了很不解，这身体的疾病跟熬夜打麻将、上网、看电视有什么关系呢？似乎是八竿子打不着的事。

　　老师说，想不通病就治不好，想通了，这些病都好治。你们看，中医的阴阳学说，为什么白天叫阳，晚上叫阴呢？这句话想透了，很多病就都会治了。这阴主静阳主动，你白天多运动、晒太阳，可以把身体正气功能提起来，你晚上要顺应大自然规律，多静坐，早睡觉，不要妄动心意识，让身体沉静下来。就像一杯搅得很浑浊的水，想让它澄清，只需把水放在桌子上不动，浑浊自然下沉，清水就浮到上面来。

　　为何大自然会设计白天和黑夜？这白天就是给你阳动，黑夜就是养静，晚上你只要一静，白天那些弥漫的浊气通通收到膀胱、肠道下焦去了，第二天大小便一排，自然浊阴出下窍，人就很清爽。所以，你晚上早睡，天地自然都在帮你降浊，都在帮你入静。你能够顺应自然，就能得到大自然最大力量的帮助。

　　而这时你反而天天出去跳舞，打牌，应酬，上网，看电视，这心没法静下来，心就像一根大竹竿，身体就像池塘的水，心一静，水就澄清，心妄动，静不下来，就好比反复拿着竹竿去搅池塘的水，这水永远是浑浊的，没法澄清。

　　所以，你晚上夜生活一多，白天起来，口也苦，嘴也臭，眼睛也浑浊，头发油脂多，身上长湿疹，脚也臭，浑身乏力，尿也黄，大便也臭，排不干净，这都是浊阴之邪。本来在晚上要澄净归到下焦去的，你却去搅动它，让它逆其道，往上往周身弥漫，大小便之毒，水浊气浊，在你的搅动下，没法顺利排出体外，这样久而久之，小问题就变成大问题，小毛病就变成疑难杂病。

　　然后，老师给他开了龙胆泻肝汤加通肠六药。他服完五剂药后，口就不苦了，头发油脂也减少了，手足心也不热了。这都是浊阴能够出下窍，膀胱、肠道能够排浊通利的表现。

　　老师笑着说，现在很多患者，求的是身体的健康，但背后干的都是让身体受损的事。你叫他不熬夜，他办不到；你叫他不抽烟、喝酒、打麻将，他也办不到；你叫他晚上别老迷着电视、网络，他更办不到。这人呐，老迷着这些东西，就会走进恶性循环，你再怎么去用药帮他治都没完没了。这就是慢性病，治在医生，养在患者的道理。

◎ 勇怯论

有些肿瘤患者常问老师，配合治疗要注意些什么？

老师说，你们只要配合做到一点就好了。

他们挺高兴的，就只要做到一点就可以，挺简单啊。那究竟是哪点呢？

老师跟他们说，这也是最难的，你们压根儿就不要担心考虑将来的事，整个家庭不要处在一种恐慌焦虑的状态。

肿瘤患者的预后跟他的精神状态关系很大，神领气聚，神安气定，神崩气散，神消气亡。中医用药是去调气，患者配合用神，更是在调气。

肿瘤患者如果真的崩溃，那都是神层面上的崩溃。很多还有治疗机会的肿瘤，但患者神色焦躁，心理崩溃，结果失去了治疗的机会。有些患者，得了肿瘤，担心恐惧，人一恐惧，气机就下陷，就像受到惊吓容易尿裤子一样，本来不尿频尿急的，结果老上厕所。这就是情志定不住后，肾气下漏的表现，可见恐惧的影响有多大。

对疾病的恐惧就像身体精血的漏斗，源源不断地把精血往下漏，甚至很多药力、营养都抵不上它内耗下漏的速度，这比肿瘤本身对身体的伤害更大。

一对男女在谈恋爱时，他们很兴奋，哪怕淋雨，也不容易受风寒感冒，一不知道冷，还不得感冒。因为他们心情愉悦，气机通透。

又比如，历史上项羽破釜沉舟，韩信背水一战，当时都是经典的以少胜多、以小胜大的成功战例，远远超出一般军事家的思维。这就是军士同心，勇而无惧，视死如归，才打出来的精彩战例。

《黄帝内经》说，恐则气下，又说，勇者气行则已。可见恐惧加重病情，勇猛敢跟疾病叫板，雄赳赳气昂昂，你即使拿一根短棒，也可以把拿刀剑的强盗赶跑。如果你没这份勇气，医生给最好的药物，相当于最先进的枪炮，你不敢扣下扳机，手还在抖，这样就敌不过徒手的强盗，这便是治病特别是治大病的勇怯论。

很多大病重病，能够得愈，你会发现，跟患者的心理素质关系很大。那些能从九磨十难中挺过来的人，大都能看破生死，勇于直面惨淡的人生，敢于正视淋漓的鲜血。就像一个得肿瘤的老战士，他拍拍胸脯说，这算什么，战争时期，弹飞炮走，尸横遍野的场面我都经历过，还会怕这吗？结果，他带病延年，活到八十多岁，还依然谈笑风生。

老师说，你们看山上的松树，弯弯扭扭，长了那么多疙瘩结节，它一样经霜露雪，但毫不影响它生长。人活在世上要活得大气，身上长个疙瘩，脸上长个斑，这算啥，这些都会不影响我们活出精彩的生命来。

老师说，你们在填处方单，向妇人采集病情时，要写上末次月经，要问是否怀孕，如果可能的话，要去做个检查。

这怀上小孩可不是件小事，有些人怀上小孩可不是件容易的事。有新闻报道，有对夫妻好不容易怀上小孩，去看医生，医生给她开药，也不知道怀小孩的事，结果他们吃了药后，流产了，后来就闹到打官司。

行医是件谨慎的事情，胆不大打不开局面，心不细不谨慎，这医路走得不长久。所以古人说这行医是一个胆大心细、智圆行方的事儿，智慧要圆融，品行要方正，胆识要过人，言行举止要谨慎。

当然，患者也要知道保护自己。当可能怀孕时，要跟医生说，或者买验孕试纸，就几块钱的事儿，很简单，不要不把自己的身体当回事。

◎ 晚上听课之风

哈佛有个著名的理论，是说人的根本差距在于业余时间，一个人的命运常常可以从他晚上八点左右看出来，每晚抽出一个小时左右来读诵、阅览、进修、思考，或参加有意义的讨论，你会发现你的人生正在逐步发生改变，坚持数年后，成功就会向你招手。

老师说，一个中医生就要有这种精神，不是说毕业了，拿到执业医师证了，就放弃了学习。殊不知这只是人生的三分之一而已，也只是学习的启程而已，求索医学大道是毕生的事儿。

从此，任之堂每天晚上都播放名师讲座，首先从郝万山老师讲伤寒开始，我们花了将近两个月的时间，平均每天看一两集，这七八十集的伤寒视频就看到尾声了。

在这期间，任之堂的学生们进步都很大，刚开始一两天好像不觉得能学到什么，但一两个月下来，对整个《伤寒论》的脉络清晰了不少，而且阿发、张凡、向辉他们居然把《伤寒论》的很多条文都背下来了，说到哪一条，他们都能了如指掌。

这就是修学之道，日继不足，月继有余，不怕你进步慢，就怕你停步不前。老师说，学医说简单也简单，认准方向，加上循序渐进，持之以恒，每天进一小步，这样几年后，再回过头来看，就大不相同了。

从此，早上看病、下午采药、切药或写总结、整理医案，晚上风雨无阻地看一两集名家视频，居然成为任之堂不成文的规定。所有的学生，不管是中医爱好者，还是有多年经验的医学专家，都自觉地来听课。即便是入门的中药、方剂，大家都会认真去听，老师说这样的目的是把大家的心收在一起，拧成一条线。晚上过来听听课，这样学医的心就不会散乱掉，于是晚上听课之风就这样形成了。

风雨无阻，霜雪亦无阻，不独为了中医知识的传播，更为了这股不间断的求医精神。

◎ 穰岁多病，饥年少疾

近来，十堰的核桃、板栗到了上市的季节，很多人以为这核桃、板栗便宜，就买来大量吃，觉得可以大补腰肾。结果，很多患者吃到胃胀便结，胸中堵得慌，纷纷要来喝药治肠胃。

老师说，好吃不多吃，这是养生大原则。板栗多食，容易令人胀气，所以虽然它物美价廉，但也要有所节制。脾胃功能本来就不太好的，稍微多吃几个，吸收不了，造成肠滞，反而得不偿失，所以最近通肠六药又大派用场了。

这是一个很奇怪的现象，丰收的季节，人容易多病，而平平常常，甚至饥荒少收的季节，人反而病痛少，道理何在呢？

就像20世纪五六十年代，物质条件不好，人们吃的都是粗糠咸菜，反而很少生病。而当今时代，物质丰富，天南地北的丰富物产，任你挑选，大鱼大肉成了寻常之物，而人们反而生病多了，经常往医院跑。很多小孩子每个月都少不了伤风感冒、肠胃病，又是输液，又是吃药的，大家都当成寻常事儿了，好像人们的体质普遍都在下降。

这个现象反映了一个道理，那就是孙思邈所说的穰岁多病，饥年少疾。这句话对于养生的指导意义甚大，若是读懂这句话，为何夜饭要减一口，平时吃饭要七分饱，好吃不多吃，青菜、萝卜能保平安的道理就都明了了。

◎ 擦地擦表皮

有个脸上长斑想美容的患者，问老师有什么好办法？

老师说，内服药加外练功法。内服药就是用强心活血的(桂枝汤合桃红四物汤)，外练功法要你配合。她说，什么功法啊？

老师说，回家多干家务活，拖地，抹桌子，即使是干净的，你每天也要来个大扫除，有空闲时间不要坐着看电视、玩电脑、上网，多干点体力活。你在干活的过程中，呼吸气足，排排臭汗，皮肤表面的血液循环一好，借助这药力，恢复得就快。

结果，她真把老师的话听进去了，回去后每天都干家务活，第二次来复诊，脸上的斑色居然消退了一半。

她兴奋地说，我去美容院做理疗，都没有这样的效果。

老师说，理疗是别人代你做的，只能帮你循环局部，而多干些体力活，排排臭汗，是你自己去做的。周身上下整体气血都活了，这斑自然就消退得快。

很多女性都想通过美容消斑，令容光焕发，但都不愿意多劳动，多干些体力活，其实多干活并不吃亏，反而得利，你越多干活，气血就越活，气血越活循环就越通畅，循环越通畅气色就越有光泽，脸上的斑自然就消退得快。

脸上长斑，皮肤湿疹，多拖拖地板，擦擦桌子，就像把自己的斑色擦掉一样，因为你是通过劳动让气血动起来、活起来，道理就这么简单。你懒了，气血也懒，气血一懒，积在局部就成斑痘。当你气血冲过去时，什么就都好了。所以，疾病老是钟爱那些懒惰不爱动的人，那些高寿健康的人没有哪个是懒汉，故曰：人体勤劳于形，百病不能生。

◎ 修道就是修自身管道

人体的管道有哪些呢？血管、气管、肠管、输尿管、输卵管、输精管等。

所有的管道都贵流通，而恶滞塞，就像我们的自来水管、电线、下水道，都必须保持通畅状态，人住在屋子里才能安心。

什么能令周身管道保持通畅呢？是药物吗？还是饮食，或者情志，还是运动？其实都有，特别是运动。

上次，老师带大家到菜园里去采萝卜、大白菜、辣椒等，我们发现通往菜园的路上长满了杂草，很多地方都阻塞不通了，可见年久失修的路，行人渐少，有路也会变成没路。大家就挥起镰刀，拿起锄头，从山脚下，一直把路修到菜园里去。但见旁边有阻挡的荆棘杂草，都把它劈开，这样看似阻塞的路，一下子就恢复了原来畅通的状态。

在修路的过程中，大家脸红扑扑的，汗也涔涔出来，身上也暖洋洋的，明显感到一种气脉流通的状态，身体真是舒服极了。因为经常看书、抄方、写字，身体缺乏一些俯仰的动作，局部就有一些瘀滞之气，通过这挥汗如雨的修路，周身气脉恢复了舒畅的贯通之感，连小便也比以前排得多了，整个人一下子轻松了。

我们想到，这路少有人走动，就会被杂草长满，那么身体长久缺乏整体的运动，各种管道不也容易堵塞吗？所以，现在很多女性的输卵管不通引起不孕，男性的呼吸道不畅引起打呼噜，老人肩背血脉不通引起颈肩腰腿痛，小孩肺部气机不通、肺活量减少引起反复感冒咳嗽。

看似不同人群、不同疾病，如果上升到管道不通畅的高度上来思考的话，那就可以发现，现代的很多人是多么缺乏运动啊！

他们不缺乏营养，更需要运动，疏通了管道，营养才会转动起来，管道不通畅，营养堆积在局部，流通不了，反而不能被人体所利用，而变为瘀积之火，反伤人体。

这就是为何那些输卵管不通、不孕的女子，平时很少干体力活，一旦她们转变这种生活方式，天天干些体力活，百脉就通畅了，这可比吃中药还来得快。因为吃中药靠的是外力，而你自己运动，把元气充养流通起来，靠的是内力。

外力不能持久，内力可以持久。就像你到医院里，做了通输卵管的手术，通后没几个月又不通了。你吃中药通输卵管，也可以管个几个月，但你不爱劳动，又吹空调，又吃凉果，过不了多久，就又堵了。这时你最需要的是运动，运动才是你身体管道最好的医生。

只听说过没人走的路，最终会荒废掉，却从来没听说过经常走的路会长满杂草。路都是人走出来的，身体管道的通畅也是因人长期养成良好运动习惯而形成的。

故《黄帝内经》曰："经脉者，所以决死生，处百病，调虚实，不可不通。"

这经脉就是人体的管道，管道系统四通八达，十分通畅，何病之有？管道若壅闭不通，就会有各类病疾之忧。很多脑力劳动者容易形成气郁体质，最好的调治方法就是多出去，多干些体力活，出出汗，这是自利利他的好事啊！

现在很多中医生，在理论上虽学有小成，临床实践上却往往缺乏历练。

老师说，搞什么行业，都要懂得下去采风，到民众中去实践。

你们想想，为何树的根要向下扎，因为这样它的枝干才能越长越大，根有多深，树就有多高。如果根停止了往下扎，树枝就停止了向上生长；如果人停止了到日常生活中、向老百姓去学习，那就会停止了不断进步的灵感。

要想上，先须下，无限的枝繁叶茂源于不断地根深蒂固。

◎ 一城一池与大片江山

有位女患者，四十多岁，她介绍病情时说，医生，我有眼袋，又长斑，听说你这里治斑效果好，我的几个同事都在你这里治好了，我还想治脂肪瘤，你看我这手上长了好几个，还有，我经常掉头发，这个也要治一治。

老师摸完脉后说，你心脏阳气不够，晚上睡觉容易梦到死人，这脉没神，手脚冰凉，冬天加重，背心还凉飕飕的。

她说，是啊，你怎么知道的？

老师说，你怎么不反映这些病情呢？这些才是重点。

患者疑惑地说，我最想解决的是脸上的斑和脂肪瘤啊？

老师笑着说，你关注的都是外表，脸色、眼袋、斑点、脂肪瘤、掉头发，这些都不会死人的。你关注的都是别人看你的外表，而我们医生关注的是你真正的病根。

你背凉，手脚不温，晚上容易梦到死人，这都是一派阴寒之象，反映心脏阳气不够，心脏阳气不够是会得大病的。所以说，你没有搞清重点。身体阳气都不足了，还穿裙子，秋天天凉了，还穿短袖，想美容，想治病，干的事却都是毁容生病的行为。眼袋、掉头发、脂肪瘤，这些只是一城一池之失，但你的心脏阳气不够，梦死人，手脚冰凉，背心冷，却是整个江山天下。你这些东西不改善，外面粉饰得再好都没用。一个心脏病，就能把你外面所有的东西都毁了。

患者这才有所觉悟。然后，老师给她开了桂枝汤加心三药，吃完后背心就不凉了，也不梦死人了，脸上的斑点、眼袋也都渐渐消退了。

老师说，这些所谓的斑点、脂肪瘤，都是心脏功能不强，不能把局部瘀滞推开的表现，治疗心脏才是重点。但患者们却只关注外表，从来不去体会内脏的状态，只知道用各种化妆品来粉饰，却没想过要通过穿长裤、喝热水来保护自己的心脏。

这种本末倒置的行为习惯，能不产生疾病吗？你是关注脏腑的大片江山，还是关注外表的一城一池之失呢？当你的内脏江山牢固时，外面的那些边疆不就通通收复了吗？所以，做人要重大根大本，治病也要重视脏腑根本。

◎ 在阳痿与死亡之间选择谁

有位五十多岁的外地患者，医院检查有冠心病。他一直以为心脏归心脏，性功能归性功能，于是便来任之堂说想治疗阳痿。

老师笑笑说，你怎么不治冠心病呢？你说阳痿跟心脏病哪个重要呢？阳痿是你的身体在自救，人已经日薄西山了，就像灯油快耗干了，没得消耗了，火都自动暗了，还壮什么阳呢？壮阳壮阳，壮火食气，再壮下去，你就爬不动了。

患者听了才不敢再说要壮阳。老师说，要赶紧写篇文章，现在很多人都活得没有智慧，没有长期的眼光，图一时之快活，而不知道生命之忧。

在阳痿与死亡之间你选择谁呢？两相权益取其重，两相权害取其轻。当两样都是身体体质下降、功能不足时，当然要选损害轻的，这叫丢车保帅，就像人体通过阳痿来保护心脏，患者却不知道阳痿和冠心病是一体的，认为两者一上一下没有关系。其实，从中医整体观来看，只有心脏功能强大了才会有各种欲望，如果心脏阳气耗伤，自顾都不及，就不会再给其他五脏六腑太多的精气神。

所以，人要善于接受身体的信号，不能见痿治痿，不能见衰壮阳。《黄帝内经》说，肾者主水，受五脏六腑之精而藏之，故五脏盛乃能泻。只有五脏沟满水满时，它才会溢出来，当五脏精血都不足时，你还不断去放水库里的水，放干了，也就精尽人亡。

阳痿不是提示我们去开闸放水，而是告诉我们要闭闸蓄水了，不然把精水放干，到身体真正要保命用到精水时，却捉襟见肘，没得用了。

◎ 动心忍性

有个外地患者，患脂肪肝多年了，吃了很多活血降脂的药，但都不管用。

他问老师，有没有可以长期泡茶喝的方子呢？

老师说，不如长期吃素。

他又问，那我的脂肪肝怎么治？

老师说，你要知道你为什么会得脂肪肝？你们都关注枝末的表象，而不去思考疾病的本质。脂肪肝在中医看来，就是血瘀和痰浊，我们常用的山楂、丹参、枸杞子、决明子，泡茶饮都管用，但你要戒得住嘴，心态要放得开。

有些人吃了效果不错，但有些人吃了却效果平平，为什么？因为他们自身的心结没解开，脉收得很紧，你给他活血，给他降浊，给他化痰，而这痰浊、瘀血的背后是什么呢？是气滞啊！郁闷气滞是因，痰浊、瘀血、脂肪肝是果，种恶因才会得恶果，就像苦瓜连根苦，甜瓜彻地甜一样。医生给你开了很好的疏肝解郁、活血降脂、通肠导浊的药，把你的肝气顺开了，但你整天板着脸，从来都没有笑容，也不乐于与人交往沟通，这肝经很快又会瘀滞闭塞回去。

所以，阳光乐观的心态很重要，病邪都是阴成形的产物，阳光乐观的心态能够帮其阳化气，把这些阴暗的痰浊、瘀血转为正能量，就像垃圾可以重新回收利用发电一样，而身体的脂肪肝不过就是局部的肝富营养化，没有疏泄开来而已，如果郁结一旦打开，肝部的浊气也就随之散了。有多大的心，就会有多大的福，人要善于自我调节。

如果肆无忌惮地抽烟，人到了中老年就容易得哮喘、肺癌；如果肆无忌惮地喝酒，就容易喝出脂肪肝、肝硬化来；如果手淫过度、纵欲不节，前列腺就容易出问题，出现尿急、尿频、尿痛；如果老发脾气，乳腺增生就容易向乳腺纤维瘤转变；如果经常看电视、玩游戏、看小说，脑子常年静不下来，就容易患顽固的失眠头痛，出现记忆力减退……

我们每天面临的问题都是万古常新的。老师说，如果每个病都去想一个招去治，那你要学很多很多招，这就是在医术上不断精进；所有的病就想一个招来对付，那就是在道上突破。

我们问老师，每天要看多少种疾病啊？老师说，看来看去就看一种疾病。

那是什么疾病呢？老师说，不能动心忍性的病。你们回去要好好琢磨"动心忍性"四个字，这可是个大话题。现在很多人因为欲望，让心动起来，但随后又不能够收住这心性，忍不住，结果玩得没有节制，吃到壅满堵塞，喝得烂醉如泥，乐到乐极生悲……都是因为只知道发动，踩油门，却不知道刹车，加油。

这动心就像不断踩汽车的油门一样，这忍性就像给车子踩踩刹车、加加油一样。人不可能不动心，但贵在能忍住性，人要活得健康，必须尽量把欲望降到最低。《黄帝内经》说，恬淡虚无，真气从之，精神内守，病安从来。

如果能忍住性，整个气都会往内收，天地的精华都会往你体内灌，就像天地在给你充电一样，所以沉住气的人，总能够干出些事业来；而如果只知道动心，欲望无穷，所愿不遂，只会耗散挥发，拼命踩油门消耗，这样再好的车子也会被开出问题来，所以心浮气躁的人总是干不成事。

健康也是这样，你想获得健康，就必须学会如何使用身体这辆车。就像车子有油门，还要有刹车、方向盘，人的身体也要同时具备三样东西。

首先要有端正的方向，这样正能量一动起来，就会往前走，但为了不过度使用，还要懂得踩踩刹车，磨磨性子。现在很多年轻人手淫，看不健康的视频，迷恋于玩游戏，这首先就是车子的方向不端正。再而心动了，又不能够止住，所以年轻人也越来越多病了。

我们医生每天看的患者，如果穷源问根的话，不都是在这上面出的问题吗？

◎ 栽树——剪枝蔓，存主干

有一次，我们在白二河的旁边看到几个人在栽树，这些小树苗在移栽的时候，会把很多枝蔓剪掉。我们问他们，为什么不保留呢，这样不是长得更快吗？

他们说，不剪掉的话，不容易栽活。

我们心中就起了疑惑，难道还有这事儿？

他们便说，栽树，在树木还没有得到地气之前，没法充分地长枝叶，所以要先保命，先活下来，必须把枝枝蔓蔓剪掉，以减少水分的蒸发消耗，等树活后，根扎到土里了，它想怎么长都行。如果还没存活下来，就想让它去长枝叶，太多的能量、水分供应到枝叶上面来，就活不了。

我们就想到了以前在学校里种树，都是把树的枝叶锯掉，剩下树根和树干。当时，我们还以为是为了方便运输，现在想起来，原来是为了保命，把树种活啊！

所以，那些树一栽下去，不久便会慢慢吐出嫩芽。

老师说，人体在养病期间，就像一棵移栽的病树，枝蔓越多，越不利于生存，而人体的枝蔓就是欲望，欲望越少，就越容易恢复。故养病期间，寡欲就会恢复得快，多欲就会加重病情，这就是为何我们要让患者戒房劳，少看电视、上网、玩游戏，要吃粗茶淡饭。减少欲望，就等于提高治病的胜算；增加欲望，只会增加身体的精血消耗，故曰：种树就要懂得剪枝蔓、存主干，治病更要懂得减欲望、存一心。

◎ 什么是中医

老师让大家思考，什么是中医？中医是不是中国的医学？

如果这样理解中医就狭隘了，而且不够精准。传统的中医，应该站在道的高度上去理解，而不是局限于时空。从古至今，只要是用治疗手段使患者恢复阴平阳秘、中正平和的状态，就是中医。

见到咽喉痛，就一律认为是炎症上火，板蓝根、金银花、连翘，这些清热泻火的药就用上。这种见症治症、对号入座的思维，是西医的思维，不是中医的思维，即便是在用中药，但已经背离了传统中医。

一个外国人，他学了中医的思维，如果再碰上风寒感冒，鼻塞，头痛，身痛，舌苔薄白，脉浮紧，就断其为风寒束表，这时如果身边没有中药，便可服用感康来发汗，顺便喝点热稀粥来助助胃气，或者盖上被子，这样汗出后，头痛身紧的症状就会立即消失。这种见病知源、辨证论治的思维，就是中医的思维，即使他不是黄皮肤、黑头发，用的也非中药，但他此时此刻已经是传统中医了。

可见，中医的区别不在于药物，不在于人，不局限于地域，更不局限于时间，而是看你那核心的一点思维。

◎ 医心无二

有个西医大夫，带着他年迈的母亲，来任之堂看病。

这西医大夫也学了几年中医，知道他母亲的病用中医调理，效果会更好，但自己虽然学有小成，却不敢给母亲开药调理。

他问老师该怎样学好中医、用好中药？老师见他紧张急促的样子，便跟他说了两句话，把患者当成自己母亲，把自己母亲当成患者。

他思索了一下，便说，我看病很认真，对待患者很好。

老师说，你还没明白我的话，你只明白了前面的一句，还有后面的一半你没领会到。我是说要你把自己母亲当成患者，这样你对你母亲的病就不会处于关心则乱的状态。他听后豁然开朗。

清代有个叶天士与白虎汤的故事。叶天士有个八十多岁的老母亲，一次伤寒后，高热不退，他虽用药调理，但未能治愈。于是，叶天士便在庭院中来回绕步，细思母亲病情，口中默念道，若是他人母，定用白虎汤，而患者正是自己年迈的母亲，平素又体弱多病，如果下重药的话怕身体受不了，只好以平药来调，但疾病却没有大见好转。

这时，让旁边的小徒弟听到了，第二天叶天士出诊后回来，却看到母亲居然可以下床走路，高热已经退了，便惊讶问小徒弟是怎么回事？小徒弟答道，刚才见太婆病重，我就给她熬了白虎汤，喝完后，热退，身凉，脉静，她就可以下床走路了。

叶天士便感慨地说，医者父母心，但遇到自己父母时，却因为关心太过而方寸大乱，不知所措，我应该把母亲当成普通患者看待，这样母亲的病早就好了。

所以《大医精诚》里说："若有疾厄来求救者，不得问其贵贱贫富，长幼妍蚩，怨亲善友，华夷愚智，普同一等，皆如至亲之想。亦不得瞻前顾后，自虑吉凶，护惜身命。见彼苦恼，若己有之，深心凄怆。勿避险巇、昼夜寒暑、饥渴疲劳，一心赴救，无作功夫形迹之心。如此可为苍生大医，反此则是含灵巨贼。"

◎ 一个送给准妈妈的礼物

孩子聪明，源于有个清静平和的家庭。清静平和的家庭，在于要有一颗清静平和的心。俗话说，天清地宁出神灵。天是做父亲的，要清明，地是做母亲的，要宁静。这样他们养的孩子，就灵秀健康。

古代皇宫有乾清宫、坤宁宫之说，皇帝清明，皇后宁静，这清就是乾德，宁就是坤德。坤德是土，土就是静，所以怀孕时拥有一颗平静的心很重要。

心平静了，气血就会下注到子宫去养胎儿。如果女子怀孕时老发脾气，思虑过度，气血往上走，子宫下面缺血，胎儿就容易出问题。

就像老蚌含珠、母鸡孵蛋一样，它们根本不会在意外界环境怎么样，而是"忘我注内"地处于守胎的状态。《黄帝内经》曰："阴在内，阳之守也。"胎儿在里面，慢慢阴成形，需要你去守住他。

怀孕不是说不能运动，相反，身体更需要运动。只是不要过度，大动不如小动，人体动摇则谷气得消，血脉流通，病不得生。只有母体健康，胎儿才能健康。如果你都不运动了，它在里面也气滞血瘀了，所以不要回避家务活，你越干气血就越活。胎儿有了源头活水，长得就更健康、聪明。

衣食住行都很重要，别爱只图漂亮穿裙子。穿裙子，腿脚伤风就容易宫寒，宫寒，胎儿就像处于冰天雪地的状态一样，生长得就很辛苦。

记住，坐卧不当风，穿着要保暖，稍微出点汗，都比你受凉要强。一息阳气一息命，一息寒气一息病。

饮食上，要少吃生冷凉果、冰激凌等伤阳气的食品。可以拿杯凉水做实验，把它放在打火机上加热，看看要多长时间才能加热到三十七度，看看需要消耗多少燃气。而如果这杯凉水进入胃里，最后出来的就是三十七度左右的小便，这是心脏和肾脏的元气在给你加热啊！这元气胎儿都嫌不够，如果再分出部分去温化寒冰、冷水凉果，想想就知道这对身体无形的伤害有多大。

所以，不要轻易相信一天一个水果的说法，也不要贪图口爽，去饮冰水，吃雪糕，更不要图一时之快而躲到空调房里，这种代价是非常大的。现在很多妇人怀不上孩子，甚至怀上了也保不住，如果不是因为这些对身体伤害得太大，怎么会怀不上呢？

外界环境时刻都在影响着胎儿，就像人生活在天地间一样，时刻受天地的影响，母亲就是胎儿的天地。《菜根谭》说："疾风怒雨，禽鸟戚戚，霁日光风，草木欣欣，是以天地不可一日无和气，人心不可一日无喜神。"你的心境就是胎儿的外界环境，所以当你拥有一颗幸福圆满的心时，一切不良的信息都会消弭于无形。

关于睡眠，平常人十一点子时前就要睡觉，对于准妈妈，在亥时九点时就需要睡觉，因为这时是三焦经大调整的时候，不管上焦心肺，中焦脾胃，下焦肝肾，在这时，水湿的代谢都离不开三焦，三焦通百脉、四肢九窍、五脏十二节，这个时间段睡觉，理顺三焦，病气得消。

很多妈妈担心胎儿营养不够，这个不用担心。没饭吃的时候才讲营养，有饭吃的时候要讲健康。现在的人基本上没有营养不够的，都是吃伤了肠胃后，导致营养过剩腐败，这些毒素残留在经络分支里，排不出去，才长斑疮，得湿疹，精力不足。

饮食回归普通平常就好，这是千百年来反复印证过的。相反，如果你追求补这补那，进到身体来，还不知道是否真有益处，更不明白它会不会破坏身体平衡，造成新的问题。故多一事不如少一事，标新立异，不如回归平常自然。

◎ 风雨寒暑与细菌病毒

中国人的卫生观念，是天地大卫生，西方人的卫生观念是细菌病毒小卫生。

现在，很多中国人都失去了这个传承，以前老一辈的都还知道，月经期间要保暖，不能穿裙子、洗头、吃凉冷，这是天人合一的大卫生观。

而现在很多来月经的女孩子还穿着短裙，即使是秋冬季，也依然肆无忌惮。她们来看各类妇科炎症，用消炎药反复治不好，我们给她用上祛风除湿、散寒透热的中药，恢复子宫血运，再让她们改穿裤子，防寒防冷，很快她们就好转恢复了。

所以说，真正的卫生是杀灭细菌病毒，还是要防风雨寒暑，聪明的人用脑子一想都知道，是先有细菌病毒，还是先有风雨寒暑。

比如一块木头，腐烂长了真菌，它是先经过风雨寒暑的侵蚀，还是直接被细菌真菌腐蚀了呢？当你明白了这个道理时，就知道为何你用大量消炎的药治不好宫颈糜烂、阴道炎，而你去改善患者阴道的环境，细菌病毒自然无法滋生。

这就像一把好的古琴，防止风雨寒暑的侵蚀，它可以保存个几百年，可你把它放到阴暗潮湿的地方，估计没几年它就腐烂虫蚀了。

现在，很多中国人失去了传统的大卫生观念，被局限在狭隘的细菌病毒观里，他们认为健康就是不吃有毒的物质，而不知道真正的健康不是在防病原微生物，而是在防风雨寒暑。

月经期忌吹风，喝凉饮，平时不能穿裙子，长时间待在空调房里，这些都是传统中国人高明的保健养生观。老一辈的人都很清楚，用这种思想去保健养生，才能真正深入到本质去。

《黄帝内经》里早就提出了高明的卫生观，叫作"风为百病之长"，又曰"百病之始生也，皆生于风雨寒暑"。老人都知道教育孩子，在出很多汗、剧烈运动后，第一，绝对不能对着风扇吹；第二，绝对不能马上去冲澡；第三，绝对不能往胃里灌凉水。因为犯了这些禁忌，轻则感冒，重则得风湿痹证，内伤脏腑。想想现在那么多反复感冒鼻炎、得风湿的患者，他们如果老局限在细菌病毒这观念上去治疗保养，身体永远逃离不了病魔的掌心。跳出来，直接看到细菌病毒背后的风雨寒暑，断其治病根源，防其治病环境，你想想这是多么科学啊！

就像一个烧热的玻璃杯，如果突然遇冷，必然爆裂无疑。你发热的皮肉血脉，卒然遇冷闭塞，郁热透不出来，代谢产物留在里面，就会成为滋生疾病的主要原因。

◎ 秋季节气话养生

白露到了，俗话说："白露身不露，寒露脚不露。"这句话可是中国千百年来衣着养生的经验总结啊！养生就是要注意健康饮食、穿衣睡眠、运动锻炼、居处环境，这些都是不容忽视的。

现在很多女孩子还穿着裙子和短袖衣服，问她们手脚冰凉吗？

她们说，凉的啊。又问她们，那为何不多加件衣服呢？

她们以为手脚凉就多吃点热的东西来补充，这样不就热了吗？但事实证明，再怎么吃热的东西，都暖不到手脚，相反，还容易长疮长斑，这让她们郁闷不已。

其实，稍微有点生活常识的人，都知道身体要有些热气才能健康，凉冰冰的会得大病，古人叫作一息阳气一息命，一息寒气一息病。

现在秋天已到，大地已逐渐寒凉，保暖工作一定要跟上。人一天三顿饭产生的热量还不够穿短袖、短裙向外面散发的呢？好比用保温杯里盛满四十度的水，如果放在外面，不盖盖，半个小时不到，它就变凉了，而你把保温瓶的盖盖上，几个小时后，它还是温和适口的。

人体血液里面运行的液体，是温热的，如果感受寒凉，冻伤了，它就会运不动，就像冬天容易手脚痹痛、长冻疮一样。这叫积之所生，因寒而生。这疮就是一团积不化，血运不活，气脉不温。这冻疮长在肌表还好，人体是脏腑肌表经络里外相通的，有些人长期正气不足，这寒疮还可能直接长到内脏去，那可不妙。长在子宫上就是肌瘤，长在肝上就是囊肿，长在肠里就是息肉等。

所以讲中医保健养生，先要学会保护自己的体温。即使再热的水，暴露在冷空气里，它很快也会凉了。就像你的身体体质再强壮，在寒凉的季节里穿短裙、短袖，久了就会得病。很多人得了病，连病因都搞不清楚。就像杯子里的水凉了，只知道问，为什么杯子里的水会凉呢？却不知道只需要做一个动作，把保温杯的杯盖盖上，就能喝到可口的暖水。同样为什么人会血脉不活、不温通呢？为什么人老头痛、胃痛、腹痛、痛经、手脚痛呢？却不知道只需要做一个小动作，就是注意身体保暖，保护阳气不外耗散，能内温血脉，身体的健康系数就不再下滑了。

所以说，莫以善小而不为，莫以恶小而为之。不要认为这小小举动，穿裤添衣，看起来朴实，不太美丽，而不去做，把健康抛一边。也不要以为，图个美丽漂亮，而不要温度，到时疾病一来，身体垮了，问题出现在哪都不知道，想反省也反省不到根本上。这就是为何很多病痛反反复复，转为慢性，因为他们根本认识不到病根在哪里，所以治疗和保健就没法做得彻底。

◎ 见到一个金子要挖出一座金矿

有个肺癌的患者，老是咯血。他跟老师说，以前上海的一位老中医给他用 30 克合欢皮煎水，用了效果很好，咯血很快就止住了。

当时我们记住了这个经验，但没有继续去深究。而老师却不同，老师说，听到这个，我首先想到的不是合欢皮治肺癌咯血，这是一个原创性的亮点，我想到的是这个经验是谁说的，出自哪里，这个老爷子还有什么其他经验？

如果捡到一个金子，就要去琢磨如何开挖出一个金矿。停留在表面而不深究，不是真正做学问的精神，善于挖掘，就能够得到更多、更有价值的东西。

然后，老师就在网上搜查资料，居然发现有不少这方面的报道。还有位老爷子，善于配合合欢皮治疗肺癌、骨癌、胃癌等。这老爷子还出了书，老师马上订购了该书，几天后就到货了。

大家在老师的指导下，发现《得配本草》里说，合欢皮能安五脏，治肺痈，得阿胶治肺痿吐血。而朱丹溪又说，合欢入心能缓气，令五脏安和，神气自畅，单用煎汤治肺痈唾浊，合阿胶煎汤治肺痿吐血。

大家一看，不禁感叹，原来还是书读得少。所谓偏方、秘方、好方，尽在于古人书中。古人把好东西都传给你了，你还四处去求偏方、秘方、验方，说白了就是没有下苦功夫，去读古书而已。就像你守着一个金矿，还四处去讨饭，结果也吃不饱，而从来没有想过努力去开采金矿，这又能怪谁呢？

所以老师说，世界上，没有什么偏方秘方。所谓偏方秘方，都是你不喜欢读书开采，想图个省事。当你看到一个金子时，不要满足于金子表面，要看到这金子背后的金矿，要努力去挖掘。不然守着金矿，藏书万卷，没有去读活实用，也等于零。

◎ 医者意也

大家耳熟能详的一首唐诗《登鹳雀楼》：

> 白日依山尽，黄河入海流。
>
> 欲穷千里目，更上一层楼。

医者意也，一个传统中医要有善于意想、法象的思维。从这首诗中，可以见道，可以用医。欲穷千里目，更上一层楼，你想要望得远，就要站得高。站在道的高度上，往往能以简执繁，直取事物本质。

有位中医爱好者，他给任之堂印了很多经书。他老爹得了老慢支，痰喘久不愈，用了止咳平喘、降痰顺气的三子养亲汤之类的效方，依然不能减轻。

老师说，这还是因为上面心阳不能暖肺，下面排浊不利，给心肺增加了负担，所以就用强心通肠的桂枝、丹参、菖蒲配肠六味，患者喝了咳痰喘就好了。

我们站在人体生理学的角度来看，就不会围于疾病的爪牙而疲于应付。见咳见痰还不见道，见气见血仍不究竟，见升见降，见到阳化寒饮，肠排瘀浊，便接近人体之道了。

《黄帝内经》里提到，心脏是阳中之太阳，就像"白日依山尽"一样，只要太阳出来，满天红光，肺气暖洋洋的，胸廓寒饮痰喘自化。所以治肺不治肺，治在心。

为何治疗老慢支，老师常会用上丹参、菖蒲或桂枝、当归呢？很多学生都不理解，这又不是止咳平喘、宣肺气的药？老师就说了两句话，久病夹瘀，怪病多痰。

大家听了豁然大悟，原来丹参活血化瘀，菖蒲开窍化痰，痰瘀都顾到了，所以非独老慢支会用到此二药，甚至很多久病怪病，此二药都可发挥不可小觑的作用。

《灵枢经》里说，人体所有的浊气都通过肠胃排。整条胃肠道是浊气最多的地方，是病浊的大本营。

中医治病，就像将帅用兵一样，要有擒贼擒王、射人射马的独到眼光。

老师说，但凡是浊气弥漫，其脉粗拙，必先通其小肠，咬定肠道，切莫放松。

这肠道就像"黄河入海流"之处，如果这个入口堵塞了，或者江河海水不下顺，反而倒灌，经脉浊气都排不下去，往上一反弹，弹到胃就胀，弹到肺就咳，弹到咽就哑，弹到胁就胀满。所以治浊气，必寻到"黄河入海口"去治理，方能得愈。

◎ **金易化与水难消**

禅堂里一般都会有这么一句话：五观若存金易化，三心易了水难消。所以禅堂吃饭的地方，又叫作"五观堂"。这是提示修行人，要恭敬对待每一口食物，如果能够时常做五种观想，包括诚恳、恭敬、珍惜、精进、正思维而进餐，那么即使金子也可以消化。如果自己的心里欲望太多，即便是一杯水也不消化。这水喝下去都会让人长胖，堵塞经络。

我们从中可以看出一系列的衍生意，究竟水果、鸡蛋、牛奶能不能吃呢？当你的身体很纯净，适当食用是可以的；当你的身体、血液都是浑浊的，已经有各种烦恼的欲望时，吃进去不仅消化不了，还会变为血糖、血脂堵塞脉络。

所以，我们常嘱咐患者要戒掉蛋奶果，并不是蛋奶果之过，主要是人之错。所以，医家给患者很多禁忌，是想患者提高觉悟，通过基本的禁忌来节制欲望，淡泊寡欲，从而达到恬淡虚无、真气从之、精神内守、病安从来的最高养生境界。

◎ **奶水不足的办法**

有个患者说，我的奶水不足，孩子不够吃，怎么办呢？

老师说，奶水不足的母亲，要知道一些保养奶水的办法。

她问，什么办法？

老师说，奶水是血水所化，奶血同源。生完小孩，气血本来就不多，要好好静养，静养才能阴成形，奶水才能充足。看你戴着眼镜就知道你常用眼过度，肝开窍于目，肝是藏血的，你现在眼目又干又涩又花，明显肝血不足，上面眼睛消耗那么多，下面乳房、奶水都不够你内耗的，怎么能够给小孩吃呢？

她一听，点头说，我知道了，医生，回去我一定改。

老师说，还有一点，上面说的是节流，你节约精血的开支，奶水自然会慢慢充足，同时要懂得开源。不能只吃馒头、干饭，你要多喝汤啊。很多乳母，只要两天不喝汤水，奶水就会少。以前有专门提供奶水的奶妈，她们有一个宝贵经验，就是大量地喝汤水。哪怕只是喝面汤，都有利于给孩子哺乳。

有个乳母在我这里看病，她的奶水，孩子吃都吃不完，靠的是什么？就是靠喝面条汤，她天天都喝一大碗面条汤。这汤水本身转化成奶水就快，因为精水同源。

你可以炖些猪肚汤、花生汤，要保证天天都有汤喝，那天天孩子就都有奶吃。保证天天不熬夜，这奶水是阴成形的产物，每天就会造出很多奶来。

故曰：补奶水之道，无他，开源节流耳。

◎ 一张泻火治痘的处方引发的思考

有位患者满脸长痘，她拿了一张处方，问老师吃这个处方如何。

老师一看这处方，有金银花、连翘、栀子、黄芩、黄连、黄柏、板蓝根、紫花地丁、蒲公英、生地黄、赤芍、牡丹皮、夏枯草、丹参、皂角刺。

老师说，这个方子你可千万别喝啊！

她问，为什么呢？我百度了一下，每味药都能够消炎治痘啊？

老师笑着说，解放战争时，国民党的武器很先进，而共产党就是小米加步枪，结果国民党被打得一败涂地。你说，是装备胜了，还是人胜了。同样，每一味药都是消炎解毒治痘的良品，但把它们全都集合在一起时，它们是否能够打赢呢？

又比如，一支相互配合、训练有素的团队，它在篮球场或足球场上能够相互配合，每个人的个人水平虽不高，却能够打赢一支精英组合的球队。

这是什么道理？是配伍协调的道理。

中医很讲究配伍协调，升降出入就像一个工厂，有人干这条流水线，有人干那条流水线，有人进原料，有人出废料，有人负责管理，有人监控安全，这样有序地进行，就能够保证源源不断的合格产品。如果为了出产品快一点，搞安检的不安检了，搞原料的不进原料了，搞管理的不管理了，都一起跑到流水线上卖命地干活，这样反而产量下降了，并且次品也多了。

为什么大集团、大公司分工那么细？这样可以大大提高劳动效率。为什么中药组方，君臣佐使，升降出入，要配合得井井有条？因为这样进入人体，才不会造成药物损伤。

患者听后，恍然大悟，因为她就是搞经营管理的，一听马上就明白了。

如果大夫是真入了中医门的，就不会轻易开这张方子，因为这是一派苦寒降下之药。《黄帝内经》说，不要只升不降，也不要只降不升。纯粹地搞肃降，容易伤人体生机；纯粹地升发，可能会把浊气带上来。所以，药物配伍之妙，在于升降调和，不苦寒攻伐太过，不辛温开散过度，但能够通达六腑，畅行经络，疏通血脉，平衡阴阳，而使患者吃饭味香，睡眠觉沉，二便通利，自然安康。

后来，老师没开一味专门治痤疮的药，只是调她的吃饭和睡觉，帮她恢复身体健康。

◎ 孝与不孝

在任之堂，我们见过天天规定给孩子吃两个鸡蛋的父母，结果孩子十几岁胆囊壁就毛糙，因急性胆囊炎而到医院打消炎针，却没有找出真正的病根。

我们也见过肿瘤患者，儿子为了尽孝，天天给父母喝牛奶补充营养，结果大补引起大堵，肿瘤还没有去掉，又得了肾结石。后来在百度上一搜，才知道不是每个人都适合喝牛奶，过量地饮用牛奶，容易造成肾结石。

老师说，孝与不孝不是你说了算，为人子者不可不知医，为人父者不可不知医。

作为儿子不知医，是为不孝。你不知道基本的医学常识，老父亲生了病，就送到医院，给他吃肉，吃各种山珍海味补品、人参、鹿茸，这在当今的社会很常见。这种做法跟健康养生之道背道而驰，结果正常细胞没有养起来，反而把肿瘤细胞给补足了。

同样为人父者，不可不知医。一个父亲是整个家庭的主心骨，他的一言一行，会影响整个家庭。如果父亲没有正确的养生观，孩子闹了就给他吃冰激凌，吃到脸发白，心火灭，不闹了，安静了就以为好了。孩子感冒了，以为体虚，就给他炖鸡汤，熬排骨，吃到血脉堵塞，积热排不出来，这样小问题也会闹成大问题。

正好，今天又有个胃癌患者过来。他儿子为了尽孝，买了鳖、排骨，想给老父亲补补。老师当下阻止他说，病重之体，虚不受补，宁可放生，也要吃素。你不要担心他营养不够，你拼命地给他补，是在加重他的病痛。

他的胃本来就得了重病，需要退耕还林，休养生息，根本就运化不过来，还给他高营养、高能量的食物，这不是在救他，是在害他。你们没有基本的养生常识，所谓的关爱，结果却变成了伤害。

患者这才有所觉悟。很多病重之人，你给他吃清淡素食，他反而能够延长生命，带病延年，减少痛苦。想着要补各类营养，进食鸡蛋牛奶、山珍海味，结果消化不过来，反而加重了疾病。

现在，人们中医养生基本常识的缺失是个很大的问题，所以医生才有看不完的病。你想想，一个感冒刚刚好，你稍微吃多一点，都会堵胀，引起病症加重。

何况是大病重病，这比感冒不知道要重多少倍。如果身体的胃气元气，都用来对抗病痛了，一旦进来大量的营养补品，消纳不下，身体更会直线下滑。

所以说，很多病成也萧何，败也萧何。家属的护理很重要，只要能够消化吸收，粗糠咸菜都比大鱼大肉强。不能消化吸收，吃进去的大鱼大肉，正常的细胞利用不了，却被肿瘤细胞吞掉，把它们给养肥了。

这就是不论大病小病，务必淡泊清净、粗茶淡饭的道理。不是说你花钱多就是孝，这钱要花到点子上，这心要用到位，如果用不到位，等于做悖功，付出越多，伤害越大。

◎ 守住一个戒

马要有缰绳，人要有戒条。守住一些常规的戒条，并不是什么禁欲，而是懂得更好地主导自己，就像开车一样，首先要学的是交通规则。

老师说，人体有很多规则，当你懂得去遵守时，就能够平安健康；当你违规乱闯时就容易出问题。所以医生教你守戒，不是在束缚你，而是在保护你。

有些患者说，我不喝牛奶，不就没营养了；我不吹空调，不就热死了。

事实上，吃白米饭，也一样能身体健壮，在太阳底下晒，也一样热不死。反而因为生活简朴，身体更强壮；多出汗，体质更强，所谓的饿死、热死，都不是真正的饿死、热死，而是欲望在作怪。

老师常叫患者通过守一戒，来控制自己的心性。每个人都要守一两个戒条来助自己成长，如同树苗在没长成参天大树之前，就需要一条竹竿固住，这样邪风吹来时就不会倒下。

怎么守一个戒条呢？老师说，把你最喜欢的那个有碍健康的习惯戒掉。好比喜欢喝可乐，从此不喝了；喜欢手淫，从此也把它戒掉。这种深层次的价值，远远超出表面戒条的内容，因为你把自己的欲望克服了，战胜了自己。

就像我以前喜欢喝酒，现在戒了。通过戒饮酒的习惯，来提高一个人的定力，当定力慢慢充足时，人就变得越来越有智慧了。

人生一世，战胜别人，不是最重要的，不断地战胜、超越自己，才是进步最快的方式。诚如佛家所言，"出入战场千百次，胜千敌不如胜一己"。而守住一个戒条，根除不良习惯，从中能够自主心性，这就是在战胜自己，是真正人生有智慧的表现。

◎ 不患寡而患不均

很多人对各种保健品、维生素、营养提纯品青睐有加，甚至把这些保健品作为生活的必需品，他们不知道千百年来人体适应了的主食才是最佳的，而对于各类保健品，说这个含钙多少，含维生素多少，吃下去是否能被身体消化利用呢？

先不谈消化利用，它们对身体会不会有害处呢？现在我们都知道，服食钙片，可能会加重肾结石。因为气机不能很好地流通时，元气推不动，最终会沉淀下来，成为身体的负担。所以人要反思，是偏食一两种食物营养品好，还是食五谷杂粮好呢？

对于西方人来说，推崇解剖割裂主义，不断地细化分析，通过检测出人体缺乏某种元素，然后专门提纯制造这种元素来补，但是补的这个度该如何把握，是不是长期地服用呢？

而中国传统医学是综合整体医学，主张天人合一，它讲究人与天地相参，与四时相应，讲究食其时，百骸理。人体真正需要什么，大自然就会在当地当季盛产什么，而且盛产的这些五谷杂粮、瓜果蔬菜都是营养能量全面的。

有人说，我只缺维生素，我就服用各类维生素，我只缺钙，就服食钙片，不吃五谷杂粮。而他们不知道的是，其实五谷杂粮里富含的维生素更多，更全面，而且更平衡，更易被人体吸收。就像人呼吸空气一样，人体需要氧气，但氧在空气里的含量就21%而已，那人是不是只吸氧就行了，不要其他杂质呢？事实证明，在纯氧环境下人是不能长时间存活的。人是杂食动物，只有不偏食，不挑食，才能够维持正常的身体需要。所以也就没有人需要专门去补充单一的营养物质，必须所有营养物质均衡摄入，按身体所需去吸收。因此古人说，不患寡而患不均，也就是说，不怕你吃进的东西少，就怕你挑食、偏食、吃各类提纯品，就像呼吸只挑氧气，不要其他杂质一样，这样纯净的环境反而养不活人。俗话说，水至清则无鱼。人如果机械地补充绝对的营养，对身体也是不好的。

因为你不知道身体真正需要的是什么？人体需要的是主食，是千百年来人体早已经适应的饮食生活习惯。违背了这个习惯，就等于违背了正常的健康。所以你会发现，那些喜欢进补、喜欢各类保健营养品的人，反而容易疲劳，身体容易出问题，因为他们用这些营养品取代了脏腑的消化转化功能，脏腑容易懒惰。

从中医学气机运行的角度来看，是不是营养越丰富，对身体就越有用呢？就像海南可以生产大量的蔬菜瓜果，但如果没有通畅的交通运输，这些很好的农作物也会因为分布不均而烂在当地。所以说，人体不是营养不够，不是缺这缺那，而是缺乏气机的运转，缺乏足够的锻炼。

就像小孩子，吃五谷杂粮，多锻炼、晒太阳，身体就会变得强壮。如果给他过度补钙，可能会导致囟门早闭合，影响大脑发育。补充的营养物质过多，而缺乏足够的运动转化，结果补出个小胖墩，补出一身赘肉来。这是因为他们体内根本转化利用不了那些物质，转化利用才是问题的症结所在，而这靠的是多运动锻炼，保持血脉通畅。

因此，缺什么营养物质不是燃眉之急，缺乏一气周流、血脉通畅、运动锻炼才是真正的核心问题。所以说不患寡而患不均，就怕分布不均，贫富差距，补进营养后造成肚子大、肥肉多，而身体骨骼、脏腑却吸收不了，强壮不起来。

这就是《伤寒论》里所说的"尊荣人，骨弱肌肤盛"。他们的营养很丰富，但骨骼却很弱，体形很不均匀，走起路来便动摇气喘，吹一阵风便容易感冒头痛，身体已经沦为高营养食品的奴隶，而不是脏腑真正的主人。

可见，我们在饮食上还是要多崇尚自然，而不是片面地追求时尚新潮。在没得吃喝的年代，重视营养是没错的，但是如今我们生活在物质富足的年代，就应该讲健康，不讲健康就会生很多病。这就是为何进入了小康社会，人们的亚健康疾病反而更多的道理所在。

◎ 是人催鸡还是鸡催人

今天，老师劝一位失眠患者要少吃荤、多吃素时，这位患者便说，不吃肉没有蛋白质怎么办，营养不够啊！

老师说，这又是一个养生误区，人要活得精神不是靠肉来养，你看五六十年代，人们吃什么？粗糙的大米加咸菜，一对夫妻生好几个孩子。现在又吃什么？大鱼大肉，一对夫妻要养一个孩子都不容易。所以你们的观念要改变，要像以前的老百姓那么健康，没有三高，就得像他们那样去过日子。粗茶淡饭、萝卜咸菜，这是长寿老人们最喜欢吃的。

你去查查，大米里面会没有蛋白质吗？该有的营养物质都会有的。还有，庙里的和尚，观里的道士，他们又都吃什么呢？为何长寿的都是他们？人要活得一股正气，这精神比所谓的营养还要重要。

他又问，失眠是怎么回事？

233

老师说，你所关注的是睡不着，我们医生关注的是为什么你会睡不着。你平时熬夜打麻将，又挑选好的高营养物质吃，你的脑袋处于兴奋状态，静不下来。如果睡得着的话，一个月你都可以长个几十斤，所以失眠也是你的身体在自保。

有一个肥胖的女孩子，她很喜欢吃鸡肉，特别喜欢吃肯德基，十一岁还不到，月经就来了。

王蒋风趣地说道，现在人把鸡迅速催大了，而反过来鸡也把人迅速地催大了，究竟是人在催鸡，还是鸡在催人呢？其实是人在自己催自己。

我们在任之堂看过最早来月经的小女孩才八九岁。这过早发育可不是好事情，花儿早开必早凋谢，人提前发育，也是在提前终结自己的性命。

现在的食品安全真是令人担忧啊！古代的中医很多是在治疗人体营养缺乏的状态，所以补中益气汤、桂附地黄丸很流行。而当代的中医，就应有当代的社会状态。这个社会状态就是生活富裕了，但食品安全却成了大问题。

所以，现在中医治疗的大思路应该跟过去有所不同，现代的人很多是"饮食自倍，肠胃乃伤"。此外，吃进许多激素、农药残留、抗生素养起来的动物肉食，还有加入大量食物添加剂的食品，所以通肠排毒也是治疗的一大思路。

老师的立法大思路，都是紧贴如今时代大背景下人们的生活状态定下来的，古代称之为因时制宜。

◎ 上医医国，先觉觉民

我刚上大学时就听说过上医医国、先觉觉民的良言，当时就想，难道是让医生当宰相吗？其实不然，这是在说医生的眼界和心胸要开阔，不仅要看到一个人身上的病，还要看到一个家庭乃至一个国家的病。

来任之堂时，余老师给了我们《医学源流论》这本书，让我们好好学习，特别是病随国运论，还有用药如用兵这些名篇，看后确实让人大开眼界。

徐灵胎认为，"孙武子十三篇，治病之法尽矣，又认为医之为道，乃通天彻地之学，必全体明，而后可以治一病"。

宋朝末年，中原失陷，兵荒马乱，人心惶惶，流离失所。所以金元四大家的李东垣著《脾胃论》，主张补中宫以畅达四肢，以干燥补土药为主，加以补救。到明朝，主暗臣专，膏泽不下于民，于是朱丹溪的养阴派大为流行，以补阴益下为主。到清朝，国运隆胜，人民富足，开始饱暖无忧，看清楚这时势国运的老中医们就开始运用清凉通下的药为主，应手奇效。

那么到我们这个时代，又处于怎么样的国运时势呢？如今我们国富民强，丰衣足食，进入小康社会，但饮食过度，活动过少，不能"管住嘴，迈开腿"，导致"食谷不消，血脉壅滞""三高"。人们操心思虑太多，为了孩子、房子、车子、票子，心无片刻安，神无片刻宁，导致"心脉衰弱"。人们长期待在居室内上网、看电视，或坐在办公室里，一整天都不怎么挪动，就容易"肠腑壅堵，湿浊内停"。

所以，任之堂就立"通脉降浊""强心""通肠腑"三大法，以治时弊也，并嘱咐患者少荤多素以助通脉降浊，少思少怒以养心，少待在室内、上网、看电视，多到户外运动、爬山以接地气，通肠腑。

◎ 有一说一，绝不留底

这一年多的跟诊经历中，老师有悟必讲，我们有闻必录。通常老师昨天晚上有一两个医学灵感，今天上午就会在临证过程中，跟我们大家分享。

老师是一个藏不住医学好想法的人，他的经验心得并不保密。他说，只要我所知道的，我都会跟你们说的。

比如，今天老师谈到当归和砂仁两味药，老师问我们，当归在乙字汤里是怎么个地位，砂仁在香砂六君子丸里又是什么作用？

我们说，当归不是活血吗？砂仁不是行气吗？

老师说，除此之外呢？活血的药那么多，为什么选当归？行气的药那么多，为何选砂仁？你们想想，为什么当归名字叫当归？当归是血中圣药，有血当归属脉中之义。对于痔疮出血、肛裂，病及血分的，用乙字汤，而这个痔疮方里用到当归，令血有所归也。

而香砂六君子丸是治疗脾虚气滞的。你们以前知道有离经之血的说法，但很少有听过离经之气的，因为气是看不见的，所以容易为学人所忽略，但这种离经之气的现象，却普遍存在于老百姓身上。

比如，有些干体力活的，搬重物不小心累伤了，导致胸胁部老觉得不舒服，在医院里拍片却没有发现问题，这便是身体的经络之气走岔了。如果长期的岔气得不到调整，身体就会变虚，就像气球上有个小孔，如果不把它补好，它就会漏气虚掉一样。这时，我们常会选用香附、砂仁等这些顺气引气归经的药。患者吃上几剂就没事了，气顺了，人也恢复了强壮。

所以，香砂六君子丸里选用砂仁是有道理的。那些经常饮食自倍、肠胃乃伤的人，虽然肠胃还没有明显的器质性疾病，但肠胃里的气机却受到打击，因此而紊乱气滞。这时我们就会用木香来顺气，砂仁来引气归经。这样气顺又能回归，配合六君子把体虚的脾胃再补一补，患者很快就会舒服起来。

我们听后，豁然开朗，以前从未想到这个层面，这也是老师偶有所悟，随口说出，从不保留的习惯。

老师给我们树立了一个榜样，就是这些具体的知识并不是最重要的，有这种能施、布施知识的习惯才是最重要的。人生贵在给予，而不贵在抓取。学医贵在传承弘扬医道，而不在把医学全都收为己有。

在农村，经常可以看到两个地方，一个是井，另一个是低洼的水塘。井每天都给人提供源源不断的饮用之水，从未干涸过；而低洼的水塘，却只能不断地去接受四方汇来的水，一旦四方汇来的水少了，这水塘很快就会干涸。

井虽小，却备受人尊敬，而水塘虽大，人们却不以为然。所以老百姓们常有拜井的习惯，有饮水思源的情感。井具有善于奉献的精神，它有一滴水就流出一滴水，只要人打走一桶水，它就会再蓄满一桶水，真是取之不尽、用之不竭啊！

老师平时言行举止之间，就给我们灌输这种思想。不管是为学为教，都要有一说一，绝不保留，要做一口令人尊敬的井，要做中医界取之不尽、用之不竭的井。

《道德经》里说，既已为人己愈有，既已予人己愈多。又说，天之到，利而不害，圣人之道，为而不争。这不都是在说这口井的精神吗？

◎ 医者三要

有不少医学界的同行过来交流，老师常跟他们说，学医就像环境保护，要可以持续发展，特别是作为中医，要看一辈子病，就必须注意以下三点。

第一点，医生自己的正气要足。你阳光，才能把阳光带给患者。当你身体正气不足、疲劳虚损时，就要少看病，这是为什么呢？因为一方面你容易感受到患者的病气，另一方面自己的病气也容易传给别人，所以要适当减少门诊量，要懂得静养，只有当你阳气正气足时，看病的思路才会顺，所用药物才能更好地控制局面。

第二点，医生的知识技能要熟练。台上一分钟，台下十年功。有人说，一分钟看病看得太快了，是因为他没有看到医生背地里十年的修炼功夫。就像奥运会上射击飞碟一样，如果技术熟了，就能得心应手，指哪打哪，不熟的话，咋瞄准也打不下来。又像会开车的人，游刃有余，不会开车的人，车开得让人提心吊胆。

第三点，医生的心界要开阔。你的心界只有比患者高，治起病来才能游刃有余。只有站在道的层面上，才能更好地以道御术。医生想要把健康的理念、阳光的心态带给患者，自己首先要能够践行。多辩不如身体力行，自己印证有体会的东西，再去劝化患者就容易多了。

所以医生也需要天天修心修健康，医生自己首先要是个平人，自己的这条标尺要准，才能够把患者的有余、不足量出来，把患者的亢盛、下陷调平过来。

所以每个医生都要常悟常读《道德经》，如果站在医生的角度去读《道德经》，医生自我的感触会很多，只有提高道悟，才是医病的最终出路。

◎ 中医普及学堂

回想两年前，自己一腔热血，激情澎湃，坐火车上湖北寻师学习中医，而今两年转眼即过。看着已经出版的《任之堂跟诊日记》1～4，以及《任之堂中药讲记》，还有《万病之源》等作品，心中感慨万千。

两年期间，跟师做临床与写文章，就像旋转的陀螺、奔驰的骏马一样，从来没有停歇过。陈墨打字帮忙时，感慨地说，师兄，我看到你头上有好几根白发。

我们笑笑说，写出几本能让中医人振奋的书，白几根头发也值啊！

结果，2013 年度，《任之堂中药讲记》居然被列为全国最具影响力的书籍之一，这也是中医界里难得的一本书啊，大伙儿都高兴了好长一段时间。

普及中医，先从让中医书籍畅销开始！

想要让中医书籍畅销，应从让老百姓都能够学到、用到中医开始！

天生我材必有用！人这辈子的才华要用到哪里去才最适合呢？

选择好方向，比一味地努力更重要！老师一直强调这个观点。

他说，年轻的医生们，不知道努力是可怕的，但一味地努力，埋首苦干，没有瞄准方向，却是更可怕的。就好比如拉车的车夫一样，既要奋力地向前拉，埋头苦干，同时还要经常抬起头来，看看前方，不要走错了路。

成功的人往往方向不变，方法常变；而失败的人多是方法不变，方向常变。

你端正好自己的中医方向没有？老师在这两年里不止一次问我们，是中医临床，还是中医教育，抑或养生保健？我们每次都不能给出让老师满意的答案。

老师说，只是做一个临床工作者，看一辈子病，对你们来说是屈才了。现在不缺乏临床工作者，更缺乏优秀的中医教育者、宣传者、普及者，中医普及和中医临床一样重要。你们可以走一条中医普及之路！

衣带渐宽终不悔，为伊消得人憔悴。

为了把人生定位找好，这几年来都不知道憔悴过多少回了，如何走自己的路，如何走一条最适合自己的路，是每个人都想知道的。

老师的话如同一道闪电，一下子把我们面前的重重迷雾劈开！好像天际间裂开一条缝，透过光明，让我们看到中医普及才是接下来要走的路。

蓦然回首，那人却在灯火阑珊处！

做一个中医普及者、推广者吧！有井泉处，即能歌柳词；有华人处，即有中医。

老师曾发如是愿，让中医这炎黄宝藏，重新归入千家万户，庇佑我们炎黄子孙。

老师多年来也一直在为中医的普及奋斗着，从没有停过。于是，我们就决定办一个"中医普及学堂"，传播中医正能量，体现中医人的精神面貌。

◎ 用心的人

当我们把这一想法同老师说时，老师便叫我们去一趟山里的菜地。

当时，已是 2013 年的冬季，满山绿油油的草木开始变得枯黄萧索，只有女贞子树还绿意盎然。虽然下过几场雪，但女贞子树却越发翠绿，故女贞子又名冬青子，善补人肾阴，养人须发，即便是凌冬，依然墨绿乌黑，最受人欢迎的生发丸里就有它。

人在风雪坎坷面前，应更显精神。人在挫折困境之中，应更自强不息。

老师边在菜园里拔草，边跟我们讲，今晚你们坐火车南下广东，开始你们的中医之路，书不是读得越多越好，要学以致用，及时用到临床。

将来你们的行医路上，会碰到很多疑惑，要自己去面对解决。

年轻人就像少阳之气一样，像这些嫩草芽尖，吃得了补药，吃不了泻药。小孩子泻几次就蔫了，所以要谨慎处理好每一件事。

我们边听边记，老师又用一个下午，把他如何从小到大经营一个中医堂的历程讲了一遍给我们听，每讲到关键处，老师总是反复强调，不厌其烦地重复。

老师说，一个医生看病不是在经商，积累财富，不是看的患者越多越好，能够安安心心把几个患者，甚至十几个患者，仔细地看好，就很不错了。

老师现在找到一片近山的场地，打算建个中医园，回归山林，减少看病的人数，普通病由其他医生和学生们看。

老师说，人这一生都是在奉献、回报社会，你真正肯去奋斗拼搏，你一辈子的衣食住行，通过十年奋斗就足矣！剩下的精力和生命要用来回报社会，培养人才。

你们回去后，每个月都要给我发几个医案，不管是大病、小病、常见病、疑难病，只要能体现中医精神，看后有启发、有意义的都可以。

好记性不如烂笔头！这是我们一直信奉并一直践行的一句话，文人手中的纸笔，如同武士腰上的刀、背上的剑一样，不可须臾离也。

我们花了几天时间打包整理物品，发现带回广东的唯有书而已。阿发笑着说，秀才搬家都是书啊！除了书以外，还有厚厚的抄方记录与读书笔记，虽然这两年写了不到十部书，但做的笔记，一本本叠起来，却有人那么高。

平奎帮我们照了相片，以留作纪念。他的照相水平在我们看来是一流的，不是因为他用的相机好，更不是因为他有专业的照相经验，而是因为他照每一张照片，都是那么认真。正如他在药房里做事一样，每做一件事都是那么一丝不苟。老师也说过，药房的事交给平奎比较放心。

这个时代聪明的人不少，但真正用心做事的太少。真正干好事业，需要的不只是聪明伶俐之人，更多的是需要用心专注之人。如果你是一个专注用心之人，到哪里都能够遇到很多善缘、善师、善友，这就是中医所谓的同气相求。

正逢小年，我们今晚就准备坐火车回广东。师兄弟们都纷纷来送行，大家恋恋不舍，天南地北能相聚于湖北，相互激励，相互帮助，共同学习中医，这也是一个难得的缘分。老师常说，相聚是缘，善于珍惜现在，未来也就没有遗憾。

所以两年的学习生活是那么令人怀念，想到湖北学医的两年，即将随着火车的开动，变成美好的记忆，不禁感慨良多。

老师要我们将中医薪火普种天下，我们带着这一使命，坐上了南下的火车。

随着火车的开动，我们思绪飞扬。

现在的火车，不论是速度，还是服务质量，都比以前提高了好多倍。在火车上不容易晕车，一是火车速度稳定，不比长途客车上晃来晃去；二是火车有空气对流，时刻能跟外面通风透气。没有密封的乘车环境，加上平稳的速度，让人乘坐的感觉很舒适，但依然有人在坐车期间头晕胸闷，甚至呕吐。出现这种晕车现象该怎么办呢？

作为一名中医，你应该随时随地就能找出好的方法来应对常见的病痛。

◎ 止呕圣药——生姜

多读医书百不忧，不需耕种自有收。

随时行坐随时用，到处人间到处求……

这是一位小学的老校长给我们的教诲。考大学时学生们都忙着如何填报志愿，老校长来到我们家中，跟家人说，孩子将来要出人头地，有两个职业比较好，一个是做老师，一个是当医生。这两个职业，不单对他将来前途好，而且还有助于后代子孙。于是，妹妹去读了华南师范大学，我去读了广州中医药大学。

中医是一门能够随时行坐随时用、到处人间到处求的学问。比如在车上，旁边的小伙子有些晕车，头晕胸闷欲呕，甚至塑料袋都准备好了。

这位小伙子说，我习惯了，每次坐车都会晕车，即便是坐普通的火车，也不舒服，如果是坐长途客车就晕得更厉害。

当他知道我们是学医的，就问我们这是怎么回事？

我们一见他舌苔水滑，便跟他说，你这个是水饮所作，平时吃冰冻饮料跟生冷瓜果太多，导致中焦阳气受伤，水谷不能很好地运化下纳，浊阴不降，所以犯上作乱，眩晕呕吐，胸闷难受。

他问我们，可有解决的办法？

我们一想，人家晕车可是燃眉之急，来不及煲汤药，又没有带针灸用具，要扎内关也不方便，好像巧妇也难为无米之炊一样。

这时旁边有服务员过来销售各种糖果，有薄荷糖、牛奶糖，还有姜糖……

这时，我脑子里灵光一闪，薄荷糖疏散风热，清利咽膈；牛奶糖是补中益气的；姜糖能降逆止呕，温中纳食，还能驱散风寒。于是我们叫小伙子买一包姜糖试试。

小伙子将信将疑，但看到我们诚恳的眼神，听到我们果断的言语，他就买了一包，抱着试一试的心态服用，结果吃了几块姜糖后，胸中胀闷欲呕的感觉居然消失了。他原本准备好的袋子，一路上都没用上。以前在车上从不敢多吃东西的，吃了这姜糖，居然一大碗面条也吃得香喷喷的，吃饱后嚼几个姜糖更舒服。

周围的人都露出了惊讶的目光，怎么之前他想呕吐、头晕、胸闷的病恹恹样子，一包姜糖吃了不到三分之一，精神就振作起来了？居然有这种中医，用糖果就把呕吐消弭于无形之中。一直到下车，小伙子也没有再呕吐。

中医有异病同治、一药多用之说，这姜糖还有哪些神奇的功用？下面再来看。

◎ 姜糖散风寒

我们旁边还有一位乘客，刚才为了赶车，拖着重重的行李疾走，出了一身汗，又着了凉，头身有些困重。他说，每次碰到这种情况，接下来就要感冒了。

我们问他，你一般感冒首选是什么药？

他说，当然是白加黑、感康了。

我们说，为什么不选择用中医呢？

他说，中医慢嘛，西医来得快。

我们跟他说，现在你没有白加黑、感康，又不舒服，欲作感冒，怎么办呢？

他说，只有下车后，到药房买药去。

我们说，哪有人等病的，生病时分秒必争，急莫急于病苦，应该像拔刺一样，趁着疾病还没有长成气候，就把它祛除掉。

他接着说，那我该怎么办呢？我们跟他说，风寒初起，头身困重，畏风怕冷，一碗生姜红糖水，发一身小汗，马上就好了。

他摇了摇头说，这里既没有生姜，也没有红糖，该咋办？

我们笑着说，这不是有姜糖吗？还有半包姜糖，火车上有热水，你就边嚼姜糖，边喝热水，小口小口地喝，以助姜糖药力，驱散风寒，微微出汗。

他看刚才那个欲呕吐的小伙子吃了姜糖后就气顺了，于是马上到车厢那边打来热水，也开始嚼起姜糖来。边嚼边说，我以前没有吃过这么辣的糖。

我们笑着跟他说，现在很多年轻人就是不喜欢吃姜，吃不了辣，容易伤风感冒。

不到半小时，他开心地说，怎么刚才头身困重的感觉全消失了，这热水下去，额头还出了点小汗，舒服多了。

我们笑着跟他说，中医快不快？用药于无形，治病于无形。你不知道你在吃药，你也不知道你的病在无形之中就消失了。

他点了点头说，下次我知道该怎么办了。我们随后又跟他说，赶紧到洗手间去把内衣换了，这是为什么呢？下面再来看看。

◎ 中医快，还是西医快

这位乘客换了衣服后，不解地问，这是为什么？

我们跟他解释道，中医治疗外感风寒，分为三步走。第一步是服用辛温之品发散风寒；第二步是通过服用热稀粥或热开水，以养胃气助药力，使血脉扩张流畅，出汗邪散；第三步是出汗后衣服湿透了，赶紧要换干爽的，不然的话，容易复感，又叫重感，就是重新又感冒。因为湿漉漉的内衣贴着皮肤，使毛孔不能很好地通畅透气，内衣湿了是凉的，毛孔受凉收缩，把寒湿之气吸进体内，有可能重新感邪了。

所以说，再懂得治病，如果不懂得防病，也会疾病不断，这就是很多小孩子之所以反复感冒的道理所在。他们整天跑跑跳跳，出了一身汗，没及时换衣服，一旦吹风受凉，内衣湿了就变凉，整个人就被风寒湿邪包裹住了。

药物再怎么会治病，也比不上疾病产生的速度啊！

中医认为，不患邪之不去，而患邪之复来，最快的治病速度，不是在疾病已经铸成时才去治疗，而是在疾病还没来得及形成之前，就已经着手去保健养生预防了。

一碗姜糖水，加上适当休息，避风寒，换掉湿衣服，就避免了一场缠绵难愈的感冒。你说，是中医快，还是西医快？

◎ 姜枣茶治痛经

姜能够降逆止呕，人称呕家圣药，又能够发散风寒，是外感解表良药，它还可以温通经脉，是祛风除湿、活血化瘀之良品。生姜配合大枣和红糖，乃是治疗妇人痛经常规有效的保健汤方。

座位对面的阿姨，见我们用常见的姜糖，用普通的中医思维，就把常见病痛治好了。于是，她便感兴趣地问，痛经怎么办？我女儿来月经时都痛得没法上学。

我们跟她说，中医认为，痛则不通，通则不痛。年轻女孩子血脉不通畅，或因气血不足，或因风寒湿约束肌表，用姜枣茶，在月经来临前三天连续服用，这样就不痛经了。她说，怎么服用呢？

我们回答道，用一块拇指大的姜，配上三五枚大枣，姜要捣烂，枣要掰开，还可以加点红糖，既能补血，口感也好。用开水一泡，煮都不用煮，连汤带姜渣和枣肉一起嚼服，虽然辛辣，却是开发肌表、畅通血脉的最妙茶饮方。

我们把这个方子介绍给很多痛经的女孩子，连续服两三个月经周期，只需要月经来临前三至五天服用，绝大多数都会有好的效果。

其实这个方子，在民间流行已经有上千年了，如果哪家的闺女不懂得这方子，那是因为她母亲没有教她，而失去了中医这宝贵的传承。

生姜发散风寒，开通经脉，大枣、红糖滋养阴血，补益脾胃。如此配合使用，一助阳气，一养阴液，完全就是一组绝妙的阴阳调和，是调补人体阴阳最简单、有效的搭档，所以我们把姜枣茶称为调和阴阳最佳拍档。

◎ 凉茶文化

有位北方的阿姨，她说，我来南方有好多年了，发现你们南方人喜欢喝凉茶，一上火就喝凉茶，这好不好啊？我有一段时间也养成喝凉茶的习惯，上火确实少了。

我们笑笑说，没错，凉茶文化正是广东中医文化的一部分，广东地处南方，又近海，既湿且热，湿热熏蒸，湿不得泄，热不得越，闷在中焦，则百病生焉。

当你舌苔黄厚腻时，偶尔喝一两杯清热利湿的凉茶，那是可以的，但如果天天抱着凉茶当水喝，那就要出问题了。

阿姨急着问，容易出什么问题呢？

我们说，寒凉败胃，容易胃痛；寒凉伤肾，女子容易痛经，冬天手脚冰凉。

阿姨点了点头说，难怪了，我女儿就是这样，常喊胃痛、痛经，冬天手脚也冰凉，她就是喜欢天天喝凉茶，那该怎么办呢，不喝凉茶怎么去湿热呢？

这就是一个矛盾，有湿热就要喝些凉茶，但凉茶喝过度了，又伤人体阳气，不喝又上火。所以，聪明的广东人有煲汤的习惯，通常会选择些甘淡平和的沙参、玉竹、五爪龙等补气阴之品，使得每天身体的津液充足流通，那么湿热火毒自然会淡渗排除。

阿姨又问，如果没条件煲汤，那怎么办？

我们说，那也简单，你想想，王老吉、王振龙、夏桑菊、邓老凉茶，这些经典凉茶配方之所以能够在广东大行其道，究其原因还是病从口入。你如果饮食肥甘厚腻，自然身体湿热重，你如果不改变饮食习惯，当然少不了喝凉茶。

所以，治湿热不在于用药，而在于饮食，药调不如食疗，这就是很多聪明的广东人饮食常保持清淡的原因。清淡的饮食能让人少生病，若要身体安，淡食胜灵丹，这句话对地处湿热的广东人来说，那是最恰当不过的了。

◎ 背泉水得健康的故事

水是山家血脉精，水是生命之源。

当然这里指的是清洁干净的水，污染的水容易使人生病。

衣服表面污染了怎么办？身体肌表污染了怎么办？

你可以用干净的水去洗涤之。

那身体里面的血脉污浊了该怎么办？

你可以用洁净纯粹的山泉水去洗涤之。

我们一回到广州，就到了番禺大夫山森林公园脚下。因为在这片山林里读书写作了两年多，这次回来准备把满屋子的书籍都托运回老家去。

大夫山山脚下有间五金店，这老板跟我们是同乡。两年前他面色晦暗，长期便秘，小肚子高高耸起，走远点路都气喘，就算是要买个早餐，只有两百米远，他都要开摩托车去。交通的便利和工具的发达，荒废了人们的手脚。所以古人说，出车入马，就是瘫痪生病的征兆啊！

这次回广州，顺便到五金店去看他。想不到一见面，让我们大吃一惊。

现在的他，气色红润，小肚子也下去不少，短短两年，完全变了个样。在大都市里，身体却能养得越来越好，究竟是生意兴隆了，还是得到高人传授的养生秘诀了呢？

他说，我现在不要说走路，就算是小跑也不胸闷气喘了。

我们不禁追问，你这两年究竟做了些什么？

他笑笑说，先别急，喝口茶再说，这都是拜你们所赐，且听我慢慢道来。

于是，他边熟练地泡着潮汕人独特的功夫茶，一边讲述起他强身健体的故事。

原来，我们以前住在大夫山森林公园脚下时，每天早上都花一个小时，赤脚走路进山背泉水。村里无人不识我们俩，后来还带动他们赤脚走路背泉水。

山泉水跟自来水最大的不同，就是山泉水甘甜，喝了能够清洁血脉，通利胃肠。喝惯山泉水的人，再喝自来水就难以下咽。这也是山村喝山泉水的人普遍健康高寿的原因。因为你的血脉污不污浊，一定程度上取决于你的饮水质量。

大夫山森林公园里有三口泉，一口叫山顶滴水泉，一口叫平地龙泉，一口叫山下马饮泉。每天来接水的人络绎不绝，如果去晚了，得排上几个小时的队。

如果你是一名记者，可以趁早去采访山里背水的老阿婆、老阿公，他们会跟你讲很多喝山泉水得健康的故事。没喝山泉水之前，他们有很多病痛，每天来背水。喝山泉水，坚持几个月后，一些陈年旧病痛居然不知不觉减轻或消失了。

所以背山泉水，已经成为大夫山周围横江村、钟村、汀根村等村落的人们，甚至是市区退休老人们最大的爱好之一。

五金店老板说，一年前，你跟我们说要到山里去背水，喝山泉水人健康。你们去湖北后，我们夫妻俩就开始每天进山拉水，直接去水质最好的山顶泉眼处采水。

刚开始背五十斤的桶都走不动、气喘，几次后，把水扛下来，大气都不喘。习惯了喝山泉水，感冒也少了，体质也好了，气色也没有以前晦暗了。

我们夫妻俩刚开始都互相推诿，不去背山泉水，后来都争着去，你一天，我一天，都喜欢了进山的感觉。来回一个小时的运动量，又有甘甜的山泉水喝，从此让我们少喝了药，多了份健康。

原来这么简单，真相大白总是那么平常。

每天入山出一次汗，等于洗一次肺，背泉水回家做饭、泡茶，等于每天清洁了一趟血脉。水至清则无鱼，血至净则无病。

喝新鲜的山泉水，呼吸清新的空气，使身体每天都新陈代谢，又何病之有呢？

在城市里住，不是你的病生多了，也不是你的体质变差了，而是你的锻炼少了。你饮的水、呼吸的空气没有那么洁净了。

◎ 给我们一支笔

城市虽繁华，但不是久居之所。乡野虽清贫，却也是养生之地。

从广州要坐车回家乡的深山老林，对将近三十而立之年的我们来说，这个决定不可谓不大。

回归山村，过一种山居的生活，没有人会想得到。很多人只知道有了学历，削尖脑袋也要在大城市发展，甚至出国留学，这才是光宗耀祖之举。

回归山村，不是让人笑话吗？只有在外面混不下去的，才回老家啊！

当我们把这决定告诉家人、亲朋好友时，他们莫不吃惊和疑惑。

老师曾经说，中医是传统的好，是汉唐的好，那个时候医道不分，达到巅峰状态，所以名医辈出。很多东西都是现代的好，因为科技发达，日新月异，物质文明看的就是科技。但精神层面上的东西却是传统的好，比如书法、篆刻、国画、武术、京剧、国学，还有我们的中医，这些都是越传统越古典越好。

越是回归传统，心灵精神就越受用。

所以想要把中医学好，就要懂得过一种回归自然的传统生活，过一种亲近山林田野的乡村生活，这就是老师时常教我们的，他即使身在闹市之中，心也在山野里，现在老师也开始开辟他的中医山林乐园了。

当今社会，不缺乏你给大众制造的些许物质财富，在小康社会的今天，人们更需要的是精神生活、心灵生活。

创造精神财富，搞中医教育普及，传统文化传播，用一辈子去做也做不完啊！

想通了这点，我们归心更切。一直漂泊在外，心灵缺乏一种平定，真正安居乐业的大定，一直都想找一片心灵归属的净土，最后还是想起了家乡。

自是不归归便得，故乡风月有谁争……

城市里的白天难得看到蓝天，黑夜看不见星星。

一回到乡村，蓝天白云，日日得见，青山绿水，时时围绕。

晚上繁星满天，格外让人亲近。清风徐来，特别令人清爽。

中医的核心在于天人合一，如果你连天上的星星、白云都看不清，山林的鸟语、虫鸣都听不到，你又怎么天人合一，人与自然相通应呢？你又如何去体悟中医，接近古圣先贤的心性呢？

退步原来是向前。连针灸师邹兄，既有正规的研究生学历，也有让人羡慕不已的家传针法，更有大医院的稳定职位，他居然选择了回归家乡山林，准备创建他心目中的中医诊堂。

羁鸟恋旧林，池鱼思故渊。一个传统的中医师，怎么少得了自己的一片田园根据地呢？越深入体悟中医，越发现这点是极其重要的。

人是自然之子，回归自然，如水之归下。中华文化的源泉也是来自自然，中国古代的士大夫大都有过这种山居田园的耕读生活。

想起我们跟老师在城市里，连采药、种菜都要坐公交车才能到。回归到山林之后，采药耕作，随处可得，清洁的空气，纯净的山泉水，不取自有。城市虽然交通便利，经济发达，但有很多条件是不具备的，也只有山居耕读，才有这种条件。

当家人准备托人在大城市给我们找工作时，我们笑笑说，不用担忧，乡村里照样能有出息，给我们一支笔，我们可以撬动整个世界！

……

后记　中医普及之路

値此中国盛世，传统文化大兴之际，我们后学医子要面向古圣先贤，见贤思齐，面向世界未来，眼界高远，荷担歧黄大法，传承医道薪火，普及中医文化，此中医普及学堂成立之因缘也！

——中医普及学堂堂训

今年跟大学本科中医班的同学小聚了一会儿，大家回忆十年中医路，感慨万千，他们有的进入了西医院，或者弃医从商，有些留在中医院，把中医当成业余爱好。

他们很不解地问我们，怎么你们可以一直坚守中医之路呢？

我们一想，自接触中医十年以来，变化太大了。先是对中医充满无限希望，一旦面临工作、生活，还有临床疗效时，就开始灰心迷茫。

但高中、大学的那股高昂之志，志比天高之气依然在，想起经常爬山，都要登顶，于无路处尚且能开出一条路来。所以对于我们的中医之路，应该也能够自我主宰，开辟出一条属于我们的真正的道路来。

于是，经过三年自修传统国学和中医，两年的跟师，从此浮躁之气渐收，傲慢之志渐消，能够沉潜内敛于国学中医智慧，可以收心养性于修学之路。

经过从师拜师，得师点拨后，终于十年业满，开创中医普及学堂，寻找到一条普及中医传统文化之路，走一条返本归源之路。

当我们写好中医普及学堂堂训时，感慨万千。

上医医国，先觉觉民。

这是真正的大学之道。古来大人物，能够开创大事业绩，不仅是因为聪明绝顶，而是由于他们能够把思想智慧传播出去，让更多的人受益。

所以从离开任之堂，入山修学创作，写中医普及文章，传播中医，短短一年之间，《小郎中学医记》之祖孙俩的中医故事系列、我的大学中医故事、我的中医实习故事……一部部中医普及读物便呈现在了读者的面前。

很多学子从接触中医，到学习中医，喜欢中医，受用中医，最后传播中医，由生病走向健康，由烦恼走向快乐，并且把健康、快乐带给周围的人，我们看到这种现象，心中非常欣慰。

看来中医普及之路就是我们的人生之路。

即使我们全身心地投入进去，用一辈子时间去经营，都觉得远远不够。

所以山中风景无限好，也无暇去游玩，家里亲情浓厚，这一年山居也没回去几趟，回去都是因为理发，后来干脆买了理发工具自己理，连外出的时间都省了。

中医需要普及的东西太多了，不管是力度、深度、广度，我们做得都远远不够。

我们在博客上说，假如有一天中医的普及，就像阳光播撒大地一样，那么大健康的时代就真正到来了，《黄帝内经》里讲的年皆度百岁而动作不衰的状态终将变为现实。

所以中医的普及之路，不是一时的普及，而是一生的普及，不是一人的普及，更要大众一起普及，这样才能真正把中医传播开来。

对大众而言，健康很简单，要的是思想上有真正健康的觉悟。这样你才能认识受用中医，而不会盲目地人云亦云，认为传统文化落后。

其实，传统文化是站在人类思想的巅峰上传下来的，是每个时代顶级人物最精华的智慧结晶。

什么叫源远流长？

我们现在的智慧，只是大江大河的一点滴，饮水思源，学习文化智慧，既要面向世界，又要面向古圣先贤，从历史长河里舀取智慧水。

传统文化是源头，源头不是落后，历史的不是退化，对于当今社会的人们，应该用一种历史发展的眼光来溯本求源，汲取人类最高的智慧。

不要以为古老的就是落后的，姜是老的辣，酒是陈的香，在历史长河中，大浪淘沙留下来的智慧才能真正发光。

我们只是传统智慧文化这座金矿的采挖者，把这些真正的金矿采挖出来，呈现给大家，让大家都能够分享到里面的光和热。

同时，希望大家一起来挖掘这座金矿，让我们共同走一条中医普及、中华文化传播、中医振兴之路！

曾培杰

2023 年 5 月